ANDREA
NOACK

DIE BESTIE SCHLÄFT

ANDREA
NOACK

DIE BESTIE SCHLÄFT

Meine
Alkoholsucht
und wie ich sie
überwand

Blessing

Sollte diese Publikation Links auf Webseiten Dritter enthalten, so übernehmen wir für deren Inhalte keine Haftung, da wir uns diese nicht zu eigen machen, sondern lediglich auf deren Stand zum Zeitpunkt der Erstveröffentlichung verweisen.

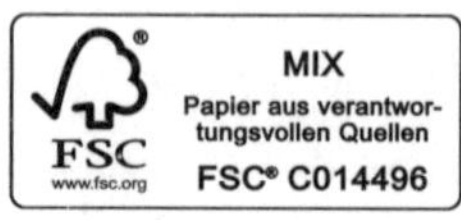

Verlagsgruppe Random House FSC® N001967

1. Auflage

Neumarkter Straße 28, 81673 München
Umschlaggestaltung: Bauer + Möhring, Berlin
Umschlagfoto: Urban Zintel
Herstellung: Ursula Maenner
Satz: Leingärtner, Nabburg
Druck und Einband: GGP Media GmbH, Pößneck
Printed in Germany
ISBN: 978-3-89667-647-4

www.blessing-verlag.de

Inhalt

Anmerkung der Autorin

In diesem Buch erzähle ich sehr offen über meine Suchterkrankung. Zum Schutz der Privatsphäre anderer habe ich jedoch Namen verändert, Personen zusammengefügt, Ereignisse verdichtet und manche Episoden mit Erfundenem angereichert. Dennoch ist die Geschichte wahr, auch wenn der Text keine genaue Abbildung der Realität ist.

Nach dem Meeting gehen Jim und ich die West Fourth Street entlang. »Scheiße. Ich hab tierisch Bock auf einen Drink. Ich meine, ich werde nicht trinken, aber ich würde gerne. Geht dieses Verlangen jemals weg?«

»Na ja, ich bin kein Experte. Aber ich glaube, eher nicht.«

»Na, super«, sagt er und vergräbt die Hände in den Hosentaschen.

»Das ist die schlechte Nachricht. Man kann dieses Verlangen durch nichts ersetzen. Die gute Nachricht ist, dass du lernst, ohne Alkohol zu leben. Du vermisst ihn. Du willst ihn. Du hängst mit einem Haufen anderer Verrückter rum, denen es genauso geht, und du gewöhnst dich daran. Und irgendwann hörst du dich an wie ein ätzender Selbsthilferatgeber. So wie ich.«

Augusten Burrouhgs, Trocken!

Hallo, ich bin Andrea

»Hallo. Ich heiße Andrea und bin Alkoholikerin.«

Nicht, dass es mir leichtfällt, das zuzugeben. Ich habe mir das hart erarbeitet. Sieben Jahre lang, genau gesagt.

Früher sagte ich immer: »Hallo, ich bin Andrea und habe ein Problem mit Alkohol.« Ich konnte das Wort »Alkoholikerin« einfach nicht aussprechen.

Alkoholikerin, wie hört sich denn das an? Das klingt ja, als hätte ich mir schon zum Frühstück mit zitterigen Händen eine Pulle Wodka an den Hals gesetzt. Oder beim Holsten-Club an unserem Kiosk mitgemacht, wo die Vollzeitalkoholiker schon morgens mit ihren Döschen und Kurzen im Park stehen und Party machen, während unsereins mit dem Bus zur Arbeit fährt. So ungefähr bis zehn Uhr vormittags sind sie noch ansprechbar und grüßen nett, danach verstehst du kein Wort mehr. So sehr lallen sie. Das sind Alkoholiker. Aber ich?

Und dann das Wort »trocken«. Dabei denkt man doch an ein Kleinkind, das nicht mehr in die Hose macht. »Trockene Alkoholikerin« klang für mich nach schmutzigen Klamotten, Tatterich, gelalltem Blödsinn und Delirium mit weißen Mäusen. Deshalb sagte ich immer: »Ich lebe abstinent.« Oder: »Ich trinke keinen Alkohol.« Das könnte auch ein gläubiger Muslim sagen. Oder ein Pietist aus dem Schwäbischen.

Noch schlimmer: »nasser Alkoholiker«. Dieser Begriff verbindet all das, was ich bei den Neuzugängen auf der Suchtstation gesehen habe. Vollgekotzt. Vollgepisst. Vollgeschissen. Abszesse. Furunkel. Krampfanfälle. Eiterpickel und Veilchen im Gesicht. Keine Zähne mehr. Keine Kohle mehr. Keine Erinnerung mehr. Gebrochene Arme und Beine. Gehirn und Schließmuskel außer Funktion. So verschwinden sie in ihren Betten. Stündlich geht eine Schwester rein. Und nach einer Woche stehen sie auf, sind frisch und sauber und die nettesten Menschen, die dir je begegnet sind.

Heute weiß ich, dass das alles nur die Spitze des Eisbergs ist und Endstation einer langen Trinkerkarriere. Denn die allermeisten nassen Alkoholiker sehen ganz normal aus, wie du und ich, und sie sind mitten unter uns.

Praktizierende Alkoholiker*innen sitzen abends beim Italiener und lassen sich zwei, drei, ach, heute mal vier Kännchen Chianti bringen. Sie gehen jeden Morgen arbeiten, und abends gönnen sie sich zur Entspannung zwei, drei, vier, vielleicht fünf Bier. Ausnahmsweise auch mal sechs. Sie holen ihre drei Kinder vom Kindergarten und von der Schule ab und bringen sie mit dem Fahrrad nach Hause – eins vorne-, eins hintendrauf, das älteste fährt mit seinem kleinen Puky-Fahrrad vorneweg.

Wenn sie sich mit ihren Mütter-Freundinnen treffen, gibt es zwei, drei Gläser Prosecco. Sie arbeiten hart und haben ihr Leben im Griff, deshalb gönnen sie sich abends eine Flasche guten Rotwein. Sehr guten. Nach einer Weile werden es anderthalb. Irgendwann sind es plötzlich zwei.

Auch ich konnte viele Jahre lang jeden Abend ein, zwei Gläser Rotwein trinken. So lange, bis ich es nicht mehr konnte. Irgendwann musste ich immer weitertrinken. So lange, bis ich vom Stuhl oder ins Bett fiel. Oder eins nach dem anderen.

Jahrelang gehörte ich zu den funktionierenden Alkoholikern. Bei ihnen fällt es nicht auf, dass sie ein Suchtproblem haben, weil sie noch einem Job nachgehen und sozial integriert sind. Oft verdienen sie viel Geld oder arbeiten in kreativen Berufen. Oder beides.

Zum Beispiel in einer Werbeagentur oder einer Filmproduktion, wo ohnehin gesoffen und gekokst wird und es nicht weiter auffällt, wenn die halbe Belegschaft um zwanzig Uhr stramm ist wie die Radehacken.

Entschließt du dich dann, der Trinkerei ein Ende zu machen und von nun an nüchtern zu bleiben, gehen die Probleme erst richtig los. Nicht genug, dass es dir wahnsinnig schwerfällt, auf deine gewohnten Drinks zu verzichten. Du wirst auch noch blöd angemacht dafür. Als Spaßbremse oder Spielverderber. Als Gesundheitsapostel oder Besserwisser. Als Langweiler, Spießer oder blöde Kuh, Gutmensch oder Tugendbold. »Mit Andrea ist nichts mehr anzufangen«, heißt es dann. »Mit dem Typen kannst du keinen Spaß mehr haben.« Oder: »Das ist ein ganz komischer Kauz geworden.« Und irgendwann stellst du plötzlich fest, dass du nicht mehr eingeladen wirst und keine Freunde mehr hast. Dann bleiben dir genau zwei Möglichkeiten: Entweder du wirst rückfällig und machst weiter wie zuvor, oder du suchst dir einen neuen Job und neue Freunde. Wie jeder andere Junkie auch.

Wirtschaftswunder

Wann das mit dem Alkohol richtig losging, weiß ich gar nicht mehr.

Eigentlich fing alles sehr vielversprechend für uns an: Der Krieg war vorbei, es wurde für den Wiederaufbau der Bundesrepublik in die Hände gespuckt und viel Geld verdient, wir waren die Kinder des Wirtschaftswunders und immer gut angezogen. Oft waren wir die Ersten in der Familie, die aufs Gymnasium gehen und Abitur machen durften. Was einige von uns jedoch nicht wirklich zu schätzen wussten, sondern so lange von allen möglichen Schulen flogen, bis ihre Eltern sie auf teure Internate, wie am Bodensee oder am Solling, verfrachten mussten. Oder bis sie ohne Abitur irgendwo im Getriebe der Gesellschaft versandet sind.

Ich war ein hübsches und intelligentes Kind und ein braves Mädchen. Damals war es noch etwas Besonderes, gut auszusehen. Nur Filmstars waren schön, der Rest der Menschheit war farblos oder hässlich. Umso merkwürdiger kommt es mir vor, dass ich mit anderen Menschen Schwierigkeiten hatte, seit ich denken kann. Immer wieder geriet ich in ausweglose Situationen, in denen es ganz schlecht für mich aussah, ich nicht weiterkam, keinen Pfennig Geld mehr hatte oder sogar verprügelt wurde. Das konnte ich mir nicht erklären. Was machte ich nur falsch?

Babyboomer

Ich gehöre zur Generation der sogenannten Babyboomer. Das sind die Leute, von denen es einfach zu viele gibt. Wir sind diese rund zwanzig Millionen Menschen umfassende Kohorte der Nachkriegsjahre, also ein Viertel Deutschlands. Wir wurden vor dem Pillenknick 1966 geboren und werden auch die geburtenstarken Jahrgänge genannt. Für uns war alles zu klein: die Kindergärten, die Schulen, die Sporthallen, die Schwimmbäder, die Ausbildungsbetriebe, die Universitäten, die Unternehmen, die uns einstellen sollten. Als demografisches Monster wabern wir schon seit Jahren durch die Medien.

Wir haben gemeinsam die wilde Zeit erlebt, und so wild wurde sie nie wieder.

Die Hippies verbreiteten mit ihrer Musik und dem Qualm ihrer Joints die Botschaft von Liebe und Frieden. Sie entdeckten unter Zuhilfenahme synthetischer Substanzen völlig neue Sphären menschlichen Bewusstseins und machten sie für eine breite Öffentlichkeit zugänglich.

Die außerparlamentarische Opposition pustete den Muff von tausend Jahren unter den Talaren hinfort wie mit einem Laubbläser. Die Frauen beanspruchten das Eigentumsrecht an ihrem Bauch und weigerten sich, nur noch das fleißige Lieschen oder der gute Geist für Papi zu sein, ganz gleich, ob er Handwerker, Chefredakteur oder Bundespräsident war.

Und wir, die etwas später kamen, profitierten davon.

Ich bin 1958 geboren. Zu spät, um einer der in letzter Zeit mit nichts als Häme überschütteten 68er zu sein. Mist. Als ich mit vierzehn Jahren begriff, dass Woodstock unwiderruflich vorbei war und ich ein solches Happening vermutlich nie erleben würde, vergoss ich bittere Tränen. Das tat ich auch, als ich realisierte, dass die Beatles schon getrennt waren, bevor ich überhaupt von ihrer Existenz gewusst hatte.

Doch auch wir Jüngeren brachten einiges zustande. Zum Beispiel 1982 eine der größten Friedensdemos überhaupt. Fast eine halbe Million Menschen protestierte damals in Bonn gegen die atomare Aufrüstung.

Auf der Suche nach Erleuchtung machten wir uns mit dem Bulli auf den Weg nach Indien. In Griechenland beschlossen wir, dass wir erleuchtet genug waren und uns die Weiterreise sparen konnten. Dann saßen wir um ein Lagerfeuer am Strand, sangen Lieder von Simon & Garfunkel oder Crosby, Stills & Nash und steckten ein paar von den Steinen in die Tasche, über die vielleicht schon Parmenides gewandelt war. Oder Sokrates. Oder Platon. Oder alle drei. »The Boxer« war bei jedem Lagerfeuer unsere Hymne – ob beim Klassenfest oder im Urlaub. Wir stiegen in unseren R4 oder unsere

Ente und fuhren mit Minimalgepäck nach Frankreich, zelteten wild an der Ardèche oder im Pinienwald vor Biarritz, bis wir von den französischen Gendarmen erwischt wurden und auf den Campingplatz mussten.

Und wir waren viele.

Das sind wir immer noch, obwohl der Tod schon einige von uns dahingerafft hat.

Wenn wir bald in Rente gehen, wird wieder etwas zu klein für uns sein: die Rentenkasse. Denn das schöne Geld, das wir einbezahlt haben, ist längst von unseren Eltern und Großeltern mit vollen Händen ausgegeben worden. So könnte es sein, dass der in jeder Hinsicht üppige Beginn unseres Daseins in einen kargen Lebensabend mündet.

Die eine Hälfte der Babyboomer hat eine großartige Karriere hingelegt. Sie wurden Filmregisseur*in, Lehrer*in, Hochschulprofessor*in, Schriftsteller*in, Unternehmensberater*in, Product Manager*in, Dolmetscher*in, Rechtsanwält*in, Texter*in, Agentur-Inhaber*in, Unternehmer*in, Politiker*in, Lobbyist*in, Spekulant*in, Millionär*in, Außenminister oder Bundeskanzlerin.

Die andere Hälfte dümpelt recht und schlecht vor sich hin. Oder auf und ab. So wie ich.

So eng es jedoch überall für uns gewesen ist, eines gab es für uns immer in Hülle und Fülle: was zu trinken. Hier ein Schlückchen, dort ein Gläschen. Hier ein Bierchen, dort ein Schnäpschen. Ex und hopp und de Schoppe in de Kopp. Nicht lang schnacken, Kopp in'n Nacken. Hoch die Tassen und runter mit dem Zeug. Prost, Prösterchen, Stößchen und chin-chin, Salut und wohl bekomm's.

Nie nüchtern schlafen gegangen

Lange Zeit bin ich nie nüchtern schlafen gegangen. Sosehr ich mir auch vorgenommen hatte, »heute mal nichts zu trinken« – es klappte nicht. Irgendwo gab es immer noch einen Schluck Alkohol, der auf mich wartete. Bei einer Geburtstagsfeier ein Glas Sekt, zu dem ich nicht Nein sagen konnte. Oder ein Glas Rotwein in der Kneipe, in der wir uns nach der Arbeit häufig trafen. Oder auch zwei. Na gut, dann konnte ich mir zu Hause auch noch meinen Schlummertrunk genehmigen. Entweder stand eine Flasche mit einem Rest Rotwein vom Vorabend auf dem Küchentisch – sorgsam verschlossen mit einem Profi-Vakuum-Flaschenverschluss, bestellt bei Manufactum –, oder ich öffnete eben eine neue. Vorrat war immer ausreichend im Haus. Irgendwann stolperte ich dann ins Bad und putzte mir meine blauen Zähne. Oder auch nicht, und ich fiel gleich ins Bett.

So konnte ich leider mein liebstes Hobby nicht mehr ausüben – denn wie willst du ein Buch lesen, wenn dir die Zeilen vor den Augen verschwimmen? Selbst mit zugekniffenen Augen werden in diesem Zustand die Buchstaben nicht mehr scharf. Ich legte das Buch zur Seite. Dort lag es dann ein paar Jahre. Auf diese Weise verpasste ich Jahrzehnte zeitgenössischer Literatur und vergaß nahezu alles, was ich einst gelesen hatte.

Irgendwann wurde mir klar, dass mit meinem Alkoholkonsum etwas nicht stimmte. Ich recherchierte im Internet nach Privatkliniken, möglichst weit weg von meinem Wohnort Hamburg. Damals, so vor zehn Jahren, war ich der Meinung, mit einem kleinen Urlaub wäre die Angelegenheit erledigt, und meine private Zusatzversicherung für eine stationäre Behandlung würde diese Kosten übernehmen. Beides völliger Quatsch.

Suchterkrankungen sind bei derartigen Verträgen meist ausdrücklich ausgeschlossen. Jedenfalls bei meinem. Da sind die Versicherungen ganz und gar ungnädig. »Uns sind die Hände gebunden. Nach unserem gemeinsamen Vertrag können Sie für Entziehungsmaßnahmen keine Leistungen erhalten. Haben Sie Fragen? Rufen Sie einfach an. Wir rufen gern zurück.«

Und drei Wochen Kur? Reichen niemals aus, um eine langjährige Rotweinkarriere zu beenden. Drei Wochen – so lange dauert schon der Qualifizierte Entzug. Und das ist erst der Anfang.

Teil I

Der Entzug

Ankunft in der Notaufnahme

Ein One-Way-Ticket nach Istanbul ließ die Fassade meines wackeligen Lebens innerhalb weniger Stunden zum Einsturz bringen.

Wir hatten den ganzen Tag zu Hause verbracht. Wir, das sind Thomas und ich, unsere Tochter Marie und Meister Yoda, unser schwarzer Mops. Unsere Wohnung liegt in einer der schönsten Ecken Hamburgs und hat einen großen, überdachten Balkon mit Blick ins Grüne. Manchmal sehen wir unten Leute vorbeigehen und heimlich nach oben kieken. Man meint dann fast zu hören, wie sie sich zuflüstern: »Schau mal, die Balkons. Wie geil sind die denn.« Dann freuen wir uns, denn mit dieser Wohnung haben wir wirklich Glück gehabt. Es gab hundert Bewerber, davon fielen fünfzig weg, weil der Vermieter die vier Zimmer nur an eine Familie mit Kindern geben wollte. Und diese Familie sind wir. Bis heute fallen wir vor Dankbarkeit dafür täglich fünfmal vor Marie auf die Knie.

Den Sonntag verbringen wir gern zu Hause, weil sich bei schönem Wetter ganz Hamburg samt Touristen durch die Parks und an die Elbe wälzt. Oder eine Massenveranstaltung die Straßen verstopft. Wir fahren deshalb lieber samstags raus, wenn nicht ganz so viel los ist.

Es war jedenfalls ein herrlicher Sommersonntag im Juli 2010 und – wie fast jeder Tag – ideal dafür geeignet, ihn mit dem einen oder anderen Schluck Alkohol noch weiter zu verschönern. Ich schlürfte spätestens ab dreizehn Uhr ein Schörlchen nach dem anderen – Weißwein, Mineralwasser, Eis und eine Scheibe Zitrone, wie man sie auch in der Strandperle am Elbufer serviert bekam. Thomas genehmigte sich ein paar Dosen Bier.

Um neunzehn Uhr versammelten wir uns zum Abendessen. Ich hatte bereits einen ordentlichen Pegel und beste Laune. Zu dem leckeren Steak passe ein Glas Rotwein, fand ich, und öffnete eine Flasche Rioja. Bis dahin war noch alles in Ordnung.

Als ich nach dem Abendessen und einem weiteren Liter Wein verkündete, auf den »Tatort« – sonst absolutes Kult- und Pflichtprogramm – hätte ich bei dem schönen Wetter keine Lust, kippte die Stimmung merklich. Daraufhin setzte ich mich an meinen Computer, stöpselte die Kopfhörer ein und hörte Musik.

Daran, was danach passierte, erinnere ich mich nur schemenhaft. Ich trank fröhlich meinen Rotwein weiter, irgendwann kam es zum Streit, und ich hatte von meiner Familie die Nase voll. Kurzerhand buchte ich mir einen Flug nach Istanbul – One-Way bei Condor, sensationell günstig für hundertvier Euro – und sagte, danach würde ich gleich weiter nach Kabul reisen. Diskussionen hin, Diskussionen her. Warum Thomas und Marie ein Problem damit hatten, dass ich allein nach Kabul reisen wollte, verstand ich nicht. An weitere Einzelheiten kann ich mich nicht mehr erinnern. Jedenfalls fand ich mich gegen zehn Uhr abends in der Notaufnahme des Krankenhauses wieder.

Im Wartesaal saßen mindestens fünfzehn Leute. Ich beschwerte mich lautstark darüber. »Jetzt hör doch endlich auf zu randalieren!«, zischte Thomas. »Das ist ja peinlich.« Also raus vor die Tür. Thomas und Marie kamen mit. Da weder Thomas noch ich Zigaretten eingesteckt hatten, schnorrte ich eine Zigarette von einem jungen Mann im weißen Kittel. Zurück im Wartesaal, trank ich vor lauter Langeweile literweise Wasser aus dem Wasserkühler, bis ich das Gefühl hatte, komplett nüchtern zu sein, und wieder gehen wollte.

Genau in diesem Moment kam jemand und holte mich ab. Nachdem man mir Blut abgenommen hatte, musste ich wieder warten.

Als ich endlich an der Reihe war, stellte sich heraus, dass ich 1,7 Promille hatte. Der diensthabende Arzt blickte mir tief in die Augen. »Frau Noack, ich würde Sie gern hierbehalten.«

Doch das wollte ich auf keinen Fall. Denn inzwischen war mein Alkoholpegel erheblich gesunken und ich wieder vollkommen klar. Bildete ich mir zumindest ein. Ich erklärte dem jungen Mann, dass ich erst noch dieses und jenes regeln müsse, zum Beispiel die Betreuung von Kind und Hund, aber sobald dies erledigt sei, würde ich wieder in der Klinik vorstellig werden und den Entzug in Angriff nehmen.

»Wirklich, Frau Noack?«

»Ja, wirklich!« Ich meinte es ernst. Ich hatte wohl einen lichten Moment und außerdem genug von der Trinkerei, auch wenn ich schon wieder dringend einen Schluck gebraucht hätte.

»Versprechen Sie mir das, Frau Noack?«

»Ja, ich verspreche es.« Damit war ich fürs Erste entlassen, und Marie, Thomas und ich fuhren gemeinsam mit dem Taxi wieder nach Hause.

Mein Psychiater

In New York hat ja jeder einen Psychiater. In Hamburg sollte jeder einen haben. Ich habe einen. Doktor Ludwig Gonzenheim. Er hat mit einem Kollegen, Doktor Herrmann Hundt, eine schnuckelige Gemeinschaftspraxis hochgezogen, nachdem er auf die Maloche im deutschen Klinikbetrieb keine Lust mehr gehabt hatte. Nämlich in ebenjener Anstalt, in die ich nun zum Entzug gehen sollte. Übrigens: Der Psychiater ist Mediziner und als Facharzt für die Verschreibung von Medikamenten, sprich Psychopharmaka, qualifiziert, während, im Unterschied dazu, der Psychologe fürs Quatschen zuständig ist.

Ich erzählte Doktor Gonzenheim also die Schote mit der Notaufnahme. Wir amüsierten uns ein bisschen. Das taten wir gern, wir unterhielten uns am liebsten über die Zerrüttung der Welt, über das katastrophale Schulsystem in Hamburg, die Wandlung der Grünen von Revoluzzern zu karrieregeilen Postenschiebern, die immerwährende Überforderung der Stadtreinigung, unnötige Geländewagen, Schlaglöcher, Kinderwagengeschwader, den letzten Rest der uns verbliebenen Renitenz und Idioten. Bei jedem Termin mussten wir uns zügeln, um meine Probleme nicht aus den Augen zu verlieren.

Es stand also zweifelsfrei fest, dass ich in eine Klinik gehen musste, wegen meiner nun erstmals schriftlich dokumentierten Alkoholabhängigkeit.

»F10.2 Psychische und Verhaltensstörungen durch Alkohol (Abhängigkeitssyndrom)« stand auf dem Diagnosezettel, mit dem mich der diensthabende Arzt in die Ungewissheit entlassen hatte.

»Ich könnte natürlich in eine Privatklinik gehen«, fing ich an. »So wie mein früherer Chef, der war in der Betty-Ford-Klinik in Bad Brückenau und ist jetzt seit fünfzehn Jahren nüchtern.«

Pause. Blick.

»Darf ich Ihnen meine ehrliche Meinung sagen, Frau Noack?«

»Unbedingt! Dafür werden Sie doch von meiner Krankenkasse gut bezahlt.«

»Ich halte nichts von dieser Kinderlandverschickung für Manager. Ich bin dafür, dass Sie die harte Nummer durchziehen, liebe Frau Noack. Ab mit Ihnen ins AKH zum Qualifizierten Entzug. Ich kenne den Laden. Sie schaffen das.«

Ankunft AKH

Letztlich war es dann doch nicht so leicht gewesen, überhaupt in den Laden reinzukommen. Die Suchtstation gehört nämlich zur Psychiatrie und ohne eine Notfalleinweisung muss man sich wenigstens ritzen oder fast umbringen, um hier ein Bett zu kriegen.

Montagmorgen um neun Uhr sollte ich dort sein. Allgemeines Krankenhaus Hamburg, Sozialpsychiatrische Abteilung, fünfter Stock, kurz: AKH, SP 5.

Ich hatte in den Tagen davor jeden Morgen anrufen und erklären müssen, dass ich auch ganz bestimmt kommen würde. So testete man die Leute, ob sie es wirklich ernst meinten mit dem Entzug oder ob sie lieber einen Rückzieher machten und sich gleich wieder die Birne zukippten. Zu jenem Zeitpunkt wusste ich noch nicht, dass das AKH ein beliebter Treffpunkt vieler Alkoholiker aus der ganzen Stadt und sogar aus dem Umland ist.

Am Abend zuvor hatte ich mir beim Italiener voller Wehmut meine letzten beiden Krüglein Pinot Grigio genehmigt. Zu Hause gab es dann noch ein paar Gläser Rotwein. In Maßen, versteht sich. In Maßen heißt, dass ich ohne fremde Hilfe ins Bett gehen konnte und mich an diesen Vorgang erinnerte.

Trotzdem war ich nicht rechtzeitig aufgestanden und musste auf der Station anrufen, dass es etwas später werden würde. Ich wollte auf keinen Fall meinen Platz verspielen.

Neun Uhr dreißig also. »Frau Noack, wie geht es Ihnen?«

»Super.«

Es wurden eine ganze Reihe von Untersuchungen gemacht. Blut abnehmen, Blutdruck messen, Hände zeigen – Tatterich?

»Gehen Sie doch mal pinkeln, bitte!« Der ganze Kram.

In den Pausen schaute ich mich um. Selten eine so schrottige Klinik gesehen. Und das Klo erst. Es gab nicht mal eine Damentoilette, nur ein Gemeinschaftsklo.

Als Nächstes musste ich zu meinem behandelnden Arzt, Herrn Doktor Schwarz. Wie der Arzt aus der Notaufnahme schaute er mir tief in die Augen. Hübscher Kerl. Ganz jung.

»Frau Noack, gut, dass Sie so früh gekommen sind.«

Wie bitte? Ich war fast zweiundfünfzig, und ich fühlte mich verarscht. Er sprach schnell weiter: »Sie scheinen körperlich noch ziemlich gesund zu sein. Wenn Sie es jetzt, beim ersten Mal, mit der Abstinenz schaffen, haben Sie die besten Chancen, den Rest Ihres Lebens bei guter Gesundheit als trockene Alkoholikerin zu verbringen.«

Den Rest meines Lebens? Um Gottes willen. War der Typ wahnsinnig?

»Ich will Sie hier in den nächsten Jahren nicht mehr sehen, es sei denn, Sie hätten Lust, eine Karriere als Drehtürpatientin zu machen.«

»Drehtürpatientin?«

»Nun, raus aus der Entgiftung, rein in die Entgiftung, raus und rein …«

»Danke, ich habe es verstanden.«

Um das weitere Gespräch einfacher zu gestalten, gab ich unumwunden zu, dass ich alkoholabhängig sei, auch wenn ich selbst noch nicht hundertprozentig davon überzeugt war.

»Und woran haben Sie das gemerkt, Frau Noack?«

»Na ja, ich habe immer mehr getrunken, als ich eigentlich wollte.«

Das stimmte sogar. Seine Augen leuchteten auf. Kontrollverlust. Krankheitseinsicht. Solche Patienten mögen sie.

»Und wie viel haben Sie denn so in etwa getrunken, Frau Noack?«

Die Frage der Fragen. Ja, wie viel?

»Frau Noack, es kommt jetzt darauf an, dass Sie ehrlich sind. Vor allem zu sich selbst. Das ist für den Erfolg der Therapie ganz entscheidend.«

»Okay. Vielleicht eine bis zwei Flaschen Rotwein am Abend. Je nachdem. Zum Schluss auch ab und zu Gin Tonic. Manchmal ohne Tonic. Neulich abends mal eine ganze Flasche. Die war plötzlich leer.«

Herr Doktor Schwarz verzog keine Miene. »Haben Sie das täglich gemacht, Frau Noack?«

»Fast. Meistens. Also ja.«

Doktor Schwarz erklärte mir in aller Ruhe, dass solche Mengen ganz sicher tödlich seien. Nicht sofort. Aber in ein paar Jahren. Dass es ein ganz schrecklicher Tod werden würde und schon lange vorher der sogenannte Point of no Return kommen werde, nach dem es für einen alkoholabhängigen Menschen nahezu unmöglich sei, mit dem Trinken wieder aufzuhören, es sei denn, man sperre ihn ein, was übrigens gar nicht so selten passiere. Er legte mir noch die Stationsbibliothek ans Herz, wo ich eine Menge Fachliteratur zum Thema finden würde.

Dann durfte ich auf mein Zimmer gehen. Es lag direkt gegenüber des Glaskastens für die Diensthabenden, damit diese mich besser im Auge behalten konnten. (Man glaubt ja gar nicht, welche Mengen an alkoholischen Getränken manche Suchtprofis aufs Zimmer schmuggeln oder es zumindest versuchen.) Das Zimmer war ein schuhkartongroßer Raum mit zwei Krankenbetten. Zum Glück waren beide leer. Ich stellte meine Tasche auf das rechte Bett. An der dritten Wand waren zwei Schränke und ein Uralt-Waschbecken, vor das man diskret einen Vorhang ziehen konnte, und die krankenhausbreite Tür zum Flur. Die vierte Wand bestand aus einem riesigen, nicht zu öffnenden Fenster. Selbstmordgefahr. Aber ein fantastischer Blick über Hamburg.

Ein Gong verkündete, dass es Zeit zum Mittagessen war. Plötzlich kamen aus allen Zimmern Menschen herbeigewuselt, stürzten sich auf den großen Wagen und griffen sich ein Tablett. Auch für mich war eines dabei – ein Zettel mit meinem Namen klebte daran. Andrea Noack, SP 5. Gutes Essen war natürlich was anderes. Die Kartoffeln roh, die Frikadelle vom Gastronomiegroßhandel, das Gemüse – Erbsen und Möhrchen – aus der Dose und die helle Sauce aus Pulver angerührt.

Kaffee gab es nicht für neue Patienten. Verboten. Wegen des Risikos von Entzugskrämpfen. Machte die Leute angeblich fahrig und hibbelig und sorgte bei manchen Patienten dafür, dass sie ständig auf hundertachtzig waren.

Die Atmosphäre im Speiseraum war seltsam. Es gab die Ruhigen, die Nervösen, die Lauten und die Lustigen. Und die Übelgelaunten. In ein paar Stunden würden sie meine besten Freunde sein, aber das wusste ich noch nicht. Nach dem Essen ging ich zurück in mein Zimmer und legte mich aufs Bett.

Blick über Hamburg

Ich dämmerte ein wenig vor mich hin und schlief nebenher meinen kleinen Rausch vom Vorabend aus. Es war mir nicht ganz klar, ob ich wach war oder träumte. In meinen Kopf war eine himmlische Ruhe eingekehrt. Nicht denken, nicht kochen, nicht waschen, nicht mit dem Hund raus, nicht einkaufen. Kein Job, keine Deadline. Kein Text, keine Headline. Niemand wollte was von mir. Ich hatte ja keine Ahnung mehr gehabt, wie entspannt das war. Einfach auf dem Bett zu liegen und frei von Gedanken zum Fenster hinaus ins Graue zu schauen. Die Wolken zu beobachten, die über den Himmel tollten wie junge Hunde.

Ein tiefer Frieden erfüllte mich. Wenn ich den Knopf der Fernbedienung betätigte, die meine Rückenlehne sanft nach oben surren ließ, tauchte in dem riesigen Fenster zu meinen Füßen langsam die Hansestadt auf, wie eine Kulisse, die im Puppentheater hinter den Figuren nach oben geschoben wird. Das Panorama war gigantisch. Aus dem fünften Stock blickte ich über die ganze Stadt, der Fernsehturm mittendrin wie ein Spezialrührgerät für Profiköche, rechts in Richtung Altona ragte am Rande der Michel ins Bild, auf der linken Seite konnte ich den spitzen Turm der Nikolaikirche am Klosterstern erkennen. Hatte ich genug von dieser Szenerie, konnte ich die ganze Stadt wieder versenken, indem ich den anderen Knopf, den nach unten, drückte.

Wie schön, dass ich das noch erleben durfte. Kein Stress. Keine Termine. Vor allem kein Jever. Den Verstand an der Pforte abgegeben. Die Verantwortung für mein Leben auf andere übertragen. Ich fühlte mich wie in Watte gepackt.

Nun fiel mir ein, dass eine sehr freundliche Frau Löhrmann mir nach dem Blutdruckmessen eine Tablette gegeben hatte, die ich vor ihren Augen hatte schlucken müssen. Daran musste es liegen. Dieses Zeug war ja der Hammer. Ich würde mir gleich heute Abend noch ein paar davon geben lassen. Ein bisschen wie Ecstasy, nur ohne das Zappeln in den Beinen. Aber das fehlte mir nicht. Mir fehlte höchstens eine kühle Hand auf meiner Stirn und eine vertraute Stimme, die leise zu mir sagte: »Alles wird gut, mein Kind, alles wird gut.« Natürlich hatte ich längst gelernt, ohne Mutti auszukommen. Ich war nur froh, endlich hier angekommen zu sein – in dieser öffentlichen Ausnüchterungsanstalt, von der ich bis vor wenigen Wochen nur aus Erzählungen gehört hatte.

Ein penetrantes Piepsen riss mich aus meiner Wattewolke. Im ersten Moment dachte ich, es sei morgens um sieben und ich müsste aufstehen. Aber mein Handy zeigte siebzehn Uhr fünfzehn.

Frau Löhrmann

Wie auf Bestellung kam nun Frau Löhrmann zur Tür herein.

»Frau Noack, wie geht es Ihnen?«

»Blendend. Um nicht zu sagen: hervorragend.«

»Dann können wir jetzt ein paar Dinge besprechen. Erst mal, wie das bei uns so abläuft.«

Frau Löhrmann reichte mir einen Schnellhefter, in dem sich jede Menge Papier befand. Obenauf war ein Stundenplan zu sehen.

»Hier schon mal das Allerwichtigste: Ihr Stundenplan. Er ist unbedingt und unter allen Umständen einzuhalten. Ihr Programm beginnt morgen früh um neun Uhr. Und gleich nachher, um siebzehn Uhr dreißig, gehen Sie bitte direkt zum Blutdruckmessen.«

Dann erzählte sie mir noch, dass ich die nächsten sieben Tage in der sogenannten Sperre sei. Das heiße, kein Kaffee. Kein Ausgang. Ich dürfe nicht ohne Begleitung und nicht länger als fünfzehn Minuten runter in den Garten, da in dieser ersten Zeit die Gefahr eines Krampfanfalls bestehe. Krampfanfall? Das sei ein epileptischer Anfall, der bei jedem Alkoholiker aufgrund der giftigen Wirkung des Alkohols auf das Gehirn in der Entzugsphase vorkommen könne.

»Rauchen Sie eigentlich?«, fragte Frau Löhrmann.

»Bis gestern, aber ich möchte damit aufhören.«

»Sehr gute Idee. Ich kann Ihnen ein Nikotinpflaster anbieten, dann stehen die Chancen, es zu schaffen, etwas höher.«

Oh ja, ein Nikotinpflaster. Endlich eine Droge. Da fiel mir die Tablette ein.

»Bekomme ich heute Abend wieder so eine Tablette wie vorhin?«

»Das entscheidet der Nachtdienst.« Frau Löhrmann hatte ein eigentümliches Grinsen auf den Lippen. »Wir müssen aufpassen, dass unsere Patienten nicht von einer neuen Substanz abhängig werden. Oxazepam verursacht sehr schnell Abhängigkeit. Deshalb verordnen wir es hier nur sehr, sehr sparsam.« Aha.

Alkoholikersprache

Das Blutdruckmessen fand immer zur gleichen Zeit statt, war eine lustige Veranstaltung und eine gute Gelegenheit, die anderen Patienten kennenzulernen. Wir saßen nebeneinander wie die Hühner auf der Stange und warteten darauf, an die Reihe zu kommen. Man tauschte sich mit seinem Nachbarn aus, in meinem Fall der Frischling mit den Profis. Denn dass diese Gestalten Profis waren, stand für mich zweifelsfrei fest. Allein schon durch ihre Art, mit uns zu sprechen.

Wie alle sozialen Gruppen entwickeln auch Trinker und Extrinker ihre eigene Sprache, die der Nichtalkoholiker kaum versteht.

»Das ist schon mein dritter Entzug in diesem Jahr. Ich bin nur zum Trockenschleudern hier.«

»Was bedeutet das?«

»Mehr als sieben Tage werden mir von der Krankenkasse nicht genehmigt. Das reicht gerade so, um trocken zu werden.«

»Mit dem konnte man nicht mehr reden, der hatte mindestens 3,5 im Turm.« Heißt: Der war völlig hacke und hatte mindestens 3,5 Promille.

»Mit drei Dingern im Kessel kannst du doch nicht mehr Auto fahren!« Ein anderer Ausdruck für: Mit drei Promille sollte man lieber ein Taxi oder den Bus nehmen. Ganz abgesehen davon wäre ein Mensch, der nicht an solche Mengen gewöhnt ist, mit drei Promille tot.

»Ein Glasmantelgeschoss auf ex, möglichst nicht später als Freitag um achtzehn Uhr, dann bist du am Montag früh um acht wieder auf null Komma null.« Soll bedeuten: Wer eine Alkoholentwöhnung in einer Tagesklinik macht, deren Therapiestunden an Werktagen zwischen acht und sechzehn Uhr stattfinden, und daselbst nüchtern erscheinen muss, was auch mittels Alkoholkontrolle überprüft wird, hat nur am Freitag zwischen sechzehn und achtzehn Uhr die Gelegenheit, sich mithilfe einer schnellstens (auf ex) getrunkenen Flasche Wein (Glasmantelgeschoss) unbemerkt »einen zu brennen«. Unbemerkt heißt, ohne wegen verbotenen Alkoholkonsums aus der Einrichtung zu fliegen.

»Mach mir noch 'ne Hochsitz-Cola.« Am Tresen einer abgeschabten Pilsstube ist damit gemeint: »Noch eine Cola mit Jägermeister, bitte.«

Und eine kleine Portionsflasche, wie man sie an der Kasse in den Supermärkten bekommt, heißt unter Profis »Zündkerze« oder »Klopfer«.

Die meisten Alkoholiker, die ich kennengelernt habe, gehören zu den freundlichsten, sensibelsten und intelligentesten Menschen, die mir je begegnet sind. Jedenfalls nüchtern. Betrunken werden sie zu anstrengenden bis ekelhaften Nervensägen. Wenn sie dich nachts anrufen und dir das Ohr mit laufendem Schwachsinn volllallen, wünschst du dir insgeheim, sie nie getroffen zu haben. Laufen sie dir das nächste Mal in halbwegs klarem Zustand über den Weg, sagst du ihnen, dass du eine neue Telefonnummer hast, und lässt sie eine falsche in ihr Handy einspeichern.

Alkoholiker in betrunkenem Zustand sind schlichtweg unerträglich. Nüchtern oder entzügig in der Warteschlange beim Blutdruckmessen sind sie hingegen bessere Freunde als alle, die du jemals hattest. Und du erfährst, dass es ihnen ganz genauso geht wie dir.

Klatsche gefällig?

Ich lernte, dass wir Alkis uns nur geringfügig vom Rest der Menschheit unterscheiden. Erwiesen ist in der Regel, dass wir ordentlich einen an der Klatsche haben, davon aber – zumindest am Anfang unserer Abstinenz – nichts ahnen.

Während andere als Rezept gegen ihre Klatsche Geld scheffeln, shoppen gehen, klauen oder kotzen, zocken, zwei Marathons hintereinander laufen, täglich in die Muckibude rennen, Adrenalinjunkies, Workaholics oder Serienmörder werden, trinken wir einfach mehr Alkohol, als uns guttut. Viel mehr. Wir denken aber die ganze Zeit, wir seien ganz normale Leute.

Oftmals sind wir sehr kreativ oder erfolgreich im Beruf. Meist ist es eine Freude, sich mit uns zu unterhalten. Wir können gut zuhören und gehen mit offenem Herzen auf andere Menschen zu. Verstehen ihre Sorgen und Nöte, Probleme mit dem Partner, das karge Leben mit finanziellen Engpässen. Das ganze Zeug eben.

Wir werden selten gefragt, wie es uns geht. Denn wir sind gute Schauspieler und haben das perfekte Lächeln drauf. Doch kaum in unseren vier Wänden angekommen, möchten wir uns am liebsten unter der Bettdecke verkriechen und heulen. Obwohl wir fünftausend Euro im Monat verdienen, sind wir fest davon überzeugt, keinen Cent davon wert zu sein. Nichts geleistet zu haben, auf der Loser-Straße unterwegs zu sein und auszusehen wie ein Haufen

Müll in einem Problembezirk. Kommt jedoch das Kind oder der Mann nach Hause, springen wir auf und tun so, als hätten wir uns nur kurz aufs Ohr gelegt.

Das kann lange gut gehen. Ein paar Probleme, wer hat die nicht? Man ist schließlich nicht die Einzige, die trotz hoher Qualifikation im Beruf nicht richtig vorwärtskommt. Gläserne Decke, das kennt man doch.

Vom Partner ein Veilchen verpasst bekommen? Halb so schlimm. Auch andere Männer schlagen ihre Frauen windelweich, nicht wenige davon sind Akademiker oder Manager.

Und trotzdem: Wir denken, wir seien ganz normale Leute. Bis zu dem Tag, an dem sie uns mit 1,7 Promille ins Krankenhaus und auf Kosten der Solidargemeinschaft auf die Entzugsstation verfrachten. Selbst dann, wenn wir dort angekommen sind, glauben wir immer noch: »Jetzt wird alles gut. Ich höre auf zu trinken, dann ist alles im Lack.« Kannst du vergessen, denn jetzt geht das Theater erst richtig los.

Denn erst jetzt, wenn du wirklich nüchtern bist, und zwar eine ganze Zeit lang, kannst du endlich deine ganz persönliche Klatsche erkennen. Dann hast du die Wahl: Entweder, du fängst sofort wieder an zu trinken, weil du dich selbst einfach nicht ertragen kannst, oder du siehst dem ganzen Elend zum ersten Mal richtig ins Auge und lässt dich behandeln. Nimmst Hilfe an. Bleibst nüchtern. Arbeitest an dir. Gehst in eine Selbsthilfegruppe. Machst Therapie. Und ziehst das Ding durch.

Abendessen

Beim Abendessen lernte ich weitere Gäste des Etablissements persönlich kennen. Jeder erzählte ganz offenherzig seine Geschichte.

Zum Beispiel Johnny. Er war erst zwanzig, und in Wirklichkeit hieß er Johannes Karsten; das stand auf dem Zettel, der an seinem Tablett klebte. Nach seiner Auskunft fing er nach ein paar Bieren an zu randalieren, weil er sich in aller Regel auch noch zwei bis drei Gramm Koks dazu reinzog. Meistens bekam er von irgendwelchen Rausschmeißern und Türstehern ein paar verpasst, weil er sich wegen Kleinigkeiten mit ihnen anlegte. Zu guter Letzt schlug er in der Notaufnahme auf, um sich seine Platzwunden nähen zu lassen. Jedes Mal wurde ihm angeboten, ihn gleich dazubehalten und auf die Entgiftungsstation zu überweisen, wo man sich rührend um ihn kümmern würde. »Ich – Alkoholiker? Nie im Leben!« Aber dieses Mal hatte er den Schritt getan und wurde sich nach und nach darüber klar, dass sein Verhältnis zu Alkohol und Kokain, nun ja, nicht völlig entspannt war.

Oder Miriam. Sie trank wirklich, ganz ehrlich, nur zwei Gläser Wein am Abend. Nein, sie merkte davon nichts, und einen Kater hatte sie nie. Miriam war der liebste Mensch, den man sich vorstellen kann. Aber wehe, wenn sie abends um acht diese verdammten zwei Gläser Wein nicht bekam – dann war sie nicht wiederzuerkennen, weil sie sich in eine keifende, um sich schlagende und lebensgefährliche Furie verwandelt hatte. Das war ihr so peinlich, dass sie ab sofort nie wieder ein Glas Alkohol auch nur ansehen wollte.

Nur noch eine Tablette

Um zwanzig Uhr war es wieder Zeit für das Blutdruckmessen. Mir schwirrte der Kopf, und ich konnte den lustigen Gesprächen der Patienten in der Warteschlange nicht mehr folgen. Mein Blutdruck war aber in Ordnung. Als die Schwester mit dem Messen und Notieren fertig war, fragte ich nach der Tablette.

»Zeigen Sie mir bitte mal Ihre Hände, Frau Noack.« Ich streckte die Hände aus. Kein Zittern. Fuck.

»Ja, das sieht gut aus. Wann haben Sie das letzte Mal Alkohol getrunken, Frau Noack?«

»Gestern Abend.«

»Und wie viel?«

»Eine Flasche Weißwein, eine Flasche Rotwein, eine halbe Flasche Gin.« Letzteres war geschummelt.

»In Ordnung. Oxazepam zwanzig Milligramm. Hier, bitte schön.«

Sie gab mir die Tablette, ich musste sie wieder vor ihren Augen runterschlucken.

»Bis später, ich schaue dann noch mal nach Ihnen. Gute Nacht!«

Als ich den Raum verließ, kam die nächste Frau rein. Sie rief: »Für mich bitte Tavor!« Wie bei einer Bestellung im Restaurant.

Ich ging auf mein Zimmer, schaffte es gerade noch, mein Nachthemd anzuziehen und mich ins Bett zu legen, dann war ich auch schon eingeschlafen. Der schönste, weichste, tiefste, sanfteste Schlaf seit hundert Jahren.

Gruppentherapie

Dann kam ein besonderer Tag. Ich wurde nämlich zweiundfünfzig Jahre alt. In meinem bisherigen Leben hatte ich nur zwei Personen getroffen, die am gleichen Tag Geburtstag hatten wie ich. Der eine war Barack Obama. Den habe ich natürlich nicht getroffen, aber ich kenne sein Geburtsdatum. Der andere war ein früherer Kollege aus Frankfurt. Heute jedoch lernte ich wieder jemand kennen, der am vierten August Geburtstag hat, nämlich meine neue Zimmernachbarin Heide Schnaub.

Gleich nach dem Frühstück warf ich meine Zahnbürste in die Tasche und brachte meine Sachen in das neue Zimmer. Heide war supernett, schon über eine Woche hier und somit ein alter Hase.

Dann musste ich zur Gruppentherapie. Ich schnappte mir meine Unterlagen und rannte los. Halt! Unendliche Gier nach einer Zigarette überfiel mich. Schnell noch in den Glaskasten, ein Nikotinpflaster abholen.

Eine Minute nach neun Uhr saßen wir endlich im Kreis. Zehn Personen, ein Flipchart plus zwei Therapeutinnen. Therapeutin Nummer eins stellte sich als Frau Heymann vor. Sie gehörte zu den Pflegekräften auf der Station. Therapeutin Nummer zwei war Frau Martina Ladenhaus, die Psychologin. Sie erklärte uns zunächst, wie das Ganze abzulaufen hatte.

»Liebe Patientinnen, liebe Patienten, Sie haben ja alle einen Stundenplan von uns bekommen. Auf der Rückseite steht ganz ausführlich, wie wir uns hier in der Gruppentherapie verhalten. Bitte lesen Sie das vor unseren Gruppensitzungen nach. Kurz gesagt: Wir verhalten uns wertschätzend, das heißt, wir sind nett zueinander und reden möglichst in der Ich-Form, wir beleidigen niemanden und machen anderen keine Vorwürfe. Heute sind wieder ein paar neue Patientinnen und Patienten zu uns gekommen. Zuerst machen wir eine kleine Blitzrunde, dafür stellen Sie sich vor, nennen Ihr Suchtmittel und wie lange Sie es konsumiert haben und geben einen kurzen Eindruck, wie es Ihnen heute Morgen geht. Wer möchte anfangen?«

Niemand meldete sich. Das Pflaster wirkte noch nicht. Alles, was ich wollte, war, ganz dringend eine Zigarette zu rauchen. Frau Ladenhaus sprach ihren Nachbarn an. »Herr Polanski, wie wär's mit Ihnen?« Herr Polanski war ein gemütlicher Typ mit ordentlichem Bierbauch, Schnurrbart und Ohrring im linken Ohr. Er trug Jeans, Turnschuhe, ein bunt bedrucktes T-Shirt, eine verwaschene, blaue Kapuzenjacke und war schätzungsweise fünfzig Jahre alt. Er schien einer von den alten Hasen zu sein und freute sich über die Ansprache.

»Hallo, ich bin Roland Polanski, fünfunddreißig Jahre, geschieden, Großgerätefahrer im Hafen, und mein Suchtmittel ist Alkohol. Mein erster Entzug. Ich habe die erste Woche hinter mir, heute geht es mir sehr gut. Ich hab super geschlafen ...« – »Okay, danke, Herr Polanski«, unterbrach ihn Frau Heymann. »Zu den Details kommen wir gleich noch.«

Dann nickte sie Polanskis Sitznachbarin zu. Eine rundliche Mutti um die sechzig mit einem traurigen Dackelblick, halblangen, strähnigen blondierten Haaren und bunt bemalten, langen Fingernägeln. »Ich bin Marion Hansen, fünfundvierzig Jahre, verheiratet, zwei Kinder, Hausfrau. Mein zweiter Entzug, ich war acht Jahre trocken. Suchtmittel Wodka. Mir geht es schlecht, ich hatte eine akute Bauchspeicheldrüsenentzündung. Kam erst vor drei Tagen von der Intensivstation.«

Neben Marion saß eine große, kräftige Frau in teuren, aber nuttigen Klamotten, mit grauer Gesichtsfarbe, langen, schwarz gefärbten

Haaren und undefinierbarem Alter. »Elisabeth Lehmann, ihr könnt mich Lissy nennen. Mein fünfter Entzug. Meine Suchtmittel sind Alkohol und Kokain. Ich arbeite in einem Nachtclub. Mir geht es richtig scheiße.« Oh mein Gott. Schon zum fünften Mal hier. Wie konnte sie nur?

Jetzt kam Johnny, ihn kannte ich ja schon. »Johannes Karsten, zwanzig Jahre alt, Koks und Alk. Seit genau sechs Tagen nicht mehr, ich bin stolz auf mich.«

Neben Johnny saß offenbar ein väterlicher Kumpel von ihm. Er sah aus wie Kojak aus »Einsatz in Manhattan« und benahm sich auch so, nur ohne Lutscher. Alter unklar, aber über fünfzig. Trug einen schlecht geschnittenen, hellgrauen Anzug und darunter ein weißes T-Shirt. »Alex Schramm, Doktor Alexander Schramm, Professor der Philosophie in, na, ist ja egal. Suchtmittel Alkohol und Kokain. Mein erster Entzug. Ich komme in drei Tagen raus. Es geht mir gut. Nächste Woche muss ich wieder arbeiten.«

Wie, sogar Leute von der Uni hier? Ich konnte es gar nicht glauben. Und warum koksen die eigentlich alle? Ist ja schrecklich. Ich hasse Kokser.

Neben Kojak saß eine junge Frau mit einem akkuraten, schokoladenfarbenen Kurzhaarschnitt, im Nacken hochrasiert mit langem Deckhaar, großen silbernen Kreolen, sehr gepflegten Fingernägeln und teuren, stylishen Klamotten. Jeans, einfarbige hellblaue Bluse, passendes Tuch, perfekt geschminkt, fette Uhr. Hätte als Nena durchgehen können, allerdings nur so lange, bis sie den Mund aufmachte. In breitestem Sächsisch näselte sie: »Nu, isch bin de Julia Schmidt, dräunddräßisch, Segrödärin. Meine Suchtmittel sind Alkohol und Partydrogen. Speed, Ecstasy, Cannabis auch. Mein erster Entzug, mir geht es nicht so gut.« Hoppla, das hätte ich aber nicht gedacht. Sie war die Erste, deren Alter ihrem Aussehen entsprach.

Jetzt kam endlich der gut aussehende Typ dran, der im Speisesaal laute Witze quer über die Tische gejohlt hatte. Er sah aus wie ein bekannter Moderator, mir fiel aber nicht ein, welcher.

»Tach!«, sagte er. Pause. »Ich bin Christoph Fresenius, fünfzig Jahre alt, Fotograf, Journalist, Autor, Schauspieler, Reiseführer, Unternehmer, Lebenskünstler. Ich habe schon viele Entzüge hinter mir. Weiß gar nicht, der wievielte das hier ist. Ich schaff das einfach nicht mit dem Aufhören. Und will es auch gar nicht. Meine Suchtmittel: Rotwein, Weißwein, Bier. Mir geht es ganz gut.«

Langsam wurde ich nervös, denn die Übernächste war ich. Mein Nachbar sprach so leise, dass selbst ich ihn kaum verstand. »Peter Heinrich, Malermeister, achtundfünfzig, geschieden, arbeitslos. Alkohol.« Dann kam nichts mehr. So leise, wie er sprach, sah er auch aus. Man vergaß ihn sofort wieder.

Nun war ich an der Reihe, mich vorzustellen. Nach so vielen Präsentationen vor allen möglichen Kunden hatte ich damit kein Problem und spulte lächelnd mein Sprüchlein herunter. »Andrea Noack, zweiundfünfzig, Werbetexterin, verheiratet, eine Tochter. Mein erster Entzug. Suchtmittel Alkohol. Früher konsumierte Drogen Speed, Ecstasy, Cannabis, ganz früher auch Kokain.«

Nena horchte auf und machte große Augen. Auch die Therapeutinnen schienen überrascht. Man sah mir das absolut nicht an. Das war schon immer so.

Doch dann ging es schon weiter mit dem nächsten Kandidaten. Ein schlanker, gut gekleideter Rothaariger. Er hatte die ganze Zeit vor sich hin gegrinst, wurde aber jetzt sehr ernst. »Ich bin Matthias von der Mühren, achtunddreißig Jahre alt, Rechtsanwalt. Meine dritte Entgiftung. Rotwein ist meine Leidenschaft. Ich kann mir überhaupt nicht vorstellen, nie mehr Rotwein trinken zu dürfen …« Das konnte ich verstehen.

Nun folgte noch ein sehr schüchtern wirkender, dünner, dunkelhaariger Mann, der die ganze Zeit zitterte. Vielleicht war das endlich der Obdachlose, auf den ich schon die ganze Zeit gewartet hatte. »Ich bin Azad Maharani, vierunddreißig, aus dem Irak. Soldat. Mein Suchtmittel sind Medikamente. Valium, Diazepam, Lorazepam, Lexotanil, Tavor.« Er knetete seine Hände und blickte zu Boden.

»Vielen Dank, Herr Maharani, vielen Dank Ihnen allen!« Frau Ladenhaus blickte sich einmal in der Runde um. »Das war ja sehr interessant. Wie Sie gehört haben, geht es bei einer Suchterkrankung nicht immer nur um ein einziges Suchtmittel, häufig hat man es mit einer Mehrfachabhängigkeit zu tun. Da wir heute vier neue Patientinnen und Patienten bei uns haben, würde ich gerne auch von den anderen noch einmal hören, wie viel von dem jeweiligen Suchtmittel sie konsumiert haben. Bitte schön, machen Sie doch gleich weiter, Herr Maharani.«

Herr Maharani knetete weiter seine Hände. Dann sprach er den Boden an: »Angefangen hat alles mit einer halben Tablette. Eine halbe Valium. Fünf Milligramm, damit wir schlafen konnten während des Krieges. Das haben wir sogar unseren Kindern gegeben. Zum Schluss war ich bei zehn Tabletten à fünfzig Milligramm am Tag. Kein Alkohol.« Nun blickte er in die Runde, mit dunklen, fast schwarzen, wie tauben Augen.

Roland setzte die Runde fort: »So etwa einen Kasten Bier am Tag.«

Marion: »Zwo Flaschen Wodka pro Tag. Macht genau eins Komma fünf Liter.«

Lissy: »Drei Flaschen Prosecco, drei Gramm Kokain.«

Johnny: »Drei bis vier Bier, zwei bis drei Gramm Kokain.«

Alex: »Zwei Flaschen Rotwein, ein Gramm Kokain.«

Julia: »Die Woche über ging es. Tagsüber so eine Flasche Prosecco und einen Joint am Abend. Am Wochenende drei, vier Pillen pro

Abend, ein, zwei Gramm Speed, zwei bis drei Joints. Und Wodka.« Jetzt musste ich erst mal schlucken. Das hätte bei ihr auch keiner vermutet, so brav, wie die angezogen war.

Christoph: »Zwei Liter Wein, drei Liter Wein, einen Liter Schnaps, drei Joints, was weiß ich …«

Peter: »Einen Kasten Bier.«

Ich: »Ein bis zwei Flaschen Wein, manchmal eine halbe bis eine Flasche Gin. Mit den anderen Drogen habe ich aufgehört.«

Matthias: »Eine Flasche Rotwein, beste Qualität.«

Mann. Das war einerseits nicht wenig. Mir wurde ja schon von der Liste schlecht. Andererseits war es aber auch nicht so viel, wie ich vermutet hätte. Ich dachte eigentlich, Alkoholiker trinken nur harten Alkohol.

»Wie geht es Ihnen denn, wenn Sie diese Mengen hören? Und was war der Grund, warum Sie jetzt hier sind und diese Mengen nicht mehr konsumieren?«, fragte Frau Ladenhaus in die Runde.

So langsam schwirrten mir Hummeln in den Ohren. Nach diesem ganzen Gequatsche wollte ich am liebsten tot umfallen. Oder wenigstens davonrennen, was natürlich unmöglich war. Ich blieb also tapfer bei der Sache und bemühte mich, eine gute Figur zu machen.

Als ich wieder dran war, erzählte ich die Sache mit dem Ticket nach Istanbul und der Notaufnahme. Alle lachten amüsiert. Ich versuchte, mich halbwegs auf die anderen zu konzentrieren. Azad berichtete, vor drei Wochen habe seine Mitbewohnerin den Notarzt gerufen, weil er nur noch laut geschrien habe. Er könne sich daran aber nicht erinnern, seither sei er jedenfalls hier. Der Professor hatte einen Unfall mit dem Auto gehabt und pusten müssen. Eins Komma neun. Marion musste auch mit dem Notarzt eingeliefert werden, weil sie sich vor Schmerzen im Oberbauch nicht mehr bewegen konnte. Erst in der Notaufnahme merkte man dann, dass sie fast drei Promille hatte. Irgendwann hörte ich nur noch ein monotones Summen und sah, wie der eine oder andere die Lippen bewegte.

Endlich war die Gruppenstunde vorbei. Alle rannten hinaus in den kleinen Garten, um zu rauchen. Ich taperte automatisch mit und schnorrte mir von Lissy eine Pall Mall. Tiefer Zug. Noch einer. Das Nikotinpflaster rupfte ich dezent von meinem Oberarm. Das Rauchen würde ich ein anderes Mal aufgeben. Mann, tat die Zigarette gut. Überhaupt, es ging uns doch super: Wir saßen hier in einem kleinen Innenhof in der Sonne, qualmten wie ein schlecht brennendes Grillfeuer und erzählten uns gegenseitig weitere Schoten aus unseren Suchtkarrieren. Am lautesten tönten der Professor und der Lebenskünstler. Sie redeten von einem Bermudadreieck in Eimsbüttel. Auerhahn, Harveys und Linden-Eck. Das war doch bei mir um die Ecke.

Professor: »Kennst du auch die Helga? Aus dem Künstlercafé?«

Christoph: »Meinst du die Frau von Kurt? Die ist doch ständig stramm. Und dann noch die Dünne, die ganz oben im gleichen Haus wohnt. Die bekommt in ganz Eimsbüttel keinen Alkohol mehr. Haha!« Die beiden lachten so laut, dass der Innenhof erzitterte.

Oh Gott. Besagtes Künstlercafé war nur ein paar Schritte von unserer Wohnung entfernt. Hatten die mich womöglich schon gesehen? Wenn ich mit Yoda im Park unterwegs war und andere Leute zugetextet hatte? Oder ein paar Jungs auf einer Bank gefragt hatte, ob ich mal an ihrem Joint ziehen dürfte? Ich wurde immer kleiner auf meinem weißen Plastikstuhl.

Aber jetzt drehte sich das Gespräch zum Glück um Philosophiestudentinnen in Flensburg. Aha, an dieser Uni unterrichtete der. War wohl heimlich nach Hamburg, damit keiner etwas von seinem Alkoholproblem mitbekam. »Die Mädels werden immer attraktiver. Die meisten kannst du ohne Probleme flachlegen, weil sie nichts arbeiten, aber gute Noten haben wollen. Der Deal beruht auf Gegenseitigkeit. Ich habe immer die schönsten Freundinnen, haha!« Sagte ein Typ, der bestimmt an die sechzig war. Arschloch.

Jetzt sprach mich plötzlich der unsichtbare Peter an und machte mir Komplimente. »Und du, schöne Frau? Du kommst aber nicht aus Hamburg, oder?« – »Hört man das?«, fragte ich zurück. Freundliches Lachen. »Okay, ich komme aus dem Schwarzwald«, gab ich zu. »Bin aber schon seit fünf Jahren hier in Hamburg.«

Nun klopften wir uns gegenseitig ein paar Informationen ab. Dann mussten wir hoch, zum nächsten Programmpunkt auf dem Stundenplan. Wir fuhren alle zusammen, außer Christoph und dem Professor, im Aufzug. Ein paar andere schräge Figuren fuhren ebenfalls mit nach oben. In fast jedem Stockwerk hielt der Aufzug, und Leute stiegen aus. Zwei dünne, ganz in Schwarz gekleidete Punk-Mädchen mit voll gepiercten Gesichtern im ersten Stock, eine richtig fette Frau im zweiten, ein schlaksiger Typ im dritten. Im fünften waren wir angekommen und stiegen aus.

Es roch schon nach Mittagessen, und ich hatte tierischen Hunger. Ich kam mir vor wie in der Jugendherberge. So ein Entzug war doch lustig. Ich wusste gar nicht, was daran so schlimm sein sollte.

Entspannungstraining

Auf meinem Stundenplan war an diesem Tag eine weitere Pflichtveranstaltung eingetragen, und zwar Entspannungstraining. Der Professor und der Lebenskünstler kamen nicht mit. Sie hatten anscheinend Besseres zu tun.

In einem kleinen Raum saßen wir wieder im Kreis, dieses Mal nur sechs Leute. Frau Bruhnssen, eine der Pflegerinnen, erklärte, was nun passieren werde.

»Beim Entspannungstraining üben wir verschiedene Methoden im Wechsel. Autogenes Training, Progressive Muskelrelaxation nach Jacobson, Meditation oder Akupunktur. Heute beschäftigen wir uns mit Jacobson. Sind Sie einverstanden?« Alle nickten eifrig.

»Dann setzen Sie sich bitte hin und nehmen eine möglichst bequeme und entspannte Haltung ein. Lassen Sie Ihre Füße parallel zueinander auf dem Boden stehen. Bitte nicht die Beine übereinanderschlagen.« Frau Bruhnssen hatte einen sanften, ruhigen Ton angeschlagen. »Legen Sie die Hände auf Ihre Oberschenkel. Schließen Sie die Augen. Stellen Sie sich darauf ein, sich jetzt zu entspannen.«

Entspannen? Ich wusste gar nicht, was das ist.

Pause.

Ich blinzelte kurz. Alle saßen brav auf ihren Stühlen und hatten die Augen geschlossen. Selbst Frau Bruhnssen.

»Ballen Sie jetzt Ihre rechte Hand zur Faust.« Pause. Meine Fingernägel waren zu lang und schnitten in die Handfläche. »Halten Sie die Spannung. Jetzt tief einatmen, die Spannung spüren – und wieder loslassen. Beim Loslassen der Spannung atmen Sie aus. Lassen Sie Hand und Unterarm ganz locker.« Alle atmeten aus, das hörte ich.

»Wenn jetzt Gedanken auftauchen, schieben Sie die Gedanken nicht gewaltsam zur Seite. Lassen Sie Ihre Gedanken sanft vorüberziehen wie Schneeflocken. Vielleicht können Sie, statt den Gedanken zu folgen, sich auf das Entspannen der rechten Hand konzentrieren.«

Als nach einer kurzen Pause die Stimme von Frau Bruhnssen wieder einsetzte, zuckte ich ein wenig zusammen. Doch dann wurde es wieder sehr angenehm: »Wir wiederholen diese Übung nun mit der linken Hand. Ballen Sie die linke Hand zur Faust und achten Sie genau darauf, was Sie spüren, wenn Sie die Hand anspannen. Jetzt tief einatmen – die Spannung spüren – loslassen – und wieder ausatmen.« Danach waren beide Hände und die Unterarme dran. Dann kam die Schulter – erst hochziehen, dann fallen lassen. Dann der Rücken – Schulterblätter nach hinten ziehen und wieder loslassen.

Plötzlich rumpelte es laut. Ich riss erschreckt die Augen auf. Der Typ mir gegenüber war vom Stuhl gefallen. Krampfanfall? Herzinfarkt? Schlaganfall? Wir gerieten in Panik. Aber nein. Er war nur eingeschlafen. Nachdem klar war, dass er sich nichts gebrochen hatte, er sich wieder hingesetzt und alle sich beruhigt hatten, ging es weiter.

»Kommen wir nun zum Gesicht.« Wir mussten unsere Gesichter zu ganz schrecklichen Grimassen verziehen und weitere Körperteile anspannen – Füße, Unterschenkel, Pobacken – und wieder loslassen. Schließlich sollten wir die Augen öffnen. Tatsächlich. Ich fühlte mich entspannt. Entspannt! Wann war ich das letzte Mal so relaxed gewesen? Und das ohne Alkohol? Großartig. Den anderen schien es ebenso zu gehen.

Jetzt mussten wir uns aber schnell umziehen, um vor der Bewegungstherapie eine rauchen zu können. Lissy war bereit, mir noch eine Zigarette auszugeben. Ich würde mir nachher eine Schachtel mitbringen lassen und mich bei ihr revanchieren. Für Patienten in der Sperre gab es einen Einkaufsdienst. Sogar eine Notfallkasse hatten wir, für Leute, die völlig abgebrannt oder im Nachthemd hier aufschlugen und dringend Zigaretten brauchten, sobald sie wieder nüchtern waren.

Softgymnastik

In letzter Sekunde fand ich den Bewegungsraum. Es war eine ganz normale, kleine Turnhalle mit zwei langen Holzbänken an der einen Seite und großen Fenstern an der anderen. Ich zählte acht Personen und eine Dame, offenbar die Lehrerin. Sie war sehr schlank, trug hautenge schwarze Gymnastikklamotten, hatte sehr lange und sehr rote Haare, zum Pferdeschwanz gebunden, und war schätzungsweise neunzig Jahre alt. Jedenfalls im Gesicht.

»Herzlich willkommen bei der Softgymnastik! Ich bin Frau Glatzeder. Bitte holen Sie sich alle eine Matte.«

Von den anderen Patient*innen kannte ich niemand. Wir verteilten uns im Raum. Als jeder auf seiner Matte saß, erklärte uns Frau Glatzeder, was Softgymnastik zu bedeuten hatte. »Wir machen hier keinen schweißtreibenden Sport, sondern fangen mit ganz einfachen Übungen an. Keiner soll sich überanstrengen. Finden Sie selbst heraus, was Sie sich zutrauen können. Wer hier bei mir ankommt, hat oft sehr lange keinen Sport gemacht.«

Wie recht sie hatte. Sport? Ich konnte mich nicht dran erinnern, wann ich das letzte Mal Sport gemacht hätte. In der Schule vielleicht. Einer meiner Lieblingssprüche lautete: »Sport ist Mord.« Okay, bei zwei, drei meiner zahlreichen Versuche, mit dem Rauchen aufzuhören, hatte ich auch mit dem Laufen angefangen, doch nach wenigen Wochen hatte ich wegen Kniebeschwerden und Schmerzen im Sprunggelenk wieder damit aufgehört.

Jetzt sollten wir uns auf den Rücken legen und erst mal ankommen. Tief atmen. Dann sollten wir die Beine hochnehmen, die Knie anwinkeln und in der Luft mit den Beinen Rad fahren. Neben mir lag eine ältere Frau und ächzte bei jeder Bewegung. Ich muss zugeben, dass es auch bei mir im Bauch und in den Oberschenkeln nach ein paar Runden ganz schön zog.

So ging das eine ganze Weile. Versuchen, die Bauchmuskeln anzuspannen. Auf den Bauch legen. Vierfüßlerstand. Rechten Arm und linkes Bein ausstrecken. Konnte es sein, dass mir das Spaß machte? Die Übungen waren ja kinderleicht. Trotzdem schafften manche der Patient*innen keine einzige. Später erfuhr ich, dass hier auch Leute von der Inneren und der Onkologie mitmachten, die zum Teil sehr schwere körperliche Erkrankungen hatten und sich ganz langsam wieder an Bewegung gewöhnen mussten. Aber für mich war das nichts. Frau Dings, ihren Namen hatte ich bereits wieder vergessen, empfahl mir, gleich zur Bewegungstherapie zu gehen. Aber vorher gab es Mittagessen.

Bewegungstherapie

Wieder in die kleine Turnhalle. Auf den Bänken standen jetzt Wasserflaschen, daneben lagen Handtücher. Ungefähr zwölf Personen hatten sich bereits im Kreis aufgestellt, ich quetschte mich schnell dazwischen.

Wieder begrüßte uns die sportliche Rothaarige. »Herzlich willkommen, ich bin Frau Glatzeder und begrüße Sie zur Bewegungstherapie. Da heute vier Neue dabei sind, beginnen wir etwas langsamer als sonst. Bitte übertreiben Sie nicht gleich beim ersten Mal, setzen Sie sich gerne hin, wenn Sie aus der Puste kommen, und trinken Sie einen Schluck. Los geht's.«

Aus der Puste kommen? Hier bei diesem Rentnerverein? Lächerlich. Frau Nicht-Glatze ging zu einem Gettoblaster am Fensterbrett und schaltete Musik ein. Eine Mischung aus Techno und Rockmusik. Wir fingen an, zum Rhythmus im Kreis zu gehen. Mit lauter Stimme gab Frau Nicht-Glatze Kommandos, was wir zu tun hatten.

»Rechts zwei drei vier, links zwei drei vier … Arme kreisen, Wechselschritt und stehen bleiben, auf der Stelle marschieren, marschieren und stopp, Bein nach rechts, Bein nach links, rechtes Bein nach vorne, linkes Bein nach vorne, rechter Arm hoch, linker Arm runter, Arme gerade nach vorne, Arme gerade zur Seite, mit den Armen flattern, flattern, flattern …«

Bereits nach ein paar Minuten lief mir der Schweiß von der Stirn, und ich hatte wahnsinnigen Durst. Meine Extremitäten waren völlig unkoordiniert. Bestimmt leuchtete meine Birne knallrot. Das war beim Joggen auch immer so gewesen. Früher. Natürlich hatte ich weder Wasser noch ein Handtuch dabei, wer hätte denn so etwas ahnen können? Seltsamerweise machte es auch noch Spaß. Wir hüpften durch die Gegend und lachten hysterisch, wenn wir links und rechts verwechselten.

Zwischendurch rannte ich schnell auf die Toilette und trank ungefähr zehn Liter Wasser aus dem Hahn. Das Programm dauerte eine Stunde, danach war ich fix und fertig. Aber glücklich. Das Leben konnte so einfach sein.

Ich musste schnell duschen, um rechtzeitig zur Ergotherapie fertig zu sein.

Ergotherapie

Lissy und ich hatten uns ein bisschen angefreundet, und das nicht nur wegen der fünf Zigaretten, die ich schon von ihr bekommen hatte. Am Nachmittag brachte mir der Philosophieprofessor endlich eine Packung mit. Lissy und ich gingen gemeinsam zu dem Gebäude, in dem die Ergotherapie stattfand.

Unsere Lehrerin, Frau Osenbrügge, schickte die Profis zu ihren Arbeiten, mit denen sie schon angefangen hatten. Dann wandte sie sich uns Neuen zu.

»Hat jemand von Ihnen schon einmal Ergotherapie gemacht?«

Lizzy nickte, ich schüttelte den Kopf.

»Bei der Ergotherapie geht es darum, die Selbstständigkeit von Menschen nach einer schweren Erkrankung zu erhalten, wiederherzustellen oder zu verbessern. Damit wird auch die psychische Stabilität gestärkt. Sprich: Ergotherapie ist gut für das Selbstwertgefühl. Hier in unseren Räumen können Sie aus verschiedenen Materialien mit Ihren Händen etwas herstellen. Zum Beispiel Körbe flechten aus Weidenzweigen, Seidentücher bemalen oder ein Glasmosaik entwerfen und fertigen. Es gibt hier verschiedene kreative Techniken. Sie können mit Holz, Ton oder Farben arbeiten. Hat jemand von Ihnen ein Hobby, das in diese Richtung geht? Malen oder töpfern?«

Wir sahen uns mit großen Augen an. Hobby? Ja, das Trinken war mein Hobby, dachte ich. Wir schüttelten beide die Köpfe. »Dann schauen Sie sich doch am besten mal in Ruhe um, was Ihnen gefallen könnte. Nehmen Sie sich Zeit.«

Stühle rücken, aufstehen, rumlaufen.

Es war ein bisschen wie früher, vor Weihnachten, im Spielwarengeschäft in der Stadt. Nur, dass ich dieses Mal alles haben durfte. Theoretisch. Direkt im Nebenraum lagerten die unterschiedlichsten Weidenzweige, nach Länge und Stärke geordnet. Am Tisch saß Roland und flocht an einem halb fertigen Korb. Er war völlig in seine Tätigkeit vertieft, merkte überhaupt nicht, dass ich hier herumstöberte.

Ich suchte die Mosaiksteine. »Da müssen Sie zurück in unseren ersten Raum!«, sagte unsere Lehrerin. Dort angekommen, fand ich schließlich die Ecke, in der die bunten Glassteine lagen – ein kleines Paradies! In zylinderförmigen, durchsichtigen Plastikbehältern gab es jede Menge verschiedene Varianten. Runde, eckige, ovale, unregelmäßig zerbrochene Scherben und Steine, und das in allen Farben: leuchtendes Orange, Blau, Grün, Türkis … ich konnte mich gar nicht entscheiden. Wie in der dritten Klasse rannte ich begeistert zu meiner Lehrerin und sagte: »Ich habe mich entschieden, Frau, äh, ein Mosaik soll es sein. Ein Spiegel, wenn es geht.«

»Schön, dann kommen Sie mal mit.« Wir gingen den ganzen Flur entlang zu einem Raum, der ein Lager zu sein schien. In der hintersten Ecke, ganz unten im Regal, zeigte Frau Osenbrügge mir verschiedene, in Folie verpackte Spiegel, die wie Bilderrahmen auf dem Boden standen. Daneben gab es Rahmen in allen Formen – rechteckig, quadratisch, rund, oval, groß und klein. Den Spiegel musste man zum Schluss hineinkleben. Ich entschied mich für einen runden Rahmen und einen kleineren runden Spiegel. Das schien mir zu bewältigen zu sein. »Denken Sie, ich schaffe das?« Frau Lehrerin nickte mir aufmunternd zu. »Na klar. Außerdem kann ich Ihnen ja helfen.« Wir gingen zurück in den Glassteinchenraum.

Jetzt kam die schwierigste Aufgabe. Ich musste mich entscheiden, welche Farben ich nahm. »Lassen Sie sich Zeit«, sagte Frau

Lehrerin. »Sie können heute die ganze Zeit mit der Planung verbringen, sodass Sie beim nächsten Mal gleich anfangen können.«

Ich durfte alle Steine, die ich in Erwägung zog, an den großen Tisch holen. Lissy hatte sich auch für ein Mosaik entschieden. Sie nahm einen quadratischen Rahmen mit breitem Rand. Wir fühlten uns wie Klassenkameradinnen im Kunstunterricht.

Wir schütteten einen Glassteinchenbehälter nach dem anderen auf den Tisch und versuchten, erste Muster zu legen. Das musste man sich in der Tat gut überlegen. Es waren nicht von allen Steinchen gleich viele da. Deshalb musste man auch ein bisschen rechnen und schätzen, ob die ausgewählten Steinchen reichten. Mehrfach entschied ich mich wieder um, weil zum Schluss doch alles nicht passte.

Plötzlich war die Zeit vorbei. Was, schon anderthalb Stunden rum? Das konnte nicht sein, war aber tatsächlich so. Wir sollten zusammenpacken, ein Namensschild auf unser Projekt kleben und es ins Regal am Ende des Flures stellen. Och, schade. Ich hätte gerne noch weitergemacht, aber es war jetzt sechzehn Uhr, und wir mussten zurück ins Hauptgebäude.

Wer lange viel getrunken hat, weiß oft gar nicht mehr, wie es ist, sich mit etwas zu beschäftigen, das ihm richtig Spaß macht. Ob das nun Körbe flechten, an Speckstein herumfeilen, töpfern oder eben Mosaike kleben ist. Auch wenn später Stricken oder Fotografieren daraus wird: Hier in der Ergotherapie konnte man wieder lernen, kreativ zu sein. Viele sagen abfällig »Basteln« dazu. Aber das finde ich nicht in Ordnung, denn es ist viel mehr. Nämlich die Entdeckung, dass man selbst auch noch was anderes kann als Fusel in ein Glas schenken und dieses austrinken.

Als ich in mein Zimmer kam und mein Bett sah, wurde ich so müde, dass ich mich direkt hinlegte. Nach einer Weile berührte mich jemand sanft an der Schulter. Ich schreckte auf, aber es war nur Heide, meine Zimmernachbarin.

»Andrea, es ist halb sechs. Wir müssen zum Blutdruckmessen. Und dann zum Essen.« Oh, da hatte ich wohl eine Weile geschlafen. Ich war immer noch müde, hatte aber beste Laune. Das mit der Müdigkeit hielt übrigens noch ein paar Jahre an.

Beim Blutdruckmessen fühlte ich mich wie zu Hause. Ich war erst den zweiten Tag hier, und trotzdem war alles schon so vertraut, als wäre ich Stammgast in diesem Haus. Das war ebenso erschreckend wie befreiend. Ich musste nur meinen Stundenplan einhalten. Um den Rest kümmerten sich andere. Sie sorgten rührend für mich und die anderen Krücken, die hier aufschlugen und versuchen wollten, wieder gesund zu werden.

Denn wenn wir eines schon gelernt hatten, dann dies: Für unsere Krankheit gibt es keine Heilung. Alkoholabhängigkeit kann, wie jede andere Suchterkrankung auch, niemals geheilt, sondern nur gestoppt werden, und zwar nur durch ein einziges Mittel, nämlich konsequente Abstinenz. Nichts anderes hilft. Das war die schlechte Nachricht. Die gute war: Wenn du dich an diese Regel hältst, kannst du von Stund an ein wunderbares, knochentrockenes Leben führen. Aber noch glaubte hier beim Blutdruckmeeting keiner so richtig daran, dass es ohne Alkohol jemals wieder Spaß im Leben geben konnte. Dabei hatten wir doch schon welchen: Wir kicherten, lachten und glucksten wie im Kindergarten, wenn einer »Scheiße« gesagt hatte. Säufer-Storys machten die Runde, ich bekam allerdings nur die Hälfte davon mit, weil ich im Glaskasten saß. Ich sah nur aufgerissene Mäuler mit Plomben in den Backenzähnen, Hände auf Oberschenkel klopfen und kleine Äuglein hinter Lachfalten und roten Backen versinken.

Mein Blutdruck war in Ordnung, und auch der Rest meines Zustandes schien Frau Löhrmann, die dieses Mal meinen Blutdruck kontrollierte, zu gefallen. Ich fragte sofort nach den schönen Schlaftabletten, aber sie winkte ab. »Ihnen geht es dafür schon zu gut, Frau Noack!«

Das Abendessen war ein Jammer. Also schmerzfrei zwei labberige Scheiben Graubrot mit dick Butter und Gummikäse reingestopft und mit einem Pfefferminztee runtergespült. Ich musste unbedingt Marie bitten, mir meinen eigenen Tee mitzubringen, Melisse oder Brennnessel, das war ja schrecklich hier. Zum Glück hatte der Professor mir ja während meines Tiefschlafs eine Packung P&S vorbeigebracht. Ich winkte Lissy zu, wir gingen runter zum Rauchen. Auf die nächsten fünf Zigaretten war sie eingeladen.

Lissys Geschichte

Lissy und ich fanden einen Tisch mit zwei freien Stühlen. Nachdem wir uns die Zigaretten angezündet hatten, konnte ich meine Neugier nicht mehr bremsen. »Und du bist schon zum fünften Mal hier?«, fragte ich sie.

»Nicht zum fünften Mal hier, sondern zum fünften Mal bei einem Entzug. Ich war auch schon in Rissen und in Ochsenzoll. Aber ich glaube, hier ist es am besten«, sagte sie und nahm dann einen tiefen Zug von ihrer Zigarette. »Ich weiß gar nicht, ob ich mit dem Trinken aufhören will. Wie willst du es als Barfrau in einem Nachtclub schaffen, nichts mehr zu trinken?«

»Hm, ein anderer Job, vielleicht?«

»Da mache ich mir keine Illusionen«, sprach Lissy weiter. »Ich finde nichts anderes, und zwar deshalb, weil ich nichts anderes kann.«

»Darf ich dich fragen, wie alt du bist? Das hast du heute in der Gruppentherapie gar nicht erwähnt.«

»Echt nicht? Sechsundzwanzig. Hab ich vergessen.«

Den Schock musste ich erst mal verdauen. Mit sechsundzwanzig schon fünf Entzüge hinter sich.

Schnell antwortete ich: »Aber da hast du doch noch alle Möglichkeiten.« Was ich allerdings nicht mal selbst glaubte, so abgerockt, wie Lissy aussah. Aber ich mochte sie. Sie war ein sehr sympathisches Mädchen, fand ich. Hatte gleichzeitig etwas Verletzliches und Verletztes an sich. Sie erinnerte mich an ein verwundetes Reh. Plötzlich fiel mir ein, dass meine Großmutter mich immer »Rehle« genannt hatte. Der Gedanke brachte mich fast zum Weinen, aber Lissy sprach inzwischen weiter: »Das sagen die Therapeuten auch. Aber ich glaube nicht dran. Ich hab nicht mal eine Ausbildung, nur mittlere Reife. Das Einzige, was ich wirklich gut kann, ist, Typen zum Vögeln abschleppen und mir dann das Geschwalle anhören.«

Gott, wie deprimierend. Da hatte ich ja noch mal Glück gehabt. Ich hatte wenigstens eine Familie, einen schwarzen Mops, eine schicke Altbauwohnung, einen Mercedes, wenn auch Baujahr 1994, eine Kreditkarte und einen ganz guten Job. Lissy tat mir leid, und schon war ich wieder kurz davor loszuheulen.

»Sag mal«, fragte ich sie, »wenn du dich schon damit auskennst: Ist man immer so empfindlich im Entzug?«

Lissy lächelte, dabei zeigte sie eine perfekte Zahnleiste. »Das kenne ich. Ist am Anfang immer so. Wenn der Alkoholpanzer schmilzt.«

Im weiteren Verlauf des Gesprächs gestand sie mir, dass sie in Wahrheit Prostituierte sei. Eine Edelnutte zwar bei einem Escortservice, aber Nutte bleibe Nutte. Deshalb könne sie erst recht nicht auf Alkohol verzichten. Aber einmal im Jahr eine kleine Ausnüchterung, das könne schließlich nicht schaden. Außerdem stehe das vonseiten der Krankenkasse nun mal jedem Alkoholabhängigen zu.

Nach und nach stellte sich folgende Geschichte heraus: Bei einem Klassenfest in der zwölften Klasse war Lissy von einem Mitschüler auf der Schultoilette vergewaltigt worden. Sie hatte zwar Anzeige erstattet, doch der Typ sagte aus, der Sex sei einvernehmlich gewesen, und blieb konsequent bei dieser Aussage. Weil er ein reicher Pinkel war, wurde er von den Anwälten seines Vaters rausgepaukt. Ganz schlimme Sache. Daraufhin schmiss Lissy die Schule und zog nach Hamburg in eine Wohngemeinschaft. Das schmuddelige Leben dort ging ihr aber so auf den Wecker, dass sie auf die Idee mit dem Escortservice kam. Und davon lebt sie seither ganz blendend. Nur innerlich geht es ihr halt nicht so gut. Deshalb das Koks und der Alkohol.

»Danke, dass du so offen zu mir bist«, sagte ich gerührt. Das arme Ding. Wie könnte ich ihr nur helfen?

»Ach, das ist in der Entgiftung immer so. Wirst du noch merken«, antwortete sie, zeigte mir wieder ihre Zahnleiste und zündete sich noch eine Zigarette an.

»Und bei dir so?«, fragte sie dann und pustete eine große Rauchwolke aus.

Ich fingerte mir auch noch eine Zigarette aus der Packung und wollte gerade mein Sprüchlein aufsagen, da kam Christoph Lebenskünstler dahergeschlendert und fragte, ob er sich dazusetzen dürfe. Klar, durfte er. Christoph sah wirklich unverschämt gut aus, ich fragte mich, warum er nicht Schauspieler oder Model geworden war. Eins neunzig groß, dichtes, dunkles, längeres Haar mit nur leicht angegrauten Schläfen, blaue Terence-Hill-Augen, braun gebrannt und ständig dieses spöttische Grinsen im Gesicht. Eine gute Figur hatte er darüber hinaus, und seine Klamotten waren halbwegs tragbar, was hier in diesen Hallen keine Selbstverständlichkeit war. Viele kamen völlig abgerissen hier an. Aus diesem Grund gab es eine Kleiderkammer, die fleißig in Anspruch genommen wurde.

Christophs Geschichte

Christoph drehte sich eine Zigarette. Hände gut gepflegt. Nebenher startete er lässig seinen Vortrag. Nach einer Woche sei er endlich aus der Sperre und wieder auf dem Damm. Am nächsten Tag müsse er zum Jobcenter und danach eine Wohnung anschauen. Es stellte sich heraus, dass die Sozialarbeiterin, Frau Larsson, den Vermieter kannte und immer Leute zu ihm schickte, die entweder bereits obdachlos waren oder Gefahr liefen, es zu werden. Lebenskünstler-Christoph war bei seiner Freundin rausgeflogen. Warum, sagte er nicht. Seine Art zu sprechen ließ auf eine überdurchschnittliche Intelligenz und Bildung schließen.

»Was machst du noch mal beruflich?«, fragte ich ihn.

»Alles«, antwortete er. »Und nichts.«

Aha.

»Aber in meinem früheren Leben war ich Fotograf«, fügte er dann hinzu. »Bei Gruner. Stern, Geo und so'n Scheiß.«

»Na, das sind ja wohl nicht die schlechtesten Adressen«, sagte ich voller Respekt und auch ein bisschen Neid. Unsereins war froh, wenn irgendeine beschissene Anzeige überhaupt mal im Stern erschien.

»Ja, aber der Job macht dich kaputt.« Christoph fing an zu erzählen, in welchen Kriegsgebieten er überall gewesen sei und Fotos geschossen habe. Ich nahm mir vor, zu Hause seinen Namen zu googeln. »Zum Glück habe ich damals eine super Krankenversicherung abgeschlossen. Für jeden Tag, den ich im Krankenhaus verbringe und keine Privatleistungen in Anspruch nehme, bekomme ich neunzig Euro. Sprich: einundzwanzig Tage mal neunzig, macht tausendachthundertneunzig Euro. Davon kann man ganz gut leben. Ich bin recht bescheiden, das reicht mir eine Weile.«

Mir fiel die Kinnlade herunter. Lissy schien nicht überrascht und lachte herzlich darüber: »Gute Idee, darauf wäre ich gar nicht gekommen!«

Christoph erläuterte weiter, dass dies sein sechsundvierzigster Entzug sei und sein vierter in diesem Jahr. Die ersten drei habe er in Schleswig-Holstein, Meck-Pomm und Niedersachsen gemacht, da er von den Hamburger Krankenhäusern noch nicht wieder aufgenommen worden wäre. Bis jetzt, denn mittlerweile sei sein letzter Entzug in Hamburg über ein Jahr her, und die Versicherung komme da nicht raus. Alter Vertrag, nichts zu machen.

Bei mir regte sich Widerwillen gegen den Typen. Ich komme aus einem ordentlichen schwäbischen Haushalt. Da wurde nicht getrickst und geschummelt, sondern alles auf Heller und Pfennig sauber angegeben und versteuert. Es gab eine ganz klare Linie, heute spricht man ja gern von einer roten Linie, die nicht überschritten werden dürfe, denn sonst wäre das »nicht richtig« gewesen, sprich illegal. In diesem Fall ging es nicht auf Kosten der Steuerzahler, sondern der Solidargemeinschaft einer Versicherung. Ich gehöre gewiss nicht zu denen, die Versicherungen großes Wohlwollen entgegenbringen, aber das war selbst mir zu viel.

»Ist das nicht Betrug?«, fragte ich.

»Ja und? Es trifft doch keine Armen«, und damit war die Sache für Schmarotzer-Chris erledigt. Ich überlegte, ob ich eine Diskussion anzetteln sollte. Aber mir schwirrte ohnehin schon der Kopf, ich konnte mich nicht erinnern, wann ich zum letzten Mal so viel Gelaber gehört hatte an einem einzigen Tag. Vermutlich auf einem Workshop, und dann auch noch auf Englisch, was dazu führte, dass man sich am Abend vorkam wie ein benutzter Scheuerlappen, der den ganzen Tag durch die dreckige Brühe gezogen worden war. Genauso fühlte ich mich jetzt.

Blick auf die Uhr. Was, erst halb acht? Ein wunderbarer Sommerabend, das Licht wurde langsam milder, das Blau des Himmels satter und das Hin- und Hergesumme von Mensch und Maschine weniger. Okay, noch eine Zigarette, dann würde ich nach oben gehen. Ich hörte noch eine Weile zu, was Lissy und Christoph sich erzählten. Belangloses Zeug. Aber die Luft fing ganz leise an zu flimmern zwischen den beiden, das war klar. Natürlich war sie zu jung für ihn, aber Männern macht das ja nichts aus. Selbst siebzigjährige Geschäftsführer von Kreativagenturen holen sich gern eine achtzehnjährige Blondine ins Haus. Vielleicht sah Lissy ihn auch als Freier, keine Ahnung. Und vielleicht ist das bei den achtzehnjährigen Blondinen auch so. Sex für Geld, so einfach ist das.

Am Nebentisch saßen zwei ganz junge, schrecklich dünne Mädchen und rauchten. Sie sprachen sehr ernst miteinander, Figuren und Gesichter der beiden passten überhaupt nicht zusammen. Die Figürchen sahen aus wie bei Zwölfjährigen, die Gesichter wie bei Sechzigjährigen.

Einen Tisch weiter qualmten ein paar junge Männer um die Wette. Direkt daneben ein Tisch, an dem eine extrem übergewichtige Frau mit speckigen langen Haaren ganz alleine saß, rauchte und in die Luft guckte. Gott, wo war ich nur gelandet?

Geselliges Zusammensein

Gerade als ich aufstehen wollte, kam eine neue Truppe in den Innenhof geschlendert. Ich sah den Anwalt, den Soldaten und die Hausfrau auf unseren Tisch zukommen.

Können wir? Klar. Stühle rücken, in Taschen nesteln, Zigaretten drehen. Das musste ich mir ansehen. In kürzester Zeit entstand ein angeregter Small Talk, besser als bei jeder Vernissage.

»Das Pflegepersonal ist wirklich supernett hier.«

»Wer ist denn deine Bezugsperson?«

»Mir haben sie schon kein Oxazepam mehr gegeben.«

»Was? Ich kriege noch fünfzig Milligramm.«

»Boah, wie geil! Wie viel hast denn du gesoffen, Mann?«

»Also das Mittagessen ist echt in Ordnung.«

»Haltet ihr euch an das Kaffeeverbot?«

»Quatsch. Ich trinke so viel Kaffee, wie ich will.«

»Nur die Toiletten sind nicht ganz die modernsten.«

»Ja, igitt, nicht mal ein Damenklo.«

»Ich lass mir doch hier nichts verbieten.«

»Mit wem bist du auf dem Zimmer?«

»Ich habe mitten in der Nacht einen neuen Nachbarn gekriegt. Der stinkt wie ein Dixi-Klo.«

Hier drin herrschte eine völlig andere Hierarchie als draußen. Nämlich gar keine. Wir waren alle gleich. Es zählte nicht, ob du Angestellter bist oder Unternehmer, Professor oder Arbeiter, Kreativer oder Kassenhengst, Obdachloser oder Immobilienhai. Das Einzige, worauf es hier ankam, war, ob du es schaffst, die Finger vom Alkohol zu lassen, wenn du wieder rauskommst. Hoffentlich. Vielleicht. Eventuell. Oder auch nicht.

Ich hatte mehr und mehr das Gefühl, im Schullandheim zu sein und mit meinen Klassenkameraden Streiche auszuhecken. Wir lachten und scherzten. Diese Hochstimmung im nüchternen Zustand nennt sich angeblich »Trockenrausch«.

Jeder von uns hatte zig Situationen erlebt, in denen es ihm genauso ging wie den anderen. Filmrisse. Leute zusammengestaucht.

Briefe nicht beantwortet. Mit Fahne zur Arbeit erschienen. Führerschein abgegeben. Mehr getrunken, als man wollte. Überhaupt getrunken, obwohl man gar nicht wollte. Sich nach einem Streit nicht mehr erinnert, ob man den anderen beleidigt hat. Sich bei einem Sturz eine Platzwunde geholt. Oder die Zahnleiste eingeschlagen. Geld verloren. Schlüssel verloren. Fahrrad nicht wiedergefunden. Auto erst wiedergefunden, als der Strafzettel kam. Oder, wovon Frauen naturgemäß Abstand nehmen, im Puff die Kreditkarte gezückt und bei der nächsten Abrechnung entsetzt festgestellt, dass das Konto nicht nur leer, sondern krachend überzogen war.

Plötzlich war es fast zehn Uhr. Schnell nach oben, ein letztes Mal Blutdruckmessen für heute. Wir setzten uns in Bewegung, als wären wir die besten Freunde oder zumindest eine Schulklasse, die sich gemeinsam gegen ihre Lehrer verschworen hat. Selbst Schummel-Chris war mir wieder sympathisch geworden. Ich fand übrigens nie auch nur eine einzige Zeile über ihn im Internet. Von wegen Gruner, Stern und Geo.

Gespräch mit der Psychologin

Am nächsten Tag hatte ich das Aufnahmegespräch mit meiner Psychologin Martina Ladenhaus. Ihre Art war ebenso herzlich, wie ihre Klamotten unauffällig waren. Sie wollte wissen, wie ich lebte und was ich beruflich machte. Es war immer wichtig zu wissen, ob man eine Tagesstruktur hatte und nicht alleine lebte oder ob man direkt in ein Loch, eine schmutzige Bude oder gar auf die Straße fiele, wenn man hier rauskäme. Sie war beruhigt, als sie hörte, dass ich Mann, Kind und Hund hatte und berufstätig war. Dann wollte sie wissen, wie ich gemerkt hätte, dass ich meinen Alkoholkonsum nicht mehr im Griff gehabt hätte. Ich sagte das Gleiche wie bei Doktor Noack, der mich aufgenommen hatte.

Doch dann fiel mir noch etwas anderes ein.

»Mein altes PowerBook war kaputt, und ich musste mir ein neues kaufen. Ich musste alle Fotos einzeln von der alten Festplatte auf das neue Gerät übertragen. Es gab Fotos von Kindergeburtstagen und von Partys. Urlaub und Familienfeiern, zu Hause oder auf Festivals, bei uns oder bei Freunden. Eigentlich meistens bei uns, in der Küche. Auf manchen Fotos waren wir vollkommen stoned, der Küchentisch lag voller Drogen und abgeschnittener Strohhalme, zum Ziehen, verstehen Sie? Aber seit zwei, drei Jahren änderte sich etwas bei den Fotos. Ich scrollte immer wieder rauf und runter, um herauszufinden, was das war. Mit unseren Freunden auf Ibiza. Mein Sturz auf der Treppe. Mit Marie und Thomas im Grüneburgpark. Mein fünfundvierzigster Geburtstag. Silvester bei Henry und Susanne. Auf einem Foto hatte ich zwei Plastiktüten um die Füße gebunden, weil es regnete, in der einen Hand trug ich eine Sektflasche und in der anderen ein Sektglas. Auf einem anderen Foto trug ich eine blonde Perücke …«

»Frau Noack?«

»Plötzlich, auf einmal, sah ich, was an diesen neueren Bildern komisch war.«

Pause.

»Ja und?«

Pause.

»Ich war auf jedem, auf wirklich jedem Bild betrunken.«

Pause.

Obwohl ich exakt aus diesem Grund hier saß, schämte ich mich. Frau Ladenhaus sah mich nur an. Ich schämte mich noch mehr. Sie hielt durch. Sagte lange nichts. Aber irgendwann, ganz vorsichtig: »Frau Noack, ist das unangenehm für Sie?« – »Ja, furchtbar.«

Sie ließ mir noch mehr Zeit, mich furchtbar zu fühlen. Dann sagte sie: »Es ist aber auch ein gutes Stück Selbsterkenntnis. Es war der Anfang Ihrer Einsicht, dass Sie ein Alkoholproblem haben. Sie können stolz auf sich sein.«

So hatte ich das noch nicht gesehen. Echt jetzt?

»Die gute Nachricht ist«, fuhr Frau Ladenhaus fort, »wenn Sie an diesem Punkt angelangt sind, können wir Ihnen helfen. Man nennt es Krankheitseinsicht. Ohne diese Krankheitseinsicht funktioniert keine Therapie. Wir haben hier noch mehrere Gespräche, um herauszufinden, was für Sie wichtig ist, um abstinent bleiben zu können. Und auf der Station lernen Sie, besser für sich selbst zu sorgen. Jedenfalls besser als bisher.«

Für mich selbst sorgen, haha. Das machte ich doch schon seit über dreißig Jahren! Aber in diesem Moment wurde mir bewusst: Ich war von früh bis spät damit beschäftigt, für andere zu sorgen. Und Kunden zu bedienen. Frau Noack, können Sie dies noch, Frau Noack, können Sie das noch. Natürlich. Gern.

Die Zeit war um.

Beschwingt verabschiedete ich mich und ging direkt zum Aufzug, um unten im Innenhof eine zu rauchen.

Im Innenhof

Im Innenhof herrschte schon großes Hallo. Es war wieder ein strahlend blauer Augustnachmittag, alle Tische waren besetzt. Hinten in der Ecke sah ich Lissy winken. »Komm hier rüber, bring dir einen Stuhl mit!« Sie deutete auf einen Tisch direkt neben mir. Ich schnappte mir den einzigen freien Plastikstuhl und hob ihn über meinen Kopf, damit ich ihn über die Leute hinweg an Lissys Tisch tragen konnte.

Lissy und der Anwalt rückten auseinander, damit ich Platz hatte. Sie schienen sich zu freuen, dass ich da war. Ein angenehmes Gefühl, das ich gar nicht mehr kannte.

»Na, wie war dein Gespräch?«, fragte mich Lissy.

»Gut! Frau Ladenhaus ist sehr nett. Sehr herzlich. Und verständnisvoll.«

»Das kann ich bestätigen.« Matthias, der Anwalt, lächelte vielsagend. »Eine sehr einfühlsame Frau. Ist dieses Mal auch meine Bezugsperson.«

»Ich wollte euch nicht unterbrechen«, sagte ich und zündete mir eine Zigarette an.

»Kein Problem. Ich fasse für dich noch mal zusammen«, lächelte Matthias weiter. Dann erzählte er seine Story in Kurzversion. Kein Psychoterror, sondern Kulturterror in der Kindheit. Was praktisch dasselbe sei. Hieß, nicht spielen, sondern in Museen gehen, Kirchen anschauen, Klassiker vorgelesen bekommen.

»Das hätte ich bei meiner Tochter auch gern gemacht, die Odyssee, Sagen des Altertums … sie hatte aber keine Lust darauf. Wollte immer ihre Pixi-Bücher über die Müllabfuhr, die Bücherei, das Gartencenter …«

»Welches Kind hat schon Lust darauf? Aber ich hatte keine Wahl. Meine Schwester auch nicht. Vater Historiker, Mutter Germanistin. Beide Hochschulprofessoren. Für die gab es nichts anderes. Dafür sind wir Kinder emotional total unterernährt.«

Interessanter Ausdruck.

»Über sexuellen Missbrauch müssen wir uns keine Gedanken machen, wir wurden gar nicht angefasst.«

Oha.

»Meine Schwester hat deshalb eine Essstörung, Adipositas im Endstadium. Ich bin alkoholabhängig. Und sexsüchtig!«

Dazu grinste er offenherzig. »Nein, Scherz«, fuhr er fort, »ich bin nur depressiv.«

Ich erfuhr ferner, dass er nur wegen des Kulturterrors Rechtsanwalt geworden sei. Alles, nur keine Kultur. Stattdessen Strafverteidiger, oft Pflichtverteidiger. In einer Kanzlei mit anderen zusammen. Aber wegen seiner Depressionen habe er den Job nicht mehr ausüben können. Und jetzt sei er hier. Zum dritten Mal. Aber er wisse nicht, ob er das schaffe.

Für mich war völlig klar, dass ich nie wieder trinken würde. Komme, was da wolle. Deshalb verstand ich eine solche Haltung nicht.

»Warum bist du dann hier? Da könntest du doch gleich weitertrinken.« Matthias war ein sehr sympathischer Kerl. Aber ähnlich wie Lissy. So langsam dämmerte mir, was mit dem Ausdruck »Drehtürpatienten« gemeint war.

»Ich musste wegen der Depressionen herkommen. Suizidgefahr. Zuerst Geschlossene. Nach einer Woche haben sie mich auf die SP 5 verlegt.«

»Ach Gott, du Armer. So schlimm sind die Depressionen?«

»Jetzt geht es mir schon wieder viel besser. Bei so netter Gesellschaft ...«

Auf der anderen Seite des Tisches wurde gelacht und geprustet. Ich versuchte, den Faden des Gespräches aufzunehmen, fand ihn aber nicht. Ich schaute auf meinen Stundenplan – den Schnellhefter hatte ich immer dabei. Zum Glück hatte ich gleich einen Termin, genauso wie die anderen. »Einrichtungen stellen sich vor« stand für sechzehn Uhr auf dem Programm.

»Was ist damit gemeint?«, fragte ich Lissy.

»Das sind Kliniken, bei denen du noch weitere Therapien machen kannst.«

»Ach so, das brauche ich ja nicht.«

»Ist aber für uns alle Pflichtprogramm«, sagte Lissy und drückte ihre Zigarette aus. Sehr pflichtbewusst für eine Drehtürpatientin.

»Los, gehen wir!«

Therapiewerbung

Wir machten uns auf den Weg. Plötzlich standen auch alle anderen auf und wollten in die gleiche Richtung. Der Aufzug war jedenfalls voll. Hier ein Schnack, dort ein Spruch. Ich konnte mir gar nicht alles merken, was hier den lieben langen Tag so gequasselt wurde.

Die nächste Veranstaltung war praktisch eine Verkaufsmesse für verschiedene Einrichtungen der Suchttherapie. Im Speiseraum, der auch als Aufenthaltsraum genutzt wurde, hatten sie verschiedene Stände aufgebaut und für das Publikum die Stühle in Reihen aufgestellt.

Ein Vertreter nach dem anderen kam nach vorne, um die jeweilige Klinik kurz vorzustellen. Seltsamerweise alles Männer. Arbeiteten in der Suchttherapie keine Frauen? Je nach Schwere der Abhängigkeit konnte man für sechs Wochen in eine Tagesklinik gehen oder für vier Monate in eine Langzeittherapie an den unterschiedlichsten Orten, auch außerhalb von Hamburg. Vier Monate? Waren die nicht ganz dicht? Wer konnte sich denn das erlauben, bitte schön. Mussten die alle nicht arbeiten?

Dann gab es noch Vorsorge, Nachsorge und Adaption. Ich verstand nur Bahnhof und hatte nach fast zwei Stunden das dringende Bedürfnis nach einer Zigarette, den anderen schien es ebenso zu gehen. Aber die mussten hier ohnehin bald Schluss machen, in einer halben Stunde gab es Abendessen.

Meine Therapeutin

Schon am nächsten Tag hatte ich mein zweites Einzelgespräch mit Frau Ladenhaus. Sie trug wieder sehr zurückhaltende Kleidung, schaute mich freundlich an und fragte so dies und das. Ich gab ihr einen kurzen Überblick über mein Leben und meinen Alkoholkonsum. Wir führten ein reizendes Gespräch, so ähnlich wie Doktor Gonzenheim und ich. Ich sagte meine Sprüchlein auf und brachte sie zum Lächeln oder gar zum Lachen. Voller Erfolg.

Plötzlich fragte sie mich: »Frau Noack, haben Sie jemals Gewalt erlebt?«

Zuerst verstand ich sie gar nicht. »Wie bitte?«

»Haben Sie irgendwann einmal Gewalt erlebt, Frau Noack?« Ich starrte sie an und fühlte eine seltsame Leere im Kopf. Kein Gedanke möglich. Stattdessen bildete sich ein böser Kloß in meinem Magen, stieg hoch bis zur Kehle und ließ mich ohne jede Kontrolle in Tränen ausbrechen. »Ja!«, schluchzte ich.

Mehr konnte ich nicht sagen. In meinem Kopf lief ein Videostreifen übelster Garnitur. Volker gibt mir eine Ohrfeige. Volker schreit mich an. Volker sitzt verschanzt hinter seinem Schreibtisch. Immer nur noch Volker. Volker. Volker.

Frau Ladenhaus schaute sich das Ganze in Ruhe an. Sie drängte nicht, sie fragte nicht. Sie wartete nur.

Irgendwann konnte ich schließlich wieder sprechen.

»Einer meiner Exfreunde. Volker. Er hat mich geschlagen.«

Wieder fing ich an zu schluchzen. Verdammt, das war so lange her. Ich dachte, damit sei ich durch.

»Frau Noack, können Sie mir sagen, wie lange das her ist?«

»Mindestens fünfzehn Jahre!«

»Und wie lange ging das?«

»Keine Ahnung, ein paar Jahre. Es fiel mir sehr schwer, mich aus dieser Beziehung zu befreien.«

»Können Sie mir sagen, wie oft Sie von ihm geschlagen wurden?«

»Immer mal wieder. Phasenweise einmal im Monat, dann wieder ein halbes Jahr gar nicht.«

Die Bilder stürzten auf mich ein wie eine Lawine, aber kein einziges davon konnte ich richtig erkennen. Ich starrte nur Frau Ladenhaus an.

Nach einer Weile fragte sie wieder etwas.

»Gab es auch schon früher einmal Gewalt in Ihrem Leben, Frau Noack? Zum Beispiel in der Kindheit?«

»Nein, überhaupt nicht.«

»Auch nicht in der Verwandtschaft?«

Spontan fiel mir nur mein Onkel Franz ein. Er hatte immer herumgewütet, wenn er betrunken war, was ich zwei- oder dreimal mitbekommen hatte.

»Was genau ist denn passiert?«

»Mindestens zweimal mussten wir mit der ganzen Familie mitten in der Nacht aus dem Haus meiner Oma fliehen und bei den Nachbarn unterkommen, weil er so getobt hat.«

»Wie alt waren Sie denn damals, Frau Noack?«

Ich überlegte. In der Schule war ich jedenfalls noch nicht.

»Fünf, sechs Jahre alt, schätze ich. Aber er hat mich ja nicht geschlagen.«

Frau Ladenhaus schaute mich nur an. Schlagartig wurde mir klar, wie schrecklich das gewesen sein musste. Ein fünf Jahre altes Kind und ein betrunkener Mann, der wüste Flüche ausstößt, herumbrüllt und um sich schlägt. Das Kind hat schreckliche Angst. Aber es ist hilflos. Ohnmächtig. Gefangen. Es kann nichts tun. Es muss aus dem Haus fliehen. Das Kind hat keine Sicherheit mehr. Wieder ballte sich der Kloß in meinem Hals zusammen, Tränen stiegen hoch.

Frau Ladenhaus ließ mich weinen, eine ganze Zeit lang. Deshalb haben wohl alle Therapeuten ein Päckchen Tempotaschentücher auf dem Tisch liegen. Dann sagte sie: »Kinder in diesem Alter können sich in einer solchen Situation überhaupt nicht schützen. Sie haben Todesangst.«

Todesangst.

Ich konnte kein anderes Wort mehr denken.

Frau Ladenhaus ließ mich noch eine Weile nur sitzen. Dann sagte sie: »Frau Noack, bei vielen Frauen mit einer Suchterkrankung sind Gewalterfahrungen Ursache für ihre Abhängigkeit. Aber man kann die Folgen solcher traumatischen Erlebnisse heute sehr gut behandeln. Darüber sprechen wir beim nächsten Mal. Ich sage dem Pflegedienst Bescheid, dass sie sich heute besonders um Sie kümmern sollen. Geht es denn wieder?«

Ich nickte nur. So etwas war mir während all der Jahre meiner Psychoanalyse noch nicht passiert. Ich war völlig fix und fertig. In meinem Kopf waren nur noch zwei Dinge. Das Wort »Todesangst« und die Erkenntnis, dass es für meine Trinkerei einen verdammt guten Grund gab.

Kurz nachdem ich mich in meinem Zimmer auf das Bett gelegt hatte, kam Frau Heymann herein. Frau Ladenhaus habe bereits mit ihr gesprochen, sagte sie. Sie setzte sich an mein Bett und hielt meine Hand. War einfach nur da. Irgendwann stellte sich ein neues Gefühl bei mir ein. Ich glaube, es war das Gefühl, dass ich Hilfe annehmen durfte, und die Einsicht, dass ich krank war und es auch sein durfte. Und dass ich nicht zum Spaß hier war.

»Frau Noack, am besten, Sie ruhen sich heute nur noch aus, und wir schauen regelmäßig nach Ihnen. Sagen Sie Bescheid, wenn Sie Hilfe brauchen, und machen Sie sich keine Sorgen. Wir kümmern uns um Sie.«

Flashback Volker

Sie holte mich nicht nur ein, sondern knallte mir gleich einen Baseballschläger vor den Kopf. Meine Vergangenheit. Volker. Als charmanten, intelligenten und charismatischen Marketingleiter in teuren Klamotten hatte ich ihn kennengelernt. Doch kaum waren wir zusammen, mutierte er zu einem blasierten, zynischen, kommunikationsgestörten, psychisch demolierten und gewalttätigen Stinkstiefel. Ein Narzisst wie aus dem Lehrbuch. (Das wurde mir allerdings erst Jahre später klar.) Und ich hatte gedacht, dieses Thema wäre längst erledigt. Der Typ wohnte inzwischen ein paar Hundert Kilometer weit weg von mir. Ich war seit fünfzehn Jahren von diesem Mistkerl getrennt und hatte seit einer Ewigkeit nicht mal mehr an ihn gedacht. Und jetzt das. Mit einer einzigen Frage hatte Frau Ladenhaus diese alte Kiste aus dem Keller geholt und ihren Inhalt direkt vor meinen Augen auf den Tisch gekippt.

Wenn mir vor der Ära Volker eine Freundin erzählt hätte, dass sie von ihrem Freund geschlagen werde, hätte ich ihr die Standardantwort gegeben. »Du musst dich sofort trennen, du musst ihn anzeigen, du musst schnellstmöglich da raus.« Aber dann passierte es mir selbst. Nein, man erzählt es keinem, nicht mal seiner Mutter oder der besten Freundin. Man vertuscht es, weil man es selbst nicht glauben kann, dass man sich vom eigenen Freund eine Backpfeife verpassen lässt und tatsächlich wegen eines Veilchens nicht zur Arbeit geht.

Die Reste des Veilchens überschminkt man und sagt, dass man die Treppe runtergefallen sei. Beim nächsten Mal ist es dann eben ein Fahrradunfall. So sehr schämt man sich. Weil der Typ es auch noch fertigbringt, dass man sich selbst schuldig fühlt an den Schlägen. Hat man sie denn nicht verdient? Man hat ihn doch provoziert. Oder etwa nicht? Dass eine ganze Menge Alkohol im Spiel war, übersieht man. Und nein, er wird es nicht wieder tun. Bis zum nächsten Mal.

Fast alle Beziehungen, in denen Gewalt eine Rolle spielt, basieren auf einer Abhängigkeit, entweder einer finanziellen oder emotionalen. So auch meine Beziehung mit Volker. Eigenes Geld hatte ich zwar, aber ich war überzeugt davon, Volker sei die Liebe meines Lebens. Dabei war es nur eine ganz olle Kamelle: Gut betuchtes Alphamännchen sucht sich junge Frau, mit deren Jugend es sich schmücken kann wie mit einem Hermelin. Volker war zehn Jahre älter als ich und ein erfolgreicher Marketingleiter. Ich blickte zu ihm auf, hatte ihn schon nach wenigen Tagen auf einen Sockel gestellt und betete ihn an. Meine Gefühle waren völlig außer Kontrolle. Ich brauchte Jahre, um einen Weg aus dieser Beziehung herauszufinden. Denn immer wieder gab Volker den Charmeur. Lud mich zum Beispiel zum Essen ein. Aber nicht einfach beim Italiener um die Ecke. Das auch, aber wir machten oft Wochenendausflüge und klapperten verschiedene Sterne-Restaurants ab. Es war ein gutes Leben. Bis auf, nun ja, die paar Veilchen und Hämatome. Wie schlimm die Schläge in Wirklichkeit gewesen waren, wurde mir erst in diesem Moment klar, hier im AKH, bei meinem ersten Qualifizierten Entzug. Die halbe Nacht spukten mir die alten Geschichten im Kopf herum. Am nächsten Tag fühlte ich mich wie gerädert. Aber das Pflegepersonal kümmerte sich rührend um mich, und am Abend war ich wieder auf dem Damm.

Das Wochenende naht

Dieser August war der wärmste und trockenste, den ich in Hamburg je erlebt hatte. Jeden Tag knallblauer Himmel, bei strahlendem Sonnenschein und achtundzwanzig Grad.

Um Viertel vor sieben klingelte der Wecker. Schnell anziehen und fertig machen und ab zum Blutdruckmessen. Beste Laune allerseits, passend zu einem strahlenden Augustmorgen.

Munter und vergnügt saßen wir vor dem Glaskasten und warteten darauf, dass unser Blutdruck kontrolliert würde, als eine schicke Frau des Weges kam. In einer Firma wäre sie der CEO gewesen, und vielleicht war sie es ja. Sie stöckelte kurz vor halb acht, im Chanel-Kostüm und mit Prada-Tasche, einen teuren Alukoffer hinter sich herziehend, vor unseren Augen zum Empfang und verkündete mit kristallklarer Stimme: »Guten Tag! Claudia Rohner mein Name, ich sollte mich heute früh hier melden.« Niemand hätte ahnen können, dass sie zu diesem Zeitpunkt bereits 3,5 Promille im Turm hatte. Bald würde sie nüchtern, ungeschminkt und in bequemen Klamotten an den Gruppensitzungen teilnehmen und mehrmals in Tränen ausbrechen, aber das wussten wir zu dem Zeitpunkt noch nicht.

Chanel. Prada. Alle Achtung. Konnte sie nicht etwas Normales tragen? Und überhaupt. Warum war sie nicht bei der Kinderlandverschickung für Manager? Meine Laune drohte zu kippen.

Ich kaufe ja entweder gar nichts mehr oder nur noch auf dem Flohmarkt und bei H&M. Deren Preise sind unschlagbar. Kinderarbeit hin oder her, ich muss schließlich mein Geld zusammenhalten. Aber ich schaffe es nie, so auszusehen wie die Models im Katalog – langbeinig, magersüchtig und perfekt gestylt. Mit dem gewissen Händchen für die richtige Kombination. Wo bekommt man das? Lernt man so was heute in der Schule? Ich jedenfalls nicht. Meistens fühle ich mich wie frisch aus dem Kleidersack, ganz gleich, was ich trage.

Umso überraschender, dass ich von Frau Löhrmann ein dickes Kompliment bekam: »Solche Patienten wie Sie wünscht man sich doch, liebe Frau Noack. Körperlich gesund, klar im Kopf und immer top angezogen.« Hatte ich richtig gehört? Die positive Wirkung hielt mindestens bis zum Mittagessen an.

Frau Löhrmann erkundigte sich eingehend nach meinem Befinden. Ich konnte sie beruhigen, es ging wieder.

Nach dem Frühstück mussten wir unsere Gruppe selbst organisieren und uns auf das Wochenende vorbereiten. Was würde man unternehmen? Wer war noch in der Sperre und musste in der Klinik bleiben, wer durfte oder musste schon raus und sein sogenanntes »Belastungswochenende« durchziehen? Hieß: Nüchtern bleiben auch ohne den Schutz der Klinik, in der Härte der Wirklichkeit, entweder in einer verrotteten, einsamen Bude oder, auch nicht viel besser, in einer bekloppten Familie.

Die Stimmung war ausgelassen, ein bisschen wie vor den großen Ferien.

Am Wochenende hatten wir sturmfrei. Das Personal war auf ein Minimum reduziert, und zurück blieben nur die paar Patient*innen, die in der Sperre waren.

Ich kann mich nicht erinnern, wann ich zum letzten Mal so viel gelacht hatte.

Am Sonntag kamen Marie und Thomas zu Besuch. Sie schummelten Yoda auf das Krankenhausgelände, und wir machten einen schönen Spaziergang. Marie plapperte fröhlich über die Schule, Thomas erzählte von seiner Arbeit. Schule? Arbeit? Für mich war es, als kämen sie von einem anderen Stern.

Verleugnung

Mittlerweile hatte sich ein Rhythmus aus abwechslungsreichen Veranstaltungen eingestellt. Blutdruckmessen, Frühstück, Rauchen im Innenhof, Veranstaltung, Rauchen im Innenhof, Blutdruckmessen, Mittagessen, Rauchen, Veranstaltung, Rauchen, Blutdruckmessen, Abendessen, Rauchen, Veranstaltung, Rauchen, Schlafen. Die Tage vergingen wie im Flug, ich kannte schon jede Menge Leute, die Ersten wurden bereits verabschiedet, neue Patienten kamen hinzu. Ich konnte es nicht glauben: Der Entzug machte mir Spaß, und nach und nach verstand ich, was mit mir los war.

Zwischen das dunkle Gefühl, ein Alkoholproblem zu haben, und die Erkenntnis, wirklich, zweifellos, in der Tat und unwiderruflich Alkoholiker zu sein, hat der liebe Gott die Phase der Verleugnung eingebaut. Diese äußert sich so, dass der Proband, auf seinen riskanten Alkoholkonsum angesprochen, tausend mehr oder weniger überzeugende Antworten und Ausreden parat hat, dass genau er absolut, definitiv und zweifelsfrei kein Alkoholproblem habe. Ganz im Gegenteil, er habe die Sache voll im Griff und trinke nur zum Spaß.

Sollte sich also ein Freund von dir, der sich jeden Abend die Birne zukippt, mit Händen und Füßen und sehr emotional dagegen wehren, ein Alkoholproblem zu haben, kannst du mit Sicherheit davon ausgehen, dass er eins hat. Und zwar ein ganz gewaltiges. Denn die Verleugnung ist Bestandteil der Krankheit selbst. Manche Alkoholiker verleugnen ihre Abhängigkeit so lange, bis sie ins Gras beißen.

Man kann sich das so vorstellen wie beim Camel-Mann – Angehörige meiner Generation kennen ihn noch. Er hat einen langen, steinigen Weg zu gehen. Am Ende dieses Weges hat er ein Loch im Schuh und raucht genüsslich eine Zigarette.

Der Alkoholiker hingegen hat statt eines Loches im Schuh einen tiefen Krater in der Seele. Diesen will er zunächst um keinen Preis zur Kenntnis nehmen. Er tut stattdessen immer so, als wäre alles bestens, und trinkt lieber zwanzig Biere. Trinkt er die Biere nicht mehr, sieht er auch den Krater. Diesen Krater zu heilen ist der Sinn jeder Alkoholtherapie.

Suchtdruck

Ein großes Thema unter Alkoholikern ist der sogenannte Suchtdruck, auch Craving genannt. Das ist Englisch und bedeutet Verlangen oder Begierde. Wie entsteht Suchtdruck? Und was ist Suchtdruck überhaupt? Jemand, der nicht an einer Suchterkrankung leidet, kann sich darunter ebenso wenig vorstellen wie ein Hund oder ein argloses Kind.

Welcher Raucher hat nicht schon von seinem Sprössling, der mit seinen ersten Lesekünsten entziffert: RAUCHER STERBEN FRÜHER, eine halb leere Schachtel Zigaretten unter die Nase gehalten bekommen und wurde mit entsetzter Miene gefragt: »Mama! Raucher sterben früher! Warum hörst du nicht sofort auf damit?«

Tja. Wenn das so einfach wäre. Selbst dann, wenn diesem Kind bei der Vorstellung, Mama oder Papa stürben früher als es selbst, die Tränen in die Augen schießen, ist der echte Suchtmensch nicht in der Lage, dem Glimmstängel zu entsagen – jedenfalls nicht länger als für eine Stunde.

Die Sucht stelle ich mir wie eine innere Bestie vor, die ihr Opfer, also mich, fest im Griff hat. Je mehr Suchtmittel ich konsumiere, desto mächtiger und kräftiger wird sie dadurch. Irgendwann ist die Bestie der alleinige Herr im Haus, und alles läuft nach ihrem Willen. Sie bestimmt, wann ich wo welche Tätigkeiten ausübe – oder auch nicht. Vor allem aber sorgt sie dafür, dass der Stoff nie ausgeht. Ob Alkohol oder Zigaretten – die Bestie will immer mehr davon, und schließlich bin ich nur noch damit beschäftigt, den gewünschten Stoff für sie herbeizuschaffen. Für mich selbst habe ich keine Zeit mehr, deshalb verwahrlose ich mehr und mehr. Irgendwann kann man mit mir überhaupt nichts mehr anfangen, es sei denn, mit mir gemeinsam Alkohol oder Kokain oder Cannabis oder was auch immer zu konsumieren, dazu Zigaretten zu rauchen und gemeinsam zu überlegen, wo der nächste Stoff herkommen soll und wer diesen bezahlt.

Kommt es dann aus irgendeinem Grund – Krankenhausaufenthalt nach einem Sturz, Begegnung mit der Polizei wegen eines Unfalls, Verhaftung wegen Verstoßes gegen das Betäubungsmittelgesetz oder eventuell sogar Einsicht – dazu, dass der Süchtige nicht länger seinen Stoff konsumieren kann, dann ist aber Hallo im Laden. Die Bestie macht jetzt richtig Druck. Und das ist der Suchtdruck. Die Bestie, die ihren Stoff haben will, schreit und tobt und wütet, und weil keiner mehr auf sie hört, bekommt sie einen fürchterlichen Tobsuchtsanfall.

Sie führt sich so wahnsinnig auf, dass der arme Süchtige Schweißausbrüche bekommt und anfängt zu zittern. Manchmal schickt sie ihm auch Spinnen, weiße Mäuse oder anderes ekliges Getier. Das nennt der Fachmann ein Delir. Dann ist schon Obacht angesagt. Kommt dann immer noch kein neuer Stoff, könnte die Bestie beleidigt sein und für einen Entzugskrampf sorgen.

Noch schlimmer als ein temporäres Delir ist nur das Dauerdelirium, eine bestimmte Form der Amnesie, nach dem russischen

Psychiater und Neurologen, der dieses Phänomen 1867 zum ersten Mal beschrieben hat, auch Korsakow-Syndrom genannt. Das ist, wenn die Bestie im Körper des Süchtigen eine Atombombe gezündet hat. Danach geht gar nichts mehr. Dagegen ist ein Krampfanfall schon fast harmlos und mit einem kleinen Feuerwerk im Oberstübchen zu vergleichen, von dem der Patient selbst allerdings gar nichts mitbekommt.

Die einzige Möglichkeit, der Bestie beizukommen, ist Abstinenz. Konsequente, dauerhafte, hundertprozentige Abstinenz. Das war die gute Nachricht.

Und nun die schlechte: Ausziehen aus dem Körper des Süchtigen wird die Bestie nie wieder. Man kann sie höchstens aushungern und in einen Tiefschlaf versetzen. Aber sie kann jederzeit, in jeder Sekunde eines Alkoholikerlebens, wieder aufwachen und ein unglaubliches Theater veranstalten.

Der Fachbegriff dafür ist »Suchtgedächtnis«. Eines wird ein Suchtgedächtnis leider nicht: vergesslich. Niemals. Es wird sich bis zu deinem letzten Stündlein daran erinnern, wie famos es war, als du ihm noch die schönen Räusche besorgt hast. Beim ersten Schluck Alkohol, ach, was sag ich, bei der ersten Schnapspraline, beim ersten Krümel Schwarzwälder Kirschtorte, beim ersten alkoholfreien Bier (in dem sich übrigens 0,5 Prozent Alkohol befinden, es sei denn, es steht ausdrücklich 0,0 Prozent darauf), bei einem aus Versehen genaschten Löffel Tiramisu, bei der Fahne deines Nachbarn in der Kassenschlange oder im Bus wird es sich daran erinnern – und sofort nach mehr schreien. All das wurde uns bei jeder Veranstaltung in immer neuen Worten erklärt und eingetrichtert.

Die AA stellen sich vor

In einer unserer Gruppensitzungen ging es darum, dass wir uns nach dem Entzug eine Selbsthilfegruppe suchen sollten, um weiterhin die Finger vom Alk zu lassen. Es ist nachgewiesen, dass trockene Alkoholiker, die in eine Selbsthilfegruppe gehen, zu achtzig Prozent – oder so ähnlich – nüchtern bleiben, während diejenigen, die es nicht tun, zu achtzig Prozent – in etwa – rückfällig werden.

Jede Woche kamen verschiedene Selbsthilfe-Organisationen ins Krankenhaus und stellten sich vor. Pflichtveranstaltung. Eines Abends waren die Anonymen Alkoholiker dran, die AA. Ich war gespannt. Mein früherer Chef geht zu denen und spricht von nichts anderem mehr. Allerdings ist er auch seit fünfzehn Jahren trocken. Sagte ich das schon?

Die derzeitige Patiententruppe, meine ganze Klasse sozusagen, begab sich abends um halb acht in unseren Entspannungsraum. Es wurde ziemlich voll. Stühlerücken. Lachen und Scherzen. Zehn gut gelaunte Musterschüler. Zwei, drei gramgebeugte Gestalten mit bekümmerten Mienen.

Vorne saßen zwei Leute. Der eine war ein zwei Meter großer, braun gebrannter, muskelbepackter Surfer in leuchtend roten Billabong-Shorts mit langen blonden Haaren, die zum Pferdeschwanz gebunden waren, sein Alter war durch den jugendlichen Look schwer zu schätzen. Die andere war eine Mutti um die fünfzig mit lackierten Fingernägeln, provinziellem Kurzhaarschnitt und so spießigen Klamotten, dass man sie sich unmöglich merken konnte.

»Ich bin der Sven, und ich bin Alkoholiker«, fing der Surfer an.

»Ich bin Anja, und ich bin Alkoholikerin«, sagte Mutti. »Wir wollen euch heute ein bisschen von den Anonymen Alkoholikern, von deren Angebot und von uns erzählen. Fang du doch bitte an, Sven.« Sie nickte dem Surfer zu.

»Ich möchte euch heute gern meine Geschichte erzählen. Wollt ihr sie hören?«, fragte Sven. Allgemeine Zustimmung.

»Ja, Leude.« Er sah jedem Einzelnen von uns kurz in die Augen.

»Was schätzt ihr wohl, wie alt ich bin?«

Ein Raunen ging durch die Reihen. Einzelne trauten sich, eine Zahl zu rufen.

»Vierzig!«

»Zweiundvierzig!«

»Fünfunddreißig!«

Sven lächelte in die Runde.

»Ja, ist schon ganz gut, aber ich bin erst acht Jahre alt. Werde bald neun.«

Oh! Die Klasse signalisierte: Erklärung, bitte. Sven grinste konspirativ.

»Vor genau acht Jahren und zweihundertvierundzwanzig Tagen habe ich mit dem Saufen aufgehört. An diesem Tag fing mein Leben an.« Ehrfürchtiges Staunen.

»An diesem Tag war ich nämlich zum ersten Mal bei den AA. Ein Kumpel von mir, mit dem ich früher viel gesoffen hatte, sagte zu mir: ›Du, Sven, ich geh da heute Abend hin, komm doch mal mit. Einfach nur mitkommen. Du brauchst gar nichts weiter zu tun oder zu sagen. Du musst noch nicht mal nüchtern sein.‹ Gesagt, getan. Und das war meine Rettung.«

Langer Blick in die Runde. Dann erklärte er uns das Geheimrezept der AA: Du brauchst *nur heute* nichts zu trinken. Nur vierundzwanzig Stunden lang nichts trinken. Das ist nicht so schwer. Sag bloß nicht: »Ich darf nie wieder Alkohol trinken!« Sonst bekommst du sofort Suchtdruck und Panik und musst dir direkt eine Flasche Wodka oder einen Kasten Bier oder was auch immer holen. Nein, du brauchst nur das erste Glas stehen zu lassen, *nur das erste Glas!* Und du brauchst *nur* heute nichts zu trinken, *nur heute nicht!* Das klang wirklich easy.

»Und nun noch für die ganz Neugierigen: Ich bin sechsunddreißig Jahre alt«, sagte Sven zum Abschluss.

Die Klasse klatschte artig.

Therapie, nächste Folge

Am Donnerstag hatte ich meinen dritten Termin bei Frau Ladenhaus. Das letzte Gespräch hatte ich gut weggesteckt.

Selten hatte ich mich in den letzten Jahren so entspannt gefühlt wie hier auf der Entzugsstation. Wenn überhaupt jemals. Ich war jetzt seit elf Tagen nüchtern. Elf! Eine unglaubliche Zahl. Es ging mir blendend. Ich hatte hier im Entzug jede Menge neuer Freunde gefunden. Leute, mit denen ich mich sonst nicht eine Sekunde meines Lebens abgegeben hätte.

Meine wichtigste Lektion bis jetzt war: Der erste Eindruck ist immer falsch. Beurteile nie einen Menschen danach, wie er aussieht. Erst recht nicht, wenn er betrunken ist.

Erstens sahen hier auf der Station alle anders aus als draußen. Es waren schon ein paar abgerissene Gestalten dabei, aber es gab auch einige andere, unser Chanel-Kostüm zum Beispiel, auch wenn sie es mittlerweile nicht mehr trug – womöglich war es ihr geklaut worden. Es hatte sich herausgestellt, dass Claudias Mann ein hohes Tier in einer Hamburger Traditionsfirma war und sie wegen einer Jüngeren verlassen hatte. Deshalb war sie nicht bei der Kinderlandverschickung für Manager-Gattinnen.

Nach ein paar Tagen Ausnüchterung entpuppten sich die meisten auf der Station als freundliche, intelligente, manchmal sogar sehr intelligente, äußerst sensible und warmherzige Menschen, die vom Leben so richtig gebeutelt worden waren. Entweder von klein auf. Missbraucht. Misshandelt. Vergewaltigt. Oder später. Vom Mann verlassen wegen einer Jüngeren. Arbeitslos geworden. Frau weggelaufen. Geschieden. Pleite. Frau gestorben. Kind gestorben.

Mit dem Griff zum Antidepressivum Nummer eins, einem Schlückchen Alkohol, fing die Talfahrt an. Bei den meisten ganz langsam, bei manchen auch Knall auf Fall, was aber eher die Ausnahme ist. *Die* typische Alkoholikerin oder *den* typischen Alkoholiker gibt es nicht. Jeder ist anders und hat andere Gründe für seine Sucht. Aber Gründe hat sie. Oder er.

Frau Ladenhaus fragte mich wie immer als Erstes, wie es mir gehe. Alles gut.

»Haben Sie schon mal an eine Langzeittherapie gedacht, Frau Noack?«

»Langzeit? Wie lange dauert denn das, vier Wochen?«

»Eher vier Monate.«

»Um Himmels willen, für so was habe ich keine Zeit. Ich muss schließlich arbeiten. Ich bin selbstständig. Das heißt: keine Arbeit, kein Geld.«

Was dachte die gute Frau sich bloß? Wovon sollte ich leben? Das Gehalt von Thomas in seiner Edelwerbeschmiede reichte nicht für uns alle. Selbst mit einem besseren Gehalt kann man in einer Stadt wie Hamburg nur schwer eine ganze Familie durchbringen. Da muss man schon ganz oben angekommen sein oder zu zweit verdienen. Außerdem widerstrebte es mir, Thomas auf der Tasche zu liegen.

Ich war schon immer finanziell unabhängig und wollte das auch bleiben.

»Nun, dann gibt es in Ihrem Fall vermutlich Krankengeld von der Rentenversicherung oder von Ihrer Krankenversicherung. Von einer der beiden Einrichtungen würden Sie während der Therapie einen Ersatz für Ihren Verdienstausfall bekommen. Das wird nicht dem entsprechen, was Sie normalerweise verdienen. Man müsste das einmal ausrechnen lassen. Aber prinzipiell bekommen Sie für eine solche Langzeittherapie finanzielle Unterstützung.«

Aha. Geld von der Krankenkasse?

»Glauben Sie denn, dass ich eine solche Therapie wirklich nötig habe?«

»Das müssen Sie entscheiden. Aber nach meiner Erfahrung sind Sie einer der Fälle, bei dem eine Langzeittherapie angezeigt wäre und auch guten Erfolg versprechen würde.«

»Und wo würde diese Therapie stattfinden?«

»Wo Sie wollen. Es gibt verschiedene Kliniken, die solche Therapien anbieten. Und natürlich könnte ich Ihnen eine geeignete Einrichtung empfehlen.«

»Die Therapie wäre in einer Klinik? Das heißt mit Übernachten? So wie hier?«

Frau Ladenhaus schmunzelte. »So wie hier«, meinte sie dann, »aber mit mehr Komfort und mehr Freiheiten.«

Dazu konnte ich auf die Schnelle nichts sagen. Zu meiner ersten Abwehr kam nun doch eine gewisse Neugier. Und das Gefühl, dass sich jemand vier Monate Zeit für mich und meine Probleme nehmen würde, haute mich um. So wichtig war ich? Das fühlte sich verdammt gut an.

Frau Ladenhaus erklärte mir, warum sie mir eine solche Therapie ans Herz legen würde.

»Sehen Sie, Frau Noack, viele Frauen, die irgendwann Gewalt erlebt haben, werden später alkohol- oder drogenabhängig. Diese Frauen haben eine Posttraumatische Belastungsstörung mit Angstzuständen, vielleicht sogar Panikattacken, Depressionen oder auch sogenannte Flashbacks. Das heißt, sie erinnern sich immer wieder an die Erfahrung der Gewalt, und zwar unfreiwillig. Der Alkohol oder die Drogen werden dazu genutzt, diese Erinnerungen praktisch ›wegzumachen‹.«

Den Gedanken wollte ich gar nicht an mich heranlassen. Sollte ich mich hier die ganze Zeit mit altem Zeug beschäftigen und mich mit unangenehmen Gefühlen auseinandersetzen? Darauf hatte ich überhaupt keine Lust und merkte, wie ich bockig wurde.

»Ist das denn bei allen Frauen gleich?«, fragte ich. Frau Ladenhaus schaute mich ruhig an. War es ein liebevoller Blick? Oder war sie genervt? Ich wurde unsicher.

»Natürlich gibt es sehr unterschiedliche Ausprägungen dieser Grundstruktur. Die eine Frau funktioniert noch und verwendet das Suchtmittel nur abends oder am Wochenende. Die andere Frau ist schon obdachlos und besorgt sich ihr Suchtmittel am Hauptbahnhof. Aber das Grundmuster ist dasselbe: Das Suchtmittel dient als ›Medizin‹ gegen die schlechten Gefühle. Deshalb ist es ganz normal, dass sehr häufig schlechte Gefühle wie Angst, Unsicherheit, Gereiztheit, Ohnmacht, Wut, Ärger und sogar Hass herauskommen, wenn diese Frauen auf einmal ihr Suchtmittel weglassen, zum Beispiel in einem Entzug.«

»Heißt das, ich könnte genauso gut drogenabhängig sein und als Junkie am Hauptbahnhof herumlungern?«

Frau Ladenhaus nahm sich wieder einen Augenblick Zeit, um über ihre Antwort nachzudenken. Das gefiel mir. Die meisten Leute plappern doch schon los, bevor du deinen Satz zu Ende gesprochen hast.

»Im Grunde ja«, sagte sie dann. »Vermutlich hat nur die Arbeitsethik und die Disziplin, die Sie in Ihrer Herkunftsfamilie vermittelt bekommen haben, Sie davor gerettet.«

Paff. Genau diese Arbeitsethik war mir früher immer auf den Wecker gegangen. »Schaffe, schaffe, Häusle baue« – sagt der Schwabe. Den Begriff »Arbeitsethik« kennt er vermutlich nicht mal. Hauptsache, es wird ordentlich »gschafft«. Ob du krank bist oder keine Lust hast, ob dir der Job Spaß macht oder ob er dich ankotzt, spielt keine Rolle. Was getan werden muss, wird getan. Erst wenn man sich das Genick gebrochen hat oder tot ist, darf man sich krankmelden. Hatte diese Einstellung vielleicht auch Vorteile für mich?

Vermutlich sah Frau Ladenhaus mir an, wie die Rädchen in meinem Kopf ratterten, denn nun lächelte sie und sagte: »Für heute sind wir fertig. Wir haben noch ein Gespräch. Bitte überlegen Sie sich doch bis dahin mal, ob eine Langzeittherapie für Sie nicht vielleicht doch infrage kommt. Dann könnten wir dafür schon die ersten Vorbereitungen treffen.«

So ein Quatsch, dachte ich, lächelte aber und verabschiedete mich freundlich. Langzeittherapie. Die spinnt wohl, so nett sie auch ist. Ich kriege das schon hin. Ist doch easy.

Die Neuen

In unserer letzten Gruppensitzung hatten wir drei Mitglieder verabschiedet: Roland, Peter und Marion. Mit denen hatte ich nicht viel zu tun gehabt. Trotzdem war es eine rührende Veranstaltung. Jeder von uns sagte einen kleinen Spruch für sie auf. Dann wurden sie mit den besten Wünschen in die freie Wildbahn entlassen.

Heute saßen drei Neue hier. Zwei Männer und eine Frau. Ich hatte alle drei oben auf der Station schon gesehen. Jetzt erfuhr ich etwas mehr über sie.

Die Frau machte den Anfang. Sie hatte sehr schmale Finger, ein interessant geknotetes und farblich perfekt zum Rest ihrer damenhaften Klamotten passendes Tuch um den Hals und trug eine knallige rote Schmetterlingsbrille auf der Nase. »Guten Tag, mein Name ist Angelika von Pohlhausen.« Sie sprach sehr leise und distinguiert. »Ich habe eine Bipolare Störung und einmal im Jahr eine manische Phase. Dann rede ich zu viel, gebe zu viel Geld aus, tanze zu viel, trinke zu viel, spreche zu viele fremde Leute an, und irgendwann lande ich hier auf der Station. Jetzt kämpfe ich mit dem Entzug und …« Sie brach in Tränen aus, fing sich aber wieder. »Im Moment habe ich eine Depression.« Mit einem Stofftaschentuch tupfte sie sich die Tränen ab.

Auweia. Einmal im Jahr? Langsam dämmerte es mir, dass das gar nicht so selten war. Ich dachte an das Leben der Drehtürpatienten, vor dem Doktor Schwarz mich so eindringlich gewarnt hatte.

Der zweite Neue war ein gemütlicher, dicklicher Typ, den man sich unmittelbar in blauen Latzhosen vorstellte. Er trug aber Jeans und ein kurzärmeliges, kariertes Hemd, von dem fast die Knöpfe abplatzten, so sehr spannte es über seinem Bauch. »Moin! Ich bin Hans-Peter Höning, ein echter Hamburger Jung. Da ihr es ja sowieso erfahren werdet: Als ich neulich auf'm Kiez ein' im Kohn hadde, bin ich ausgerosded. Schlägerei, nä. Jetzt hab ich ein Verfahren wegen Körperverletzung am Hals.« Hans-Peter schlug seine dicken Unterarme übereinander und parkte sie auf seinem Bauch. Er schaute auf seine Arme, als würde er die Haare zählen, und schüttelte den Kopf. »Das muss jetzt aufhören«, sagte er. »Deshalb bin ich hier.«

Das wurde ja immer doller hier. Auch noch Typen, die mit einem Bein im Knast standen.

Jetzt war der Dritte dran. Er war ganz attraktiv und sah nach Geld aus. Teure Lederschuhe, teure Jeans, dicke Uhr, Jackett. »Hallo zusammen, Dirk Keller. Ich hatte auch eine Begegnung mit der Polizei, allerdings am Steuer. Pusten. Zwei Komma fünf. Lappen weg. Jetzt muss ich zusehen, dass ich den wiederkriege. Ich hab einen Gebrauchtwagenhandel.«

Nach der Therapiestunde saßen Lissy, Christoph und ich zusammen im Innenhof und rauchten. Christoph ließ uns an seinem Erfahrungsschatz teilhaben.

»Im Entzug gibt es drei Typen von Leuten«, sagte er. »Erstens: die Leute, die wirklich mit dem Trinken aufhören wollen oder es zumindest versuchen, so wie du, Andrea. Oder Julia, die Segrödärin.«

»Ich auch!« Lissy zwinkerte mich mit einem Auge an.

»Will das denn nicht jeder?«, fragte ich.

»Wollen vielleicht schon, aber es auch schaffen?« Lissy zuckte mit den Schultern.

»Zweitens: die Führerscheintypen«, zählte Christoph auf. »Sie kommen nur aus einem einzigen Grund: um ihren Lappen wiederzukriegen. Die müssen das machen, damit sie später zum Idiotentest zugelassen werden. Und drittens: die Gewalttäter. Die sind meistens wegen Körperverletzung oder sogar Totschlags angeklagt, und wenn sie sich bereit erklären, eine Therapie zu machen, ist der Richter gnädiger mit ihnen. Ihr könnt aber davon ausgehen, dass die alle sich sofort wieder die Birne volldröhnen, sobald sie aus dem Knast raus sind oder ihren Lappen wiederhaben.«

Belastungswochenende

Am zweiten Wochenende des Qualifizierten Entzuges wird der geschätzte Patient raus ins Leben geschickt. Er soll außerhalb des geschützten Klinikraumes erfahren, wie es ist, ohne Alkohol zu leben. Zum Beispiel ohne zwei Flaschen Rotwein im Einkaufskorb aus dem Supermarkt herauszukommen. Im Restaurant kein Kännchen Pinot Grigio zum Essen zu bestellen. Zu Hause nicht schon um vierzehn Uhr die erste Flasche Prosecco aufzureißen. Auch nicht am Abend. Und so weiter. Darauf waren wir in unseren Gruppenstunden ausführlich vorbereitet worden.

Bei mir sollte es am Wochenende so weit sein. Die Zeit war wahnsinnig schnell verflogen, und ich fühlte mich wie ein alter Abstinenzhase. Dumm war nur, dass ausgerechnet an diesem Termin unser legendäres Hausfest steigen sollte. Es findet immer am ersten Samstag nach den Sommerferien statt, damit auch garantiert alle aus dem Urlaub zurück sind. Doris und Klaus stellen dafür den Garten ihrer Erdgeschosswohnung zur Verfügung, jeder bringt etwas zu essen mit, die Getränke werden zentral eingekauft. Um siebzehn Uhr geht es los, und es wird gern und viel getrunken, später auch gerne ein paar Joints geraucht, es wird gelacht und gescherzt bis weit in die Nacht hinein, sodass nicht nur ein Mal Nachbarn ankamen und uns fragten, ob wir nicht endlich die Klappe halten könnten, weil ihre Kinder schlafen sollten.

Ich war zwar überzeugt, an diesem Wochenende keinen Tropfen Alkohol zu mir nehmen zu wollen, doch gleich das größte Besäufnis des Jahres ohne Prosecco und Weißwein zu überstehen, traute ich mir dann doch nicht zu. Deshalb hatten Thomas, Marie und ich beschlossen, zum Camping an die Ostsee zu fahren. Thomas wollte alles besorgen, was wir noch dafür brauchten. Denn außer einem Zelt, drei Campingstühlen, drei sich selbst aufblasenden Isomatten und unserem transportablen Smokey-Joe-Grill besaßen wir nichts, das man für einen Campingurlaub benötigte. Um elf Uhr wollten sie mich im Krankenhaus abholen.

Frau Löhrmann hatte Dienst und gab mir noch ein paar aufmunternde Worte mit auf den Weg. »Sie schaffen das, Frau Noack!« Dann zwinkerte sie mir zu und beschäftigte sich wieder mit ihren Unterlagen.

Kurz vor zwölf waren sie endlich da. Ich stieg ein, der Mops drehte komplett durch und sprang von Maries Schoß zu mir nach hinten auf den Rücksitz, dabei verpasste er Marie mit seinem Hinterlauf einen langen Kratzer in den Hals. »Aua!«, schrie sie, Thomas brüllte zurück: »Was ist denn los?«, darauf Marie: »Der Scheißköter hat mich am Hals gekratzt!«

Nach einer Sekunde schon der größte Stress im Auto. Ich versuchte, ruhig zu bleiben. Thomas erklärte mir, dass wir noch die Schlafsäcke und das Essen einkaufen müssten. Und dann: »Kann ich mir denn zum Grillen ein paar Biere mitnehmen?«

Ich so ganz cool: »Na klar, kein Problem!«

Thomas: »Okay, dann mal los.«

Wir fuhren zuerst zum Outdoorladen. Ich saß auf dem Rücksitz, der Mops hatte sich an mich gequetscht und ließ sich begeistert von mir knuddeln. Doch langsam spürte ich ein kleines Gefühl in mir hochsteigen. War das Ärger? Warum? Wegen der Biere? Ich musste die ja nicht trinken. Oder? Denkpause. Wie sagten sie im Krankenhaus immer? Gefühle auch mal zulassen; gerade dann, wenn sie unangenehm sind. Nach und nach wurde mir klar, dass ich mir mehr Rücksicht gewünscht hätte. Konnte Thomas nicht ein einziges Mal auf sein fucking Bier verzichten? Ich kam immerhin gerade aus dem Alkoholentzug. Um das Ganze nicht größer werden zu lassen, als es war, sagte ich locker in die Runde: »Mir würde es aber auch nichts ausmachen, wenn du kein Bier trinkst, Thomas.« Keine Antwort.

Nachdem wir zwei Schlafsäcke – Marie hatte selbstverständlich bereits einen edlen Daunenschlafsack – für Thomas und mich gekauft hatten, fuhren wir zu Rewe. Dort holten wir Grillfleisch, Würstchen, fertigen Kartoffelsalat, Senf, Äpfel und Trauben, ein paar Süßigkeiten und – sechs Dosen Tuborg.

»Entspann dich mal!«, sagte Thomas, und damit war die Sache erledigt.

Ich wollte mich jetzt auf die Ostsee und auf meine Familie freuen und sagte nichts dazu. Meinten die so etwas mit Belastung? Okay, als Alkoholiker kannst du ja nicht von der ganzen Welt verlangen, dass sie von heute auf morgen mit dem Trinken aufhört. Überall, wirklich überall wirst du mit Alkohol konfrontiert. Um an den Horner Kreisel Richtung Ostsee zu kommen, mussten wir durch die ganze Stadt fahren.

Ich sah nur Plakate für Bierwerbung. Achtzehn-Eintel heißen die in der Werbung. Weil es achtzehn Bogen im Format DIN A1 sind. Friesisch herb. Jever. Da wurde doch was gemacht. Astra. An jeder Ecke wurde mir ein hoch aufschäumendes Bier, in einem mit kühlen Tropfen beschlagenen Glas, entgegengehalten. Nein, dort war auch Werbung für Sekt. Freixenet. Dazu zeigte eine schlanke Schönheit ihr Bauchnabeltattoo – eine rote Rose. Direkt daneben prosteten sich drei junge Frauen mit Jules Mumm zu.

In jedem Straßencafé, an dem wir vorbeifuhren, standen die Weizengläser, die Astra-Knollen, die Becks-Biere, die Chardonnay-die Sektgläser auf den Tischen. Klar, es war Samstag und schönes

Wetter. Was sprach dagegen, sich schon mal einen Schluck zu gönnen? Gar nichts! Es sei denn, man hatte ein Alkoholproblem.

Ich versuchte, mich daran zu erinnern, was wir in der Gruppentherapie gelernt hatten. Sich nicht auf die Vorteile, sondern auf die Nachteile des Alkohols konzentrieren. Sich stattdessen den Beschluss bewusst machen, den man gefasst hat, nämlich keinen Alkohol mehr zu trinken. Nein danke, für mich nicht. Ein Wasser bitte. Eine Cola. Einen Kaffee. Latte macchiato. Rhabarberschorle. Fritz Limo Holunder. Apfelsaftschorle. Frischen Minztee. Heute trinke ich nichts. Morgen vielleicht, aber heute nicht. *Nur heute nicht.* War doch gar nicht so schlimm. Tief durchatmen. Hände zur Faust ballen und wieder loslassen.

Unfassbar, welches Loch der Alkohol in dein Leben reißt, wenn er plötzlich nicht mehr da ist.

Ich konzentrierte mich auf Yoda und wurde langsam ruhiger. Man muss dem Mops nur ins Gesicht schauen, und schon bekommt man gute Laune. Dieser Blick! Und diese gestauchte Schnauze! Ich grinste meinen Hund an, und er freute sich darüber.

Wir passierten das Ortsschild, das anzeigt, dass Hamburg zu Ende ist. Ein paar Hundert Meter weiter wurden wir vom Bundesland Schleswig-Holstein begrüßt. Sofort veränderte sich die Landschaft. Es ist das Gleiche wie mit der Schweiz. Kaum hat man die Grenze überquert, sind die Wiesen grüner, die Geranien an den Balkonen dichter, die Berge höher und die Kühe sauberer. Hier tauchten jetzt leichte Hügel auf, die die Felder weicher und gemütlicher machten, auch wenn sie nur eine Höhe von drei Metern über dem Meeresspiegel haben. Sanfte Natur schmiegte sich in Wellen auf die Erde, gelbe Weizenfelder wechselten sich ab mit abgeernteten Rapsfeldern und Hochsommerwiesen, durchzogen von Knicks und kleinen Baumgruppen. Ich liebe diese Gegend.

Die Klimaanlage im Mercedes ist schon seit Jahren kaputt, deshalb hat immer einer das Fenster auf, und wir verstehen kein Wort, wenn wir uns unterhalten wollen. Der Lärm wirkte beruhigend auf mich. Wir hatten uns einen Campingplatz ausgesucht, weil wir ungern auf eine Toilette verzichten wollten. Ich hätte unser Zelt lieber wild irgendwo am Strand aufgeschlagen, aber Marie wollte das nicht. Sie brauchte die Sicherheit einer organisierten Heimat mit Wasseranschluss und festem Platz für Auto, Hund und sich selbst.

Wir hatten eine hübsche Ecke zugeteilt bekommen und richteten uns ein. Als Erstes musste das Zelt aufgebaut werden. Totales Chaos, aber irgendwann stand es. Nachdem die Campingstühle aufgestellt waren, schnappte Thomas sich eine Dose Bier und ließ sich in seinen Stuhl fallen. Ziratsch. Ich schnappte mir eine Flasche Wasser ohne Kohlensäure. Marie hatte sich Apfelschorle mitgebracht. Wenigstens war ich nicht die Einzige, die keinen Alkohol trank.

Leider musste der Mops die ganze Zeit an die Leine, weil er sonst stiften ging. Zweimal mussten wir ihn bei fremden Leuten einsammeln. Gerade als die Glut perfekt war, fing es an zu regnen. Wir stellten den Grill unter unser Minivordach und legten die Würstchen drauf. Sofort war das Zelt voller Qualm, während Yoda nichts anderes im Sinn hatte, als eine Wurst zu klauen. Der Regen wurde stärker. Wir mussten die Stühle zusammenfalten. Thomas warf sie in den Kofferraum. Er kam mit einem weißen Stockschirm zurück, setzte sich damit an die Seite des Vorzelts und hielt so den immer stärker werdenden Regen ab. Marie bändigte Yoda, ich konnte die Würstchen gerade noch wenden, bevor sie verbrannten.

In diesem Moment schauten wir uns an. Wir bekamen einen Lachanfall und pinkelten uns alle drei fast in die Hosen. Dafür liebe ich meine Family. Der ganze Scheißstress war vergessen.

Ich bereitete Yodas Futter vor. Natürlich bekommt der Hund nicht nur was zu fressen. Nein, der Hund wird gebarft. Er bekommt frisches Rohfutter. Vom Pferd, wegen seiner Allergien. Thomas und Marie hatten zum Glück daran gedacht, dank kaputter Klimaanlage war das tief gekühlte Zeug bereits aufgetaut und hatte die perfekte Temperatur. Ich haute ihm eine doppelte Portion in den Napf, damit er endlich Ruhe gab. Der Plan funktionierte, nach dem Fressen zog Yoda sich ins Zelt zurück und fing an zu schnarchen. So, wo waren Teller und Besteck? Vergessen. Nicht aufregen, Andrea. Wir rissen das Baguette mit der Hand ab und packten die Würstchen rein wie in Brötchen. Der Senf kam zum Glück aus der Tube. Den Kartoffelsalat ließen wir in der Tasche. Wir genossen unser köstliches Abendessen, denn mittlerweile schoben wir alle ordentlich Kohldampf.

Marie erzählte ein bisschen aus der Schule.

Thomas erzählte aus der Agentur.

Ich erzählte aus dem Krankenhaus, aber irgendwie wollte das keiner hören.

Es war erst acht Uhr und noch taghell, trotz Regen.

Wir hatten keinen Fernseher.

Wir saßen zu dritt im Zelt.

Yoda schnarchte wie ein Sägewerk.

Was sollten wir jetzt machen?

Ich fühlte mich wie bestellt und nicht abgeholt.

Früher hatten wir den ganzen Abend gequatscht und Witze gemacht.

Heute fiel mir nichts ein, worüber wir reden könnten.

Zum Glück kam Thomas in Erzähllaune. Er war bei der dritten Dose.

Um neun Uhr beschlossen wir, uns für die Nacht fertig zu machen.

Bevor wir schlafen gingen, mussten wir alle noch mal aufs Klo. Das galt auch für den Mops. Es nieselte noch immer, Thomas schnappte sich Yoda, Marie und ich schnappten uns den Schirm, dann gingen wir los Richtung Toilette.

Unterwegs bekamen wir noch mehrere Lachanfälle.

Am nächsten Morgen konnten wir es schon um sieben nicht mehr im Zelt aushalten, weil es auf hundertachtzig Grad aufgeheizt war. Draußen knallte die Sonne von einem blitzblauen Himmel. Wir hatten sogar was fürs Frühstück dabei. Aufbackbrötchen, Butter und Marmelade. Leider konnten wir weder die Brötchen aufbacken noch die Butter aufs Brot schmieren, da wir weder Ofen noch Besteck hatten. Zum Glück gab es ein kleines Café auf dem Campingplatz, und offensichtlich war es um diese Stunde auch anderen in ihrer Unterkunft schon zu heiß geworden.

Von den fünf Bierbänken mit Tisch waren schon vier besetzt. Wir wurden neugierig beäugt und grüßten vorsichtshalber freundlich zurück. Vorne saß eine Familie mit zwei kleinen Kindern, der stiernackige Typ hatte beide Arme komplett tätowiert, trug eine schwere Goldkette und Schiesser Menfit ohne Ärmel. Die Frau trug einen hochrasierten Kurzhaarschnitt, dessen blondierter Pony ihr schräg ins Gesicht fiel. Die Kinder waren schätzungsweise zwei und drei Jahre alt und beobachteten uns unverblümt. Ich lächelte erst das eine, dann das andere Kind an, doch es kam keine Reaktion. Jetzt wusste ich wieder, warum ich für Campingplätze nichts übrighatte.

Die Preise waren allerdings unschlagbar. Kaffee fünfzig Cent. Frühstück mit allem einen Euro achtzig. Kein Wunder, dass hier schon mächtig was los war. Wie überlebten die? Damit konnte man doch nichts verdienen. Hatten die noch ein Parallelgeschäft? Drogen, geschmuggelte Zigaretten oder Prostitution? Egal. Wir bestellten uns ein richtig geiles Frühstück mit allem Chichi. Brötchen, Rührei, Wurst, Käse, Marmelade, sogar Nutella gab es. Leider hatten wir vergessen, Yoda vorher zu füttern, deshalb zog er die ganze Zeit an der Leine oder bettelte uns an. Wir beschlossen, unsere Sachen zu packen und nach Brook zu fahren.

Dort hatten wir schon viele Sommertage verbracht. Es war ein naturbelassener Strand im ehemaligen Osten der Lübecker Bucht und völlig unverbaut. Sogar ein recht sauberes Toilettenhäuschen mit fließendem Wasser gab es. Mir fiel ein, dass wir bisher immer ein paar Dosen Bier und zwei Flaschen Wein dabei gehabt hatten, direkt aus dem Kühlschrank in die Kühltasche gepackt. Ich versuchte, den Gedanken zu verdrängen. Nein! Ihn loszulassen und sanft vorbeischweben zu lassen wie eine Schneeflocke. Fuck. Der Gedanke blieb kleben. Schon morgens um neun Uhr bekam ich Durst.

Aber ich trinke doch gar nicht mehr. Oder wie war das noch? Lassen Sie das erste Glas stehen, Frau Noack. Ja genau.

Während vor meinem Fenster die Landschaft an mir vorüberzog, überlegte ich, ob es auf der Fahrt noch einen Supermarkt oder eine Tankstelle gab. War da nicht was?

»Haben wir noch genug Benzin?«, rief ich nach vorne. Der Tank war halb voll, das genügte. Grillzeug von gestern hatten wir auch noch jede Menge an Bord. Thomas hatte sogar noch zwei Dosen Bier. Wir mussten nirgends mehr anhalten.

»Hast du noch genug Zigaretten?«, fragte ich.

»Ja, hab ich!«, rief Thomas zurück.

»Menno, müsst ihr immer rauchen?«, nörgelte Marie.

Schlechtes Gewissen.

Die Landschaft wurde meck-pommiger. Alter Osten. Von Zeit zu Zeit erkannte man noch das frühere Elend, am deutlichsten an der braunen Farbe mancher Häuser, für deren Anstrich alle Farbreste zusammengekippt wurden, was dann dieses typische graue Braun ergab.

Grummel, grummel. Sollte ich mir jetzt irgendwo Alkohol besorgen oder nicht? Ich versuchte immer noch, mich an eine Tankstelle oder einen Supermarkt zu erinnern.

Ich sah gerade noch rechtzeitig die Abzweigung, die wir nehmen mussten, und sagte Thomas Bescheid. »Oh, cool, fast übersehen.«

Wir holperten eine kleine Allee entlang, die zuerst zu einem Parkplatz und nach einer Absperrung für Autos zum Strand führte. Plötzlich war der Gedanke weg. Alkohol? Igitt! Wie hatte ich nur daran denken können? Gott sei Dank waren wir nicht an einem Supermarkt vorbeigekommen.

Punkt achtzehn Uhr setzten Thomas und Marie mich am Haupteingang der Klinik ab. Um siebzehn Uhr dreißig hatte ich hier sein wollen; jetzt musste ich mich beeilen, um rechtzeitig zum Abendessen zu kommen. Vorher noch pusten. Aber ich war sauber und sehr stolz auf mich.

Den ganzen Tag hatte es irgendwelche Missverständnisse, Stress und Unruhe gegeben. Ich war froh, dass ich nur aussteigen musste und verschwinden konnte, zurück zu meinen Alkis, meinen Ärzten und meinen Pflegerinnen, zurück unter meine schützende Käseglocke, wo es keinen Alkohol und keine praktizierenden Trinker gab.

Meine Selbsthilfegruppe

Am Dienstag war wieder Tag der Selbsthilfegruppen. Da wir jetzt schon zu den Profis gehörten und sowohl die Anonymen Alkoholiker als auch die Guttempler bereits gehört hatten, durften wir hinaus in die Welt und uns eine eigene Gruppe suchen.

Im Aufenthaltsraum hing ein Flyer, der eine »Freie Selbsthilfegruppe« anpries, in der die Mitglieder angeblich nicht nur ein Problem mit Alkohol oder Drogen, sondern auch noch einen an der Klatsche hatten. Sie nannten das »Doppeldiagnose«. Sucht in Verbindung mit Depression, Persönlichkeitsstörung, Panikattacken, Zwangserkrankungen und was es sonst noch so gibt. Das war genau das Richtige für uns, beschlossen Matthias, der Rechtsanwalt, und ich.

Der Treffpunkt der Gruppe war in Eppendorf, und wir schlenderten nach dem Abendessen gemütlich dorthin. So kam ich seit langer Zeit mal wieder in mein altes Viertel. Dort hatten wir ganz am Anfang unserer Zeit in Hamburg gewohnt. Die Geschäfte hatten noch geöffnet, neuerdings schlossen die meisten Läden ja erst um zwanzig Uhr. Demzufolge waren auch die Eppendorfer Shopping Queens noch unterwegs, zwei, drei Edeltüten aus dickem Papier wie eine Kelly Bag von Hermès am angewinkelten Arm balancierend. Ich verdrängte, dass ich so eine Kelly Bag selber schon längst gerne gehabt hätte. Der Jahreszeit entsprechend, trugen die Ladys leichte Sommerkleider und Sandalen, gern hochhackige, oder enge Jeans und Tops mit Spaghettiträgern. Natürlich die teuren Modelle ab hundertfünfzig Euro aufwärts. Dass anscheinend immer noch die Taschen des Labels GEORGE GINA & LUCY im Trend lagen, konnte ich daran erkennen, dass nahezu jede dieser Schnepfen eine davon trug. Lachhaft. Dazu Blutsgezwitscher, Fransenhans und Lederheini oder wie diese Hamburger Marken aus dem Schanzen- und dem Karoviertel alle heißen. Dorthin pilgern die Eppendorfer Schicksen am Wochenende in Massen, während das Schanzenvolk sich hinter vorgehaltener Hand über die blond bezopften Kundinnen lustig macht. Ein berühmter Modedesigner hatte es einmal so ausgedrückt: »Die Hanseatin ist eine Mischung aus Frau und Pferd, wenn auch eine gelungene.«

Auch der Laden von Kornelia Zorn hatte noch geöffnet. Ein riesiger Schriftzug, der sich über zwei prächtige Altbauten erstreckt, mit zwei Meter hohen Lettern, zierte das Geschäft. Im Schaufenster waren Prada-Fummel für neunhundert Euro dekoriert. Eine Bluse, versteht sich. Das passende Mäntelchen drüber für zweitausendeinhundert, dazu Schuhe zum Sonderpreis von siebenhundertachtzig. Wo hatten die alle bloß die Kohle her? Bestimmt saß der Mann im Vorstand von Beiersdorf, oder ihm gehörte eine Reederei. Oder eine Werbeagentur. Oder er spekulierte erfolgreich mit Finanzderivaten und machte sonst gar nichts. Immer wieder ertappe ich mich dabei, dass ich auf solche Idioten neidisch werde. Aber jetzt war ich erst mal froh, dass ich hier nicht mehr wohnte und diesem Typus exzessiver Konsumenten nicht mehr täglich begegnen musste.

Die Location allerdings, in der die Selbsthilfegruppe tagte, erinnerte an ein ganz anderes Eppendorf, in dessen Glanzzeiten Udo Lindenberg bei Onkel Pö auf der Bühne stand und von der Andrea Doria sang. An dieser Stelle befindet sich mittlerweile eine nationale Schnitzelkette, deren Logo mich an eine Steckdose erinnert. Gleich um die Ecke hatte die Selbsthilfegruppe in einem ehemals besetzten Haus offenbar einen Raum gemietet. Oder trafen wir uns bei jemand in der Wohnung?

Vor dem Haus standen ein paar Typen, rauchten und taxierten uns. Wir gingen so lässig wie möglich auf die Gruppe zu, und Matthias fragte mutig in die Runde: »Finden wir hier eine Selbsthilfegruppe? Wir kommen aus dem AKH.«

Sofort wandten sich alle gleichzeitig uns zu. Ein Typ, der überhaupt nicht wie ein Alkoholiker, sondern eher wie ein Product Manager aussah, der eben noch im Büro gesessen und wichtige Entscheidungen getroffen hatte, sprach uns direkt an: »Ja, ihr seid bei uns richtig! Herzlich willkommen, ich bin Christian. In fünf Minuten geht es los. Ihr könnt gerne noch rauchen.«

Das ließ ich mir nicht zweimal sagen. Matthias rauchte nicht und stand nur so herum. Es kamen noch weitere Leute dazu und stellten sich als Klaus, Steffen, Knut, Martha, Florian, Susan und Roberto vor; Namen, die ich sofort wieder vergaß. Als endlich alle ihre Kippen im bereitstehenden Aschenbecher ausgedrückt hatten, gingen wir durch die bombastische Eingangshalle, die mit Fahrrädern, Kinderwagen, Skateboards und Rollern zugestellt war, zu einer Wohnungstür, auf der ein großes Schild mit dem Wort GEM NSCHA T RÄUME prangte, das jedoch vor lauter Graffiti kaum noch zu erkennen war. Die Tür ließ sich einfach aufdrücken, im Innern herrschte eine Atmosphäre wie bei einer Studentenvertretung, überall Plakate, Flyer, Zeitschriften, ein großes Bücherregal, eine Spendenbox. Dazwischen knallte ein Getränkeautomat mit einem Coca-Cola-Schriftzug heraus. Der Weg führte zu einem weiteren Raum mit einem großen Holztisch und lauter verschiedenen Stühlen drum herum, an der Wand stand ein verranztes Sofa, und ein paar alte Weinkisten aus Holz, die als Beistelltische dienten, ergänzten das Idyll.

Jeder suchte sich einen Platz. Nach einigem Hin- und Hergeruckel, -geraschel und -geklapper, und nachdem jeder einen Euro auf den Tisch geworfen hatte – »Das gilt aber nicht für die Neuen! Ihr seid eingeladen!« –, ergriff Christian das Wort.

»Herzlich willkommen bei unserer Selbsthilfegruppe. Ich freue mich besonders, dass wir heute zwei Neuzugänge aus dem AKH bei uns begrüßen dürfen. Auch diese Gruppe hier ist ursprünglich aus einer Therapiegruppe im AKH entstanden. Zum Einstieg fasse ich kurz unsere Regeln zusammen, sind alle einverstanden?« Allgemeine Zustimmung.

»Erstens: Wir sprechen wertschätzend und in Ich-Botschaften miteinander. Keine Beleidigungen, Pöbeleien oder Vorwürfe nach dem Muster ›Du hast aber gesagt …‹ und so weiter.

Zweitens: Wir erscheinen nüchtern zur Gruppe. Beladene Tanker werden nicht zugelassen.

Drittens: Unser Ziel ist dauerhafte Abstinenz. Niemand wird gerüffelt, wenn er einen Rückfall hat. Aber wir gehen mit unseren Rückfällen ehrlich um, und dauerhafte Trinker sind in dieser Gruppe fehl am Platz.«

Blickte Christian bei dieser Aussage mich an? Oder schielte er nur? Und wie stellte er sich das vor? Dauerhafte Abstinenz – wie sollte das funktionieren? Ich spürte einen kurzen Impuls, aufzustehen und wegzurennen. Ein Unwohlsein, ganz ähnlich dem, das ich als Kind in den Gebetsgruppen meiner Oma gehabt hatte, machte sich in mir breit.

Christian fuhr fort: »Genau dazu sind wir da: uns gegenseitig in unserer Abstinenz zu unterstützen, uns gegenseitig zu helfen und an diesem Dienstagabend unserem gemeinsamen Suchtproblem Raum zu geben.«

Suchtproblem. Okay.

»Viertens: Wir diskutieren nicht über Politik, und bei uns wird weder gebetet noch gesungen. Wir sind eine freie Selbsthilfegruppe, die nicht an eine Weltanschauung gebunden ist.«

Das beruhigte mich dann wieder. Ich hasse alles, was mit Kirche oder Religion zu tun hat.

»Und schließlich fünftens: Wir monologisieren nicht, jeder kann Fragen stellen oder Feedback zu den Beiträgen der anderen geben, aber auch hier bitte beachten: Wertschätzung und Ich-Botschaften.«

Christian schaute sich in der Runde um. »Noch Fragen?«

Dann weiter: »Noch etwas zum Ablauf für die Neuen. Wir fangen immer mit einer Blitzrunde an, das kennt ihr ja aus den Gruppensitzungen im AKH. Was beschäftigt euch gerade oder wie war eure Woche, gab es zum Beispiel Situationen oder Probleme mit Alkohol. Danach machen wir eine Pause für die Raucher. Anschließend sprechen wir über ein Thema, das sich aus der Blitzrunde ergeben hat oder aus irgendeinem Grund aktuell ist. Wer fängt an? Vielleicht stellen wir uns für die beiden Neuen heute kurz vor.«

Der Typ, der links neben Christian saß, fing direkt an. »Ich bin Klaus, mein Problem ist der Alkohol. Ich kiffe zwar auch gelegentlich, aber davon bin ich nicht abhängig. In letzter Zeit kiffe ich eigentlich gar nicht mehr, weil ich bei der Arbeit so viel zu tun habe.«

Klaus war bei einem Hamburger Flaggschiff angestellt, der Hanse Nord Versicherung. Als Lagerist. Was hatte eine Versicherung, bitte schön, zu lagern? Kaputte Dachziegel? Abgebrannte Häuser? Doch Klaus erklärte es schon: »Wir stellen die Akten gerade komplett auf digital um, das heißt, wir scannen uns einen Wolf.« Dazu komme dauerhafter Ärger mit einem Kollegen, der nicht nur faul sei wie ein Siamkater, sondern auch noch aus dem Mund nach Gülle rieche und nach Schweiß stinke wie eine alte Gemüsesuppe. Klaus überlege sich jeden Tag, wie er das dem dummen Kerl beibringen solle, aber er traue sich nicht. Was er jedoch geschafft habe, sei, trocken zu bleiben, trotz all dieser Unbilden, und darauf sei er unglaublich stolz. »Alles klärchen, wunderbärchen.« Mir rollten sich im Nachgang zu dem Begriff »trocken« noch die Fußnägel hoch. Aber da machte schon der Nächste weiter.

»Ich bin Florian, mein Problem ist ebenfalls der Alkohol, genauer gesagt das Bier, das ich früher von morgens bis abends in mich reingeschüttet habe …«

Aha, von morgens bis abends. Das traf auf mich ja schon mal nicht zu. Florian war gelernter Kfz-Mechaniker, aber arbeitslos und in einer sogenannten Adaptionsmaßnahme beschäftigt. Das hieß, er ging einer Beschäftigung als Assistent des Assistenten des Hausmeisters in einer Einrichtung für Behinderte nach, und zwar für genau eine Stunde am Tag. Danach war er fix und fertig und musste erst mal vier Stunden schlafen. Anschließend zog er sich vor der Glotze eine Familienpackung Eis rein, immer abwechselnd Schoko, Vanille und Bananensplit – so sah sein Tag aus. Florian war sehr zufrieden mit der Entwicklung, weil es ihm auf diese Weise seit über einem Jahr gelang, nüchtern zu bleiben. Um Gottes willen. Wie trostlos konnte ein Leben sein? Für die Erzählung dieses Tagesablaufs benötigte Florian etwa zwanzig Minuten, weil er alles dreimal in verschiedenen Formulierungen wiederholte, bis Christian, der hier wohl der Gruppenchef war, ihn unterbrach und bat, im Interesse der anderen Gruppenmitglieder, die ja auch noch zu Wort kommen wollten, an dieser Stelle zu enden. Mir schwirrte jetzt schon der Kopf.

Der nächste Kandidat war Steffen. Er trug einen roten Vollbart und eine dicke Hornbrille. »Alkohol macht mir nichts aus«, sagte er, »ich habe nur ein Problem mit Gras. Aber ich habe nun seit über einem Jahr nicht mehr gekifft.«

Auch hier grätschte Gruppenboss Christian dazwischen: »Liebe Andrea, lieber Matthias, falls ihr euch wundert, warum hier alle seit einem Jahr keinen Alkohol und keine Drogen mehr angerührt haben:

Damals waren wir alle im AKH zum Qualifizierten Entzug, wie ihr beide jetzt. Und weil es damals keine Selbsthilfegruppe gab, die uns gefallen hat, haben wir kurzerhand diese hier gegründet. Bitte, Steffen, mach weiter!«

»Sehr richtig«, fuhr Steffen fort. »Vor diesem Entzug habe ich den ganzen Tag einen Joint nach dem anderen geraucht. Parallel dazu habe ich gearbeitet. Ich bin übrigens IT-Fachmann. Aber irgendwann habe ich so viele Fehler gemacht, dass es meinem Chef auffiel. Er hat drei Wochen gebraucht, um die Ursache für die ständigen Systemabstürze zu finden. Dann stellte er mich vor die Wahl: Kündigung oder Entzug. Der war übrigens die Hölle für mich. Christian, Klaus, wisst ihr noch?« Lachen und Nicken. »Albträume, Schweißausbrüche, Paranoia, Halluzinationen. Erst als die mich mit Oxazepam vollgepumpt hatten, wurde es besser. Gut und schön. Aber danach musste ich etwas finden, was ich statt Kiffen tun konnte. Also habe ich Klavierspielen gelernt.« Als ob das so einfach wäre. Aber schon redete Steffen weiter: »Das war schon immer ein Traum von mir. Jetzt lenke ich mich eben mit Klavierspielen ab. Das geht ganz gut. Ja, das Leben ist super! Ich bin stolz auf mich.«

Bewunderndes Raunen. Steffen wirkte mit seiner riesigen Brille wie ein obercooler Nerd auf mich, für den es nichts Dümmeres gab, als Alkohol zu trinken oder Gras zu rauchen. Reine Zeitverschwendung. Aber was würde ich tun, um mich abzulenken?

Während ein gewisser Knut mit Erzählen an der Reihe war, versuchte ich, mir vorzustellen, wie ich es schaffen sollte, ein ganzes Jahr lang nüchtern zu bleiben. Ein ganzes Jahr lang keinen Rotwein zu trinken. Wie sollte das gehen? Was sollte ich zum Essen trinken? Wasser vielleicht? Über solche Probleme hatten wir in der Klinik ja noch gar nicht gesprochen! Was sollte ich tun, wenn ich eingeladen werde? Was sollte ich antworten, wenn ich gefragt werde, was ich trinken wolle? Sekt, Bier, Wein, ein Shot? »Habt ihr vielleicht eine Cola für mich?« Ich hasse Cola.

Zwischenzeitlich hatten noch zwei weitere Leute erzählt, und die Nächste war schon die Frau neben mir. »Ich bin Martha. Ich hatte schon sieben Delirien, ich kann mich daran aber nicht erinnern. Deshalb habe ich immer eine Flasche Bier im Kühlschrank. Denn wenn ich einen Rückfall habe, darf ich nicht abrupt mit dem Trinken aufhören, sondern muss mich langsam runtertrinken, solange ich auf den Notarzt warte. Mein letzter Rückfall ist aber jetzt schon wieder vier Monate her. Seither nehme ich Antabus, dafür muss ich dreimal pro Woche ins AKH, um mir meine Tablette abzuholen. Das hilft ganz gut gegen den Suchtdruck.« Ich war fassungslos. Sieben Delirien? Und man fing trotzdem wieder an zu trinken? Das war ja unfassbar.

»Andrea, möchtest du etwas sagen?« Christians Stimme holte mich aus meinen Gedanken. »Du musst aber nicht, das ist vollkommen freiwillig.« Er lächelte mich an. »Doch, schon!«, sagte ich. »Ich bin Andrea, zweiundfünfzig Jahre alt, verheiratet, eine Tochter, Werbetexterin. Ich habe ein Problem mit Alkohol. Seit dem dritten August bin ich im AKH und somit seit diesem Tag nüchtern.« Fürs Erste hatte ich keine Lust, mehr von mir preiszugeben, und schaute zu Matthias rüber.

Er übernahm die Staffel. »Ich bin Matthias, Rechtsanwalt, habe auch ein Alkoholproblem, dazu noch Depressionen, und das ist das Schlimmste. Dagegen hilft Rotwein immer noch am besten, leider, aber ich muss jetzt auch endlich damit aufhören. Ich habe keine Ahnung, ob ich das schaffe.«

Christian war als Letzter an der Reihe. »Mein Problem ist ganz eindeutig der Alkohol. Früher brauchte ich spätestens um dreizehn Uhr, zum Mittagessen, ein Bier, sonst überkam mich ein derartiger

Tatterich, dass ich nicht einmal mehr hätte telefonieren können, und dazu eine äußerst üble Laune, sodass jeder, der meine Umlaufbahn kreuzte, Gefahr lief, erschlagen zu werden. Nach und nach rutschte der Zeitpunkt, zu dem das erste Bier unerlässlich war, immer weiter nach vorne. Sprich, es wurde immer früher. Zehn Uhr, neun Uhr, acht Uhr.«

Gewählte Ausdrucksweise, dachte ich. Was der wohl beruflich macht?

»Hinzu kam, dass der Bierumschlag in meiner Wohnung so massiv wurde, dass ich jedes Wochenende mit mehreren Kisten zum Getränkemarkt musste und beim besten Willen nicht mehr so tun konnte, als würde ich jeden Samstag Party machen. Dann die vielen Reisen, für die ich vorsorglich einen oder mehrere kleine Flachmänner einstecken musste, falls es keine andere Möglichkeit gab, unbeobachtet ein Bier zu zischen. Als ich dann eines Morgens um sieben Uhr am Gate der Lufthansa schnell aufs Klo huschte, um ein Schlückchen zu nehmen, da wurde mir klar, dass ich etwas ändern musste. Noch am selben Tag ließ ich mich krankschreiben und wies mich selbst zum Entzug ins AKH ein. Was ich jedem nur empfehlen kann. Aber auch ich hatte eine lange Phase des Überlegens und viele Versuche, aus eigener Kraft nüchtern zu bleiben. Mal schaffte ich es zwei Wochen, mal sechs Monate, mal drei Tage. Immer mit dem Ergebnis: Du kannst das doch, jetzt darfst du auch mal wieder ein Bier trinken! Was natürlich totaler Quatsch ist. Aber die Erfahrung muss jeder selbst machen.«

Christian blickte in die Runde, in der schon alle mit den Füßen scharrten. »Rauchen?«

Sofort wurden die Stühle nach hinten geschoben und krächzten mit ihren Holzbeinen auf dem abgeschabten Eichenparkett. Man stürzte geschlossen hinaus und zündete sich dort sofort eine

Zigarette an. Mir flimmerte die Hirnrinde. Ich zog den Rauch tief in die Lunge und war dankbar für den Nebel, der mich in eine leichte Entspannung hüllte und das Hirnflimmern beruhigte.

Dann wendete ich mich an Christian, der selbst nicht rauchte. »Darf man als Alkoholiker wirklich nie wieder einen Schluck Alkohol trinken? Nie, nie wieder?«

Christian lachte. »Sag niemals nie!«, antwortete er. »Das wissen wir doch schon seit James Bond. Aber ganz im Ernst: ›Nie‹ ist ein großes Wort. So groß, dass nicht wenige richtig Angst davor haben und aus lauter Horror gleich den nächsten Schluck Alkohol brauchen. Auch wenn ich die Anonymen Alkoholiker als Gruppe nicht besuchen würde, haben sie dafür eine ganz gute Lösung: Du brauchst nur ›heute‹ nichts zu trinken, und du brauchst ›nur das erste Glas‹ stehen zu lassen. Das ist doch nicht gar zu schwer, oder?« Aha, der kannte das also auch.

Vom zweiten Teil der Sitzung bekam ich kaum noch etwas mit. Matthias und ich fanden die Gruppe ganz nett und kündigten an, beim nächsten Mal wieder dabei sein zu wollen. Dann gingen wir schweigend nach Hause, zurück unter unsere Käseglocke im AKH.

Verabredung

Auf einmal saßen wir in einer gemütlichen Kneipe, wie es sie in den Achtzigerjahren an jeder Ecke gab, sie hießen »Cartoon«, »Horizont« oder »Blue Note« und waren mit ehrlichen Holztischen ausgestattet. Ich studierte die Getränkekarte, konnte aber nichts lesen, weil ich aus Versehen die Kontaktlinsen eingelegt hatte. Wenn ich die trug, brauchte ich inzwischen eine Lesebrille. Das ist doch pervers. Du legst extra Kontaktlinsen ein, damit du keine Brille brauchst, und dann musst du dir so ein Busfahrergestell auf die Nase setzen, damit du die Speisekarte oder die Zutatenliste lesen kannst.

Hinter dem Tresen stand ein cooler Typ, der aussah wie Jesus. Nein, wie George Harrison, aber ohne Bart. Seine langen braunen Haare waren mit einem Gummi zu einem Zwischending aus Pferdeschwanz und Männerdutt drapiert. Flirtete der mit mir? Ich schaute mich um. Matthias war verschwunden. Sonst war auch niemand da, der musste mit seinen Blicken und seinem Lächeln also mich meinen. Ein warmes Gefühl, so konkret wie ein Weizenmischbrot, stellte sich in meinem Solarplexus ein. Was sollte ich bloß bestellen?

Jetzt schnappte sich der Typ eine Flasche und zwei Gläser. Kam der an meinen Tisch? Kannten wir uns? Ich hatte den doch noch nie gesehen. »Hallo!«, sagte er, seine gütigen braunen Augen glühten mich an. »Darf ich dich zu einem Glas Rotwein einladen? Einen Rioja, Sangre de Torres?« Woher kannte der meinen Lieblingswein? Ich versuchte, den Mund zu öffnen, aber es ging nicht. Ich starrte den Typen an und versuchte, so zu tun, als wäre nichts. Kein Ton kam aus meinem Mund. Er stellte ein Glas vor mir ab und ein Glas für sich auf die andere Seite des Tisches. Er schenkte mir ein. Er schenkte sich ein. Er setzte sich. Er erhob sein Glas und schaute mir in die Augen. Das warme Weizenmischbrot in meinem Bauch ging auf die doppelte Größe auf. Ich nahm mein Glas. Komisch, der Wein roch nach nichts. Ich trank einen Schluck. Er schmeckte auch nach nichts. Ich trank noch einen Schluck. Und noch einen.

Fuck! Ich trinke doch gar nicht mehr! Fuck! Fuck! Fuck! Wie konnte ich nur? So eine Scheiße, ich habe getrunken! Der Typ beugte sich zu mir. »Mach dir nichts draus!«, sagte er. »Du hättest sowieso wieder angefangen.«

Plötzlich lag ich in einem Bett. Wo war ich? Ich warf die Decke zurück und sprang auf. An der gegenüberliegenden Wand noch ein Bett. Jemand schlief darin. Heide. Ich schaute auf meine Armbanduhr. Fünf Uhr morgens. Die Realität. Ich schaute aus dem Fenster über die Stadt. Die rosenfingrige Eos krabbelte gerade hinter dem Michel hervor. Sie erleuchtete die Dächer in einem Roségold, das man heutzutage nur noch beim iPhone zu sehen bekommt. Gott sei Dank. Gott! Sei! Dank! Es war nur ein Traum. Ich hatte nicht getrunken. Nicht in Wirklichkeit. Mir fiel ein riesiger, drei Tonnen schwerer Felsbrocken vom Herzen. Nicht getrunken. Mann, Mann, Mann. Eos war schon wieder abgehauen. Verjagt vom hellen Tag. Kalt und gelb knallte jetzt die Sonne runter. Trotzdem. Noch über eine Stunde, bis der Wecker klingeln würde. Ich hüpfte schnell zurück ins Bett und zog mir die Decke über die Ohren.

Bei der Gruppentherapie am Vormittag lernte ich, dass es am Anfang der Abstinenz völlig normal sei, vom Trinken zu träumen, und dass das noch eine ganze Weile so bleiben werde.

In meinem nächsten Gespräch mit Frau Ladenhaus, das gleichzeitig auch unser letztes war, sollte es um meine Zukunft gehen. Wie sollte ich weitermachen? Und wie konnte ich es schaffen, abstinent zu bleiben?

Es gibt in Hamburg nicht viele Dinge, die mich begeistern. Doch das Suchthilfesystem gehört definitiv dazu. Hier tut man wirklich alles, um auch noch den letzten Alki und den heruntergekommensten Junkie wieder zurück in die Gesellschaft zu holen, auch wenn diese all das in den seltensten Fällen dankt.

Frau Ladenhaus gab mir die Adresse einer Suchtberatung nur für Frauen, gar nicht weit von meiner Wohnung entfernt. Dort sollte ich anrufen und regelmäßige Termine vereinbaren. Die Suchtberaterin werde mir dabei helfen, trocken zu bleiben. Sie werde mich auch beraten, welche weiteren Therapien für mich infrage kämen. Und das alles kostete nicht mal was.

Ein bisschen traurig verabschiedete ich mich von Frau Ladenhaus. Noch ein paar Tage, dann würde ich entlassen werden.

Wieder zu Hause

Es war seltsam, wieder zu Hause zu sein. Ich fühlte mich so wackelig und unsicher, als ginge ich an Krücken, was man mir aber leider nicht ansah. Im Gegenteil, ich sah blendend aus, was sich als mein zweitgrößtes Problem herausstellte, denn niemand glaubte, dass ich krank war. Dabei stand die Diagnose schwarz auf weiß in meinem Entlassungsbericht. Vorsichtshalber packte ich ihn ganz unten in meinen Rollcontainer, noch unter die Postkarten, Briefumschläge und weiteres Büromaterial, damit bloß keiner den Schrieb fand, vor allen Dingen nicht Marie.

Am ersten Nachmittag zu Hause, einem Samstag, rief ich den Familienrat zusammen und kündigte an, ab sofort keinen Tropfen Alkohol mehr anzurühren, was ich nun schon drei Wochen lang erfolgreich geübt hätte. Allerdings dürfte auch kein Alkohol mehr im Haus sein, damit ich nicht in Versuchung käme.

»Im Krankenhaus hat man uns gesagt, dass wir einen sicheren Raum brauchen, das ist ein Raum, in dem kein Alkohol in Griffnähe ist.«

»Ja klar! Ist doch kein Problem, Schatz.« Thomas machte auf cool, doch ich konnte deutlich sehen, wie es hinter seiner Stirn arbeitete. Wo sollte er jetzt seine Bierdosen bunkern?

Doch mein größtes Problem sollte erst noch kommen.

Abstinenz ist ein Fulltime-Job

In den ersten Tagen kam mir die Abstinenz wie ein Fulltime-Job vor, der sich zu einem Knochenjob auswächst. Ein bisschen wie in der Werbebranche, wenn eine Präsentation vor einem wichtigen Kunden ansteht. Du machst Überstunden, isst nicht mehr richtig und schiebst dauernd Nachtschichten. Dabei ging es eigentlich nur darum, nichts zu trinken. Ich hatte allerdings keine Ahnung gehabt, wie anstrengend das war.

Meine Strategie war folgende: Suchtdruck erst gar nicht aufkommen zu lassen. Du erinnerst dich doch an die Bestie, die immer Druck macht? Wenn sie vor der Tür steht und dagegenhämmert, auf keinen Fall die Tür öffnen! Ist sie erst mal in der Wohnung, dann ist schon fast alles verloren, jedenfalls bei mir.

Ich hörte also, dass es klopfte. Ich antwortete: »Ne, echt. Du schon wieder. Dich kann ich hier überhaupt nicht gebrauchen. Zieh Leine!« Erstaunlicherweise funktionierte das meistens. Und bei entsprechender Konsequenz meinerseits kam der Suchtdruck immer seltener. Es war vermutlich extrem frustrierend für ihn, dass ich ihn immer wieder wegschickte. Deshalb versuchte ich, Situationen, die für mich schwierig werden könnten, strikt zu meiden. Kneipen. Partys. Festivals. Rockkonzerte. Das ganze Zeug. Ohne mich. Nirgends war es leichter, unbedacht zu einem Bier, zu einem Joint oder zu einer Pille zu greifen. Deshalb sollte es auch nicht in Griffnähe sein.

Aber die Methoden gegen den Suchtdruck funktionierten eben auch nicht immer. Eine klitzekleine Unsicherheit, die Sicherheitskette liegt zwar noch vor, aber man öffnet die Tür einen kleinen Spalt. Nur so, um sich vorzustellen, wie wahnsinnig entspannend das wäre, jetzt zu sagen: »Hey, Alter, komm rein, wir machen's uns gemütlich.« Schon hat der Drecksack einen Fuß in der Tür. Was nun?

Es gibt so vieles, was einen trockenen Alkoholiker zum Trinken verführen kann, sei er auch noch so guten Willens, ein abstinentes Leben zu führen. Da sind zum Beispiel jene Hardcore-Abstinenzler, die seit dreißig Jahren trocken sind und das auch jedem gern erzählen. Sie tun das so gern, dass es dreihundertfünfundsechzig Tage im Jahr, zwölf Stunden am Tag, ihre Hauptbeschäftigung ist. So bleibt für das Trinken gar keine Zeit mehr. Diese Abstinenzfachleute, auch Zwölfender genannt, trifft man hauptsächlich bei den Selbsthilfegruppen der bekannten Organisationen wie den Anonymen Alkoholikern oder den Guttemplern. Ein Abstinenz-Greenhorn wie ich, das direkt nach der Entgiftung in einer solchen Gruppe landet, bekommt bei solchen Vorträgen unmittelbar das schier unwiderstehliche Bedürfnis nach einer Flasche Schnaps und einen starken Fluchtimpuls. Zum Glück gibt es andere Alkoholiker*innen, denen es ähnlich geht, sodass man gemeinsam beschließt, nie wieder zu dieser Suchtdruck-Veranstaltung zu gehen, das mit der Flasche Schnaps aber besser zu lassen und sich eine neue Selbsthilfegruppe zu suchen. So wie ich.

Tatsächlich schaffte ich es, jeden Donnerstagabend mit dem Fahrrad zum ehemals besetzten Haus zu fahren und zur Gruppe zu gehen. »Ich gehe heute zur Gruppe!«, wurde ein fester Ausdruck für meine Familie. Bekannten, denen ich auf dem Weg begegnete und die nicht wussten, dass ich Alkoholikerin bin, rief ich zu: »Mädelsabend!« Schnell fühlte ich mich heimisch und lernte die einzelnen Gruppenmitglieder besser kennen. Es kamen auch immer wieder neue dazu, frisch aus dem Entzug. Andere sah man nicht mehr wieder, wie zum Beispiel Matthias, den Rechtsanwalt. Er war anfangs noch zweimal da, dann verschwand er auf Nimmerwiedersehen.

Vermutlich Rückfall. Genau wie Steffen, der sich mal eben so mir nichts, dir nichts das Klavierspielen beigebracht hatte. Irgendwann war er plötzlich weg, und man hat nie wieder von ihm gehört.

Rückfälle

Die berühmten Rückfälle sind unter Alkoholikern ein ganz großes Thema. In der Sprache der Alkoholiker heißt das »einen Rückfall bauen«. Das bedeutet, in alte Verhaltensweisen zurückzufallen und wieder zu trinken, obwohl man längst, manchmal Jahre, manchmal auch nur Wochen oder Tage, damit aufgehört hatte. Hierbei gibt es eine große Bandbreite an Schwere und Länge des Rückfalls; in Wahrheit gibt es so viele Muster von Rückfällen, wie es Alkoholiker gibt. Es gibt auch verschiedene Fachausdrücke dafür, die man uns im Entzug erklärt hat. Die habe ich nur leider vergessen.

Jeder geht mit einem Rückfall anders um. Viele Kollegen knicken beim ersten Anfall von Suchtdruck, beim ersten schlechten Gefühl, beim ersten Hauch von Stress, beim ersten Lüftchen Gegenwind ein und stürzen zum Supermarkt oder zum Büdchen. Zack, Rückfall. Andere sind standhaft wie eine Eiche im Orkantief und haben begriffen, dass man gegen Suchtdruck etwas tun kann. Dass man einen Rückfall aus eigener Kraft verhindern kann. Dass man Verantwortung übernehmen kann. Dass man Nein sagen kann. Ein Rückfall ist kein Schicksal. Ja, Alkoholabhängigkeit ist eine Erkrankung. Aber wenn man bereit ist, Hilfe anzunehmen, kann man mit ihr souverän umgehen – und sich gegen den nächsten Schluck entscheiden.

Heute erzählte Roberto, den ich ein paarmal nicht in der Gruppe gesehen hatte, von seinem letzten Rückfall. Roberto hatte den kompletten Therapieweg, den die Suchthilfe ihren Schäfchen zukommen lässt, bereits zweimal durchlaufen.

Da wären zunächst drei Wochen Qualifizierter Entzug, noch von der Krankenkasse bezahlt, in der Suchtstation eines städtischen Krankenhauses. Im Anschluss, mit ein paar sehr gefährlichen Wochen Wartezeit, vier Monate Entwöhnungstherapie in einer meist idyllisch gelegenen Rehaklinik für Suchtkranke. Danach schließlich noch sechs Monate lang eine ambulante Nachsorgetherapie mit wöchentlichen Gruppensitzungen und einem Einzelgespräch mit dem Therapeuten alle vierzehn Tage. Und nach dem ersten Rückfall das Ganze noch mal von vorne.

Zusätzlich zu diesen Maßnahmen zur Unterstützung der Abstinenz nahm Roberto, genau wie Martha, das Medikament Antabus. Die Tablette mussten sie sich dreimal pro Woche persönlich in der Klinik abholen und vor den Augen des Pflegepersonals runterschlucken. Kennen wir ja schon. Das Medikament bewirkt angeblich, dass man sich bei kleinsten Mengen Alkohol mit hochrotem Kopf in Magenkrämpfen windet und sich übergeben muss. Dieses Wissen soll den Probanden abschrecken, überhaupt Alkohol zu sich zu nehmen. Aber was machte der gewiefte Alkoholiker? In einem unbeobachteten Moment steckte er die Pille in die Tasche, schluckte das Wasser leer und kaufte sich auf dem Weg nach Hause genügend Bier und Wodka für seinen vorsätzlich geplanten Rückfall. Innerhalb von zwei Tagen war er auf seinem alten Level, nämlich zwei Flaschen Wodka am Tag. Reden konnte man dann mit Roberto nicht mehr, und es blieben ihm zwei Möglichkeiten: weitertrinken, bis seine Bauchspeicheldrüse zerspringt, oder damit aufhören. Aber wie? Unbewusst verließ sich Roberto darauf, dass er gerettet würde. Und so war es auch. Da er weder ans Telefon ging noch sich von sich aus meldete, schöpfte seine Freundin Susan Verdacht und schloss mit ihrem Zweitschlüssel die Wohnung auf. Ein Bild des Jammers. Da half nur noch 112 und ein Direkttransport auf die Entzugsstation.

Danach war er wieder bei uns in der Gruppe und froh, dass er den Rückfall hinter sich gebracht hatte und mit Susans Hilfe stoppen konnte. Es war Roberto unendlich peinlich, dass Susan ihn völlig verranzt und mit zehn Promille im Turm in seiner verlotterten Bude aufgestöbert hatte. Deshalb saß er da wie ein Häufchen Elend.

»Ich weiß auch nicht, warum ich immer wieder rückfällig werde. Es macht mir nämlich überhaupt keinen Spaß. Ich handle wie ferngesteuert. Rein in den Supermarkt, Wodka kaufen, nach Hause, Wodka leer trinken. Ich spüre dann auch nichts mehr. Vielleicht ist es das, was ich brauche.« Dann schaute Roberto ratlos in die Runde.

Wie immer war es Christian, der ein paar tröstende Worte für ihn fand. »Lieber Roberto, das ist ja das Tückische an unserer Erkrankung. Man kann nie sicher sein. Vielleicht gab es irgendeine Situation bei dir, die dir Stress verursacht hat, oder irgendwelche anderen unangenehmen Gefühle. Sie sind dir aber nicht bewusst geworden, sondern haben so lange weitergegrummelt, bis du sie mit Wodka wegmachen musstest.«

Herr K. fiel mir ein. Das war der Mann, an dessen Beispiel uns in der Klinik erklärt worden war, wie ein Rückfall in aller Regel abläuft. Es beginnt immer mit einem scheinbar unbedeutenden Ereignis. Bei Herrn K. war es ein Stau im Berufsverkehr, weswegen er von seinem üblichen Nachhauseweg abwich und eine andere Strecke nahm. Diese führte ihn an seinem früheren Weinladen vorbei. Nun kommt der nächste Schritt in den Rückfall: der erlaubniserteilende Gedanke. Zum Beispiel: »Ach, wie schön. Heute mache ich mal eine Ausnahme.« Oder irgendein anderer Murks, mit man sich selbst die Erlaubnis zum Trinken erteilt. Schon hier hätte Herr K. die Rückfallgefahr erkennen und bewusst gegensteuern können. Zufällig war aber vor dem Weinladen ein Parkplatz frei, und Herr K. stellte dort sein Auto ab. Noch hätte er wieder ausparken und weiterfahren können, doch er stieg aus und ging in den Laden. Schon im Laden probierte er ein Glas Wein. Eine angenehme Wärme machte sich in ihm breit, und er nahm einen ganzen Karton Wein mit nach Hause. Und damit war der Rückfall vollzogen. Eine sehr wesentliche Sache war Herrn K. aber bei diesem Automatismus entgangen: Kurz vor Feierabend hatte er sich über einen Kollegen geärgert, der ihm, wie so oft, auf den letzten Drücker, noch einen Vorgang auf den Tisch gelegt hatte, der sofort erledigt werden musste. Über diesen Kollegen hatte Herr K. sich schon oft geärgert, aber er hatte sich noch nie getraut zu sagen: »Du, Heiner, bring mir doch die Vorgänge spätestens um sechzehn Uhr, dann muss ich deswegen keine Überstunden machen.« In Wahrheit war es also gar nicht der Stau, der zum Rückfall geführt hatte, sondern die Tatsache, dass Herr K. seinen Ärger über den Kollegen runtergeschluckt hatte, anstatt ihm angemessen Ausdruck zu verleihen.

Nach der Raucherpause sprachen wir genau darüber: Wie können wir mit unangenehmen Gefühlen umgehen? Warum können wir die so schlecht aushalten? Und warum sind uns dafür bisher keine anderen Lösungen eingefallen, als Alkohol zu trinken? Ein weites Feld.

Als ich gegen halb zehn zu Hause ankam, fragte Thomas mich sofort, ob ich noch schnell mit Yoda rausgehen könnte. Klar, konnte ich, ich war ja nüchtern. Im Gegensatz zu Thomas, der ganz offensichtlich schon ein paar Biere intus hatte. Ich tippte auf vier Dosen.

Als ich mit Yoda wiederkam, hatte er gerade die fünfte in der Hand. »Sorry!«, sagte er, »du warst ja nicht da, da dachte ich, ich darf heute mal.« Dazu grinste er sein unverschämtes Charmeurgrinsen.

Ich schnappte mir Yoda und machte mich fertig fürs Bett. Als ich aus dem Bad kam, hatte sich der Mops schon breitgemacht und lag mitten auf der Decke. Er schlief schon fast, sein Gesichtsausdruck sagte: »Hey, können wir jetzt endlich schlafen, bitte?«

Als Thomas ins Schlafzimmer kam, roch ich seine Fahne schon, als er noch in der Tür stand. Ich bemühe mich, kein militanter Abstinenzler zu sein, aber wenn man nüchtern ist, riecht eine Bierfahne wirklich ekelhaft. Doch ich war müde, wollte mich nicht mehr aufregen und machte das Licht aus.

»Gute Nacht!«

»Gute Nacht.« Yodas leises Schnarchen brachte mich wider Willen zum Lachen.

Früher hatten wir so lustige Abende. Wir saßen am Küchentisch, haben gequatscht und den neuesten Agenturtratsch ausgetauscht. Wir hatten Ideen und viel zu lachen. Viele unserer Witze sind zu Running Gags geworden, wie: »Setzen wir uns doch auf eine der Banken.« Und heute? Ohne Alkohol zogen sich die Abende wie Kaugummi. Es musste etwas passieren.

Einstweilen tüdelten Marie, Yoda und ich so vor uns hin. Aufstehen, Haushalt, Schule, Gassi gehen, Mittagessen, Hausaufgaben oder Freundinnen besuchen oder Freundinnen kommen zu Besuch, Gassi gehen, Abendessen, fernsehen. Ich langweilte mich zu Tode, konnte aber auch nichts anderes tun. Kein Job in Sicht. So langsam machte ich mir Sorgen. Würde ich überhaupt noch mal gebucht werden? Oder war ich nach meiner Erkrankung draußen? Das ist doch die größte Angst jedes Freelancers, auch wenn alle immer so tun, als hätten sie das beste Leben und würden im Geld regelrecht schwimmen.

»Wir kommen gerade aus Malle.« – »Und, war's schön?« – »Klar doch!«

»Der neue A8 ist gar nicht so toll, wie ich dachte.« – »Echt jetzt?«

»Wir fliegen im Winter wieder nach Vietnam. Ist so geil dort. Und ihr?« – »Wissen wir noch nicht.«

»Beim Robinson Club weißt du einfach, was du hast.« – »Schon klar.«

»Sarah geht im Sommer für ein Jahr nach Kanada.« – »Och, wie schön!«

Und so weiter.

Der Freitag war für mich inzwischen der härteste Tag der Woche. Schon seit Marie ganz klein war, hatte ich mir den Nachmittag immer frei gehalten, egal, wie viel zu tun war. Als sie größer geworden war und wir unser Kindergarten-Kaffeekränzchen etablierten, kamen der Champagner und die Schnittchen. In Hamburg wurde die Tradition fortgesetzt. Erst bei Henry und Susanne in Eppendorf. Und seit Yoda da ist, bei Bille und ihrem Wuschelhund Maja. Kein Wunder, dass der Weinladen an der Ecke Pleite gemacht hat, seit ich nicht mehr trinke. Eine ganze Weile überlegte ich, ob ich nicht doch … eine Flasche Wein bei Rewe? Müsste ich erst noch kühlen. Oder beim Kiosk? Dort war er schon kalt. Ich rauchte dreißig Zigaretten auf dem Balkon. Im Park saßen sie schon wieder auf ihren Decken, tranken Astra oder Becks Gold, das Frauenbier, und rauchten ihre Joints. Wir hatten den herrlichsten Altweibersommer. Irgendwann war der Suchtdruck plötzlich weg. Erklären kann ich es nicht, aber irgendwie überstand ich den Tag ohne Alkohol. Immerhin schon fünfunddreißig Tage geschafft. Bis hundert wollte ich auf jeden Fall durchhalten.

Teil II

Werde ich es schaffen?

Stimmungstief, tiefer, Depression

So zwei, drei Monate nach dem Entzug ging es mir richtig schlecht. Ich hasste alles und alle. Besonders die Hamburger.

Der typische Hamburger ist arrogant, von mäßiger Intelligenz und kann nicht Auto fahren. Er weiß nicht, wie ein gutes Essen schmeckt, denn er lebt in der kulinarischen Diaspora. Es sei denn, er ist im Laufe seines Lebens schon mal aus dieser Stadt herausgekommen und konnte an anderen Töpfen schnuppern. Dann hat er gleich ein Sternelokal.

Ständig gibt es Probleme mit den Abwasserkanälen, denn die ganze Stadt ist auf Sumpf gebaut. Bei Starkregen, der in diesen Breitengraden leider häufig vorkommt, wünscht man sich Holzdielen, die man wie im Mittelalter auf die schlammigen Wege legt. Nur so könnte man halbwegs trockenen Fußes vom Auto zu seiner Haustür kommen.

Viele Hamburger haben sich angewöhnt, ihren Müll einfach auf die Straße zu werfen. Die Reste der Silvesterkracher bleiben so lange liegen, bis sie zu Staub zerfallen und in die Luft geflogen oder vom Regen zu Matsch gemacht und in die Siele geschwemmt worden sind. Und das, nachdem ein paar ältere Damen darauf ausgerutscht sind und sich den Oberschenkelhals gebrochen haben.

Hamburg ist eine traumhafte Stadt für Touristen. Und Hanseaten. Für ein paar Tage. Oder von Weitem. Der Hafen, die Elbe, die Alster, der Michel, der Isemarkt, die Kanäle, die Brücken, der Kiez, Sankt Pauli, die Schanze – hübsch, durchaus. Man darf nur nicht genauer hinschauen. Doch wer nach ein paar Tagen wieder abreist, wird Hamburg als tolle Stadt mit netten Menschen in Erinnerung behalten. So allerliebst wie das Miniaturwunderland.

Den anderen, die es aus irgendeinem Grund – der Arbeit, der Liebe wegen – hierherverschlagen hat, gehen die hanseatische Hochnäsigkeit und die Wichtigtuerei der Gutbetuchten irgendwann auf die Nerven. Nicht ohne Grund heißen Unternehmer Pfeffersäcke und erhalten Stadtteile Spitznamen wie Deppendorf oder Schnöseldorf. Denn dort trägt man die Nase so hoch wie den nördlichsten Norden. Über den Süden rümpft man dieselbe nur, auch wenn man ihn nie gesehen hat.

Die schlimmsten von allen sind die überangepassten Zugereisten, die nur in den höchsten Tönen von »ihrer Stadt« sprechen. Sie sind zumeist den Botschaften der Radiomoderatoren aufgesessen, die beharrlich »Hamburg, meine Perle« rauf- und runternudeln und zwischendurch Witze machen, die genau so platt sind wie das Land im Norden.

Die Fahrradwege sind um die hundertfünfzig Jahre alt, ellbogenbreit und voller Schlaglöcher und Baumwurzeln. Gewisse Radikalinskis meinen, hier mit hundertachtzig Sachen entlangbrettern zu müssen. Fährt man selbst einmal auf der falschen Seite, weil man sonst fünf Kilometer Umweg über die nächste Ampel nehmen müsste, wird man sofort angeschnauzt: »Falsche Seite! Falsche Seite! Anzeigen, sofort anzeigen!«

Viele Hamburger sind hingegen der Meinung, auch die Fußwege seien für Fahrradfahrer reserviert. Obwohl auf der einen Seite Fahrräder in Zweierreihen an die Gartenzäune gekettet sind und auf der Straßenseite SUVs, deren Motorhauben mir bis zu den Schultern reichen, so weit auf dem Weg stehen, dass man als Nicht-Bohnenstange Probleme hat, sich daran vorbeizuschieben. Geht man unbedarft hier entlang, wird man plötzlich von hinten böse angeklingelt, sodass man vor Schreck zur Seite spritzt wie Kieselsteine auf einem Rollsplittweg. Bevor ich aus dem Gartentürchen auf den Bürgersteig trete, muss ich deshalb zuerst nach links und rechts schauen, ob nicht eine Fahrradrakete herangesaust kommt, und das vollkommen geräuschlos.

Mein Psychiater, Doktor Gonzenheim, sagt dazu: »Ich komme nicht aus Hamburg, ich muss mir diese Stadt nicht schönreden. Das müssen nur Hamburger.« Heißt: In Wahrheit haben die Hamburger den totalen Minderwertigkeitskomplex, weil sie aus ihrem Sumpfloch nie herausgekommen sind, und müssen ihre Stadt deshalb ständig über den grünen Klee loben.

Dabei kommen einige der weltbesten Modedesigner aus Hamburg. Dennoch trägt frau in den bevorzugten Wohngebieten immer das Gleiche: Jeans (Marke), Stiefel (Marke), teure Jacke mit echtem Fell (Marke). Dazu schiebt sie gern einen Kinderwagen (Marke! Und zwar alle die gleiche) vor sich her, telefoniert auf ihrem iPhone mit ihrem Mann (Marketingchef) und lässt einen gelangweilten Hund (Labrador, Magyar Vizsla, Weimaraner und neuerdings Tierschutzhund aus Kreta oder Korsika) hinter sich herschnüffeln. Das blonde Hanseatinnenhaar zu einem wippenden Pferdeschwanz zusammengebunden. Während ihres Telefonats erstickt das Kind im Wagen unbemerkt an einer Wespe.

Kinder sind in Hamburg entweder Statussymbole oder Lästlinge wie Flöhe oder Presslufthämmer. Denn sie können piesacken und laut sein. Nur in der schönsten Stadt der Welt ist es möglich, dass Anwohner einer Kindertagesstätte diese verklagen und durchsetzen, dass drum herum eine drei Meter hohe und sechzig Meter lange Lärmschutzmauer wie an der Autobahn gebaut werden muss.

Oder man steckt die Kinder gleich in ein abgedunkeltes Zimmer und lässt sie verhungern.

Irgendwann ging es mir wieder besser. Einfach so. Und plötzlich war Hamburg wieder die schönste Stadt der Welt.

Bewerbung bei Peter Kent

Am Sonntagabend lag die Mail einer mir unbekannten Agentur in meinem Postfach.

»Liebe Frau Noack, können Sie ab nächste Woche für einen Monat bei uns arbeiten? Unser Geschäftsführer Peter Kent würde Sie gern kennenlernen. Haben Sie noch weitere Arbeiten, die Sie mitbringen können? Bitte rufen Sie uns doch am Montagfrüh gleich an, um einen Termin mit uns zu vereinbaren.«

Peter Kent? Keine Ahnung, wer das sein soll. Trotzdem. Große Aufregung und die Klamottenfrage. Gleich für vier Wochen gebucht zu werden käme einem Lottogewinn gleich.

Obwohl genügend Arbeiten auf der Website dokumentiert waren, wollten die Leute immer mehr sehen. Termin am Dienstag, elf Uhr. Ich steckte ein paar Broschüren und alte Print-Anzeigen ein, auf die ich einmal sehr stolz war. Inzwischen war es nur noch vergilbtes Altpapier. Egal. Ich fuhr mit der U-Bahn über Sankt Pauli bis zum Baumwall. Die Agentur befand sich in der Kehrwiederspitze, dort, wo auch das Polizeirevier für »Notruf Hafenkante« liegt. »Kent & Partner«. Hörte sich toll an, war aber irgendeine Klitsche, von der ich noch nie gehört hatte.

Ein typischer Agenturempfang – USM-Regale, unbequeme Le-Corbusier-Sessel, Artemide-Leuchten – die gesamte Einfallslosigkeit von Leuten, die ihre Büros aus dem Katalog für Designermöbel einrichten oder ein Stilwerk-Abo haben. Ein typisches Empfangsmädchen mit perfekten Fingernägeln, ganz in Schwarz.

»Ich sag Bescheid!«, flötete sie und verschwand in einem dunklen Flur. Jetzt hätte ich theoretisch die Portokasse rauben und mich davonmachen können. Hatte ich aber nicht nötig. Noch nicht. Nach gefühlten fünf Stunden kam sie zurück.

»Hier entlang, bitte. Herr Kent erwartet Sie.«

Ich betrat ein Büro, das genauso eingerichtet war wie der Empfang. Nur standen hier zusätzlich ein paar persönliche Gegenstände auf dem Schreibtisch und in den Regalen. Ein altes Porsche-Targa-Modell. Das Michelin-Männchen. Eine lila Kuh. Das HB-Männchen. Aha. Der Typ sammelte Werbefiguren. Sehr originell. Einstweilen saß Kent aber noch hinter seinem Schreibtisch und hackte unbeeindruckt und ganz wichtig auf die Tastatur seines Laptops ein. Kein Mac. Finde den Fehler.

»Ich bin sofort bei Ihnen.« Er schaute nicht mal hoch.

Plötzlich musste ich an das Bewerbungsgespräch bei Piet Slootjes denken. Fritz, mein damaliger Art Director, und ich zeigten unsere Arbeiten und palaverten dazu, während Slootjes mit seiner grauen Silbermähne im weißen Anzug in seinem nach hinten gekippten Bürosessel lag, die Füße in goldenen Cowboystiefeln mit Schlangenlederprägung übereinandergeschlagen auf dem Schreibtisch, und sich mit einem Fahrtenmesser die Fingernägel säuberte.

Ich wusste nicht, ob ich weitergehen, stehen bleiben oder mich demonstrativ auf der Sitzgruppe niederlassen sollte. Genau in dem Moment, als ich diese Entscheidung traf, stand der Typ auf und kam mit breitem Grinsen und ausgestreckter Hand auf mich zu: »Hallo, ich bin Peter Kent.«

Er sah sogar ganz nett aus. Schätzungsweise eins neunzig groß, schwarze Hornbrille, weißes Hemd mit hochgekrempelten Ärmeln, nicht in die Hose gesteckt, Jeans und irgendwelche Edelsneaker. Dazu die obligatorische Rolex mit blauer Lünette.

»Guten Tag, Andrea Noack, freut mich.«

Er dirigierte mich auf den Stuhl vor seinem Schreibtisch.

»Na dann, lassen Sie mal hören«, sagte er von oben herab.

Von einer auf die andere Sekunde ging mir der Typ gewaltig auf die Nerven; eigentlich war es doch an ihm, mir etwas über seinen mickrigen Laden und die geplante Buchung zu erzählen. Was wollte der eigentlich? Hatte der meine Website nicht angeschaut? Ich holte mein Visitenkartenetui aus der Handtasche, pfriemelte betont langsam eine Karte heraus, legte sie vor Peter Kent auf den Tisch und fragte mit meinem besten Rehaugenaufschlag: »Haben Sie sich denn meine Website angeschaut, Herr Kent?«

Peter Kent lehnte sich jovial zurück. »Selbstverständlich. Deshalb haben wir Sie doch kontaktiert.«

»Gut. Dann zeige ich Ihnen am besten ein paar Originale. Da kann man auch den Text besser lesen.«

Ich zog meine Belegexemplare aus der Tasche und erläuterte die Idee dahinter. Imagekampagne für die Frankfurter Bank. Ganzseitige Anzeigen in der überregionalen Tagespresse, FAZ, Handelsblatt und so. Große Sache. Dann ein paar Broschüren für die Mitteldeutsche Versicherung. Schön geschrieben. Spezialisiert auf komplizierte Inhalte und komplexe Zusammenhänge.

»Können Sie denn auch einfach?«, fragte Kent dazwischen. Ich war kurz irritiert. »Einfache Texte«, sprach er weiter, »wie ›Just do it‹ oder ›Freiheit und Abenteuer‹.« Als ob man die weltbesten Slogans mal eben in fünf Minuten raushauen könnte.

Auf so dumme Fragen gab es eine Standardantwort: »Hinter den einfachsten Texten steht meistens die härteste Arbeit. Aber ja, ich kann auch einfach. Wenn man mich lässt.«

»Wie meinen Sie denn das, Frau Noack?«

»Wenn man mir – und in der Regel meinem Art-Partner – die entsprechende Zeit und eine gewisse kreative Freiheit gibt. Und wenn der Creative Director die richtigen Texte aussucht. Oder wenn ich selbst der Creative Director bin.«

»Und wenn diese Zeit mal nicht da ist?« Peter Kent lächelte hinterhältig.

»Na ja, in Ausnahmefällen landet man auch mal mit einem Schnellschuss einen Treffer. Aber es sollte nicht die Regel sein, oder was denken Sie darüber?«

»Nein, natürlich nicht. Aber leider muss meistens alles sehr schnell gehen. Die goldenen Zeiten im Agenturbusiness sind vorbei.«

Nun ja, das wusste ich selbst. Jetzt kam der schwierigste Teil des Gesprächs. Die Honorarverhandlungen. Ich hatte mir im Laufe der Jahre angewöhnt, mutig das Feuer zu eröffnen.

»Sprechen wir noch über das Honorar«, fing ich an. Peter Kent machte eine Geste, die wohl einladend wirken sollte.

»Also.« Pause. Luft holen. »Mein regulärer Tagessatz beträgt fünfhundert Euro oder achtzig Euro pro Stunde. So viel nimmt auch ein Kfz-Mechaniker. Bei einer Buchung von vier Wochen würde ich Ihnen selbstverständlich entgegenkommen, sagen wir vierhundertfünfzig.«

»Dreihundert.«

»Wie bitte?«

»Mehr kann ich Ihnen leider nicht bieten, Frau Noack. Wir sind nur eine kleine Agentur.«

Ich ließ ihn nicht spüren, dass ich ihn am liebsten in Stücke gehackt hätte.

»Okay. Einverstanden. Aber erzählen Sie es bitte nicht weiter. Mein Steuerberater bringt mich um.« Diesen Trick hatte ich von Volker. Der Satz schüchterte die Leute immer ein. Nicht so Peter Kent.

Ich wusste es. Zahlen wollten sie alle nicht. Immer den größten Einsatz verlangen und die beste Arbeit, man sollte Nachtschichten schieben und die Wochenenden durchschrubben, möglichst nur Goldideen haben, und das alles am liebsten für lau. Scheißkerl.

Peter Kent stand auf und streckte mir die Hand entgegen. »Frau Noack, wir melden uns!«

»Alles klar. Vielen Dank.«

Im Stechschritt und mit möglichst arrogantem Blick ging ich den Flur entlang zum Empfang. Unter dem Jackett klebte mir die Bluse am Rücken. Als ich das Empfangskind sah, musste ich lächeln. Ein Reflex. Das passiert automatisch. Mit weichen Knien ging ich die zehn Meter breite Marmortreppe hinab. Es war eines dieser bombastischen Hamburger Kontorhäuser, bei denen der Reichtum der Pfeffersäcke in Stein gehauen ist.

Vor der Tür zündete ich mir erst mal eine Zigarette an. Noch dringender hätte ich jetzt einen großen Schluck Alkohol gebraucht. Eine ganze Gallone Alkohol, egal welchen. Aber nein. Ich trinke ja nicht mehr.

Am liebsten hätte ich direkt auf die Treppe gekotzt. So ein schmieriger Selbstdarsteller. Hoffentlich riefen die nicht an. Obwohl. Das Geld hätte ich verdammt gut gebrauchen können. Auch wenn der Tagessatz jämmerlich war. Aber für vier Wochen … das wären immer noch, ähm, fünfmal drei ist fünfzehn, mal vier, sechstausend Euro. Damit hätte ich wenigstens den Dispokredit ablösen können und eine Zeit lang nicht mehr jeden Cent umdrehen müssen. Das Gehalt, das Thomas in seiner Staragentur bekam, reichte ja vorne und hinten nicht. Die lutschten ihre Leute aus wie die Schleckmuscheln. Die Hälfte vom Gehalt bestand in der Ehre, bei dieser Sekte arbeiten zu dürfen. Ich glaube, das ist dort heute noch so.

Die Hamburger bleiben außerdem gern unter sich. Als Außenstehender kommst du da gar nicht rein. Es sei denn, du kennst jemand noch von früher. So wie Thomas diesen René Wolf, der mit ihm zur Schule gegangen ist.

Dabei hatte ich ganz gute Agenturen auf der Uhr. Aber die waren eben nur zweite Wahl, nicht aus der schönsten Stadt der Welt. Von Peter Kent hörte ich übrigens nie wieder. Von wegen vier Wochen Buchung.

Der Job in Berlin

Als ich von meinem Vorstellungsgespräch nach Hause kam, hopste Yoda an mir hoch und begrüßte mich freudig. Gleichzeitig donnerte der Suchtdruck an die Tür.

»Andreeeeaaaaa! Mach sofort auf!«

»Vergiss es!«

»Lass mich rein! Wir machen es uns gemütlich!«

»Leck mich am Arsch!«

Ich feuerte meine Tasche auf den Stuhl, fingerte die Zigaretten heraus und ging mit Yoda auf den Balkon. Er hüpfte immer noch vor Freude um meine Beine herum, als würden wir zum größten Abenteuer aufbrechen. Zum Glück hatte ich nicht den Fehler gemacht, ihm bei meiner Heimkunft immer gleich etwas zu fressen zu geben, sonst wäre das jetzt Betteln. Aber er freute sich tatsächlich über mich.

Auf dem Balkon hörte ich immer noch den Suchtdruck an die Tür donnern. Aber nach ein paar tiefen Zügen an der Zigarette hatte er aufgegeben. Er war weg. Plötzlich. So wie der Schmerz in der Werbung für Kopfschmerztabletten. Arghhh.

Marie würde erst in ein paar Stunden zu Hause sein. Ich setzte mich an meinen Rechner. Nichts Neues. Ich loggte mich bei diesem

Business-Netzwerk ein, das in letzter Zeit in Mode gekommen war. Hier wurden mir immer neue Freunde vorgeschlagen. Leute, die ich kannte, fügte ich hinzu. Auf diese Weise hatte ich immerhin schon über sechzig Freunde eingesammelt.

Noch während ich neue Freunde anklickte, plingte eine Nachricht von Wolfgang Gorbach in mein Postfach. Ich kannte ihn noch von früher, wir hatten seinerzeit zusammen für eine große Bank gearbeitet. Tonnenweise Folder und Flyer für alle möglichen Finanzprodukte entworfen. Jetzt war er Chef einer neuen Kreativagentur mit Büros in München, Düsseldorf und Berlin.

»Liebe Andrea, melde dich schnell bei uns in Berlin, wir haben eventuell einen Job für dich! Schreib an Heike Schaeffler. Grüße sie von mir, LG Wolfgang«

Huch, ein Job? Zack, Mail schicken. Zehn Minuten später die Antwort:

»Liebe Andrea, super,

wir brauchen dringend eine Texterin/Content Developerin,

kannst du am Donnerstag um 11 Uhr bei der Deutschen Versicherung in Köln sein?

LG Heike«

Plus der gesamte Abspann der Agentur plus Verschwiegenheit plus das ganze übliche Blabla. Die meinten das ernst. Ich:

»Liebe Heike,

das schaffe ich! Soll ich mir das Ticket selbst besorgen oder macht ihr das?

LG, Andrea«

»Liebe Andrea,

super! Ticket schicke ich dir!

Danke, danke, danke!

LG Heike«

Eine halbe Stunde später war das Ticket da. Dazu ein Fünfzig-Seiten-Briefing für eine neue digitale Plattform. Kunde: eine der größten Versicherungen Deutschlands. Es ging um ein Kick-off-Meeting und darum, letzte Fragen zu ebendiesem Briefing zu stellen. Ich war platt. Das war ja alles richtig professionell. Über Geld hatten wir noch nicht gesprochen. Und dass ich mich mit digitalen Plattformen, nun ja, äh, so gut wie gar nicht auskannte, ließ ich erst mal unter den Tisch fallen.

Eine Woche später hatte ich dreitausend Bonusmeilen mehr, einen Schreibtisch in Berlin und den totalen Stress. Das Briefing war das reinste Chaos gewesen, keiner hatte auch nur den blassesten Schimmer, was das alles zu bedeuten hatte und was überhaupt zu tun war. Wir sollten etwas übermenschlich Geiles für eine große Versicherung machen. Die übrigens für total spießige Werbung bekannt war. Das Sagen hatten aber nicht wir, sondern eine internationale Network-Agentur, zu denen der Laden in Berlin gehörte, was aber nicht nach außen dringen durfte. So ging es jeden Tag von früh bis spät mal hü, mal hott.

Geld spielte keine Rolle. Die Uhr lief. Doch der Job war eine Katastrophe. Keiner wusste, was er zu tun hatte. Ein Team von fünfzehn hochprofessionellen, erfahrenen und sehr sympathischen Leuten versuchte, zusammenzuarbeiten und etwas zustande zu bekommen, was aber so gut wie unmöglich war. »Denn sie wissen nicht, was sie tun« wurde unser Running Gag. Kaum hatte einer etwas zu Papier gebracht, rief der Kunde an und änderte das Briefing.

Ein paarmal waren wir in Köln, um total netten Programmierern, bei denen es einen großartigen Kaffee gab, zu erklären, was sie tun sollten, damit sie wiederum kalkulieren konnten, wie lange sie brauchen würden. Mit dabei war ein externer Berater, der dem Kunden irgendeine digitale Plattform versprochen hatte, die angeblich alles konnte, von der man aber noch nicht wusste, was sie beinhalten sollte. Alle redeten von Social Media. Der Kunde kam dazu und sagte, so einen Quatsch brauche er nicht, das sei doch alles rausgeschmissenes Geld, und in ein paar Jahren werde von diesem Facebook niemand mehr reden. Ich textete mich halb tot und versuchte, Content zu finden, der für eine Versicherung relevant war. Außer den üblichen Lebensphasen – Geburt, Ausbildung, Hochzeit, Rente, Tod – fiel mir nicht viel ein. Ja, genau so etwas wollte der Kunde haben, nur moderner. Und vor allem digital.

Die Agentur residierte in Mitte, direkt an den Hackeschen Höfen. Die Straßen voll mit Hipstern und Touristen, das Büro in einem ehemaligen Fabrikgebäude, Backsteinarchitektur, supermodern saniert, wie Agenturen das halt so machen.

Die Grafiker und Art Directors designten bis zur Erschöpfung. Hatten super Ideen und tolle Layouts, aber der Kunde war einfach nicht zufriedenzustellen, sodass wir immer wieder an einen Punkt kamen, an dem wir nicht weiterwussten. Schließlich rief die Projektmanagerin in London an und bestellte den internationalen Kreativchef und seinen Berater nach Berlin.

Bei wie vielen Präsentationen habe ich wohl schon mitgemacht? Fünfzig? Hundert? Zweihundert? Aber eine so schreckliche war noch nicht dabei.

So war von heute auf morgen der komplette Agenturstress wieder in mein Leben eingebrochen. Die Schonzeit war vorbei. Alkohol? Krank? Erschöpft? Vergiss es. Jetzt war wieder volle Power angesagt.

Ein Witz

Altes Ehepaar, beide so um die neunzig Jahre alt.
»Wo warst du denn so lange?«, fragt die Frau.
»In der Agentur«, sagt der Mann.

Unterstützung aus London

Am Donnerstag reisten die beiden Typen aus London an. Wir Kreativen saßen den ganzen Vormittag in Hab-Acht-Stellung, niemand informierte uns darüber, wer wen wann wo treffen sollte. Als wir um dreizehn Uhr ausgehungert in den Stühlen hingen, uns aber nicht raustrauten, falls wir zu einer wichtigen Besprechung gerufen würden, kam endlich die Projektmanagerin herbeigehechelt.

»Sorry, hab ganz vergessen, euch Bescheid zu sagen. Meeting erst um fünfzehn Uhr hier im Kreationskonfi. Macht erst mal Pause!«

Das ließen wir uns nicht zweimal sagen.

Weil durch die Warterei keiner etwas geplant hatte, gingen wir alle zusammen zur Imbissbude an der Ecke. Ein typisches Berliner Take-away, das Pastrami-Sandwiches und vegane Burger auf der Speisekarte hatte, nebst zehn verschiedenen Smoothies. Damit die Leute in den Agenturen immer schön fit blieben, um das Kapital der Eigentümer zu mehren.

Ich kam mit Konrad ins Gespräch. Er war noch keine dreißig, Designer und hatte sich auf die digitale Schiene verlegt. Konrad fragte mich, in welchen Agenturen ich schon gearbeitet hätte. Da es nur gute Namen waren, konnte ich förmlich sehen, wie ich im

Paternoster seiner Respekthierarchie nach oben fuhr. Konrad war erst vier Jahre im Job und hatte den totalen Anspruch. Er schüttelte nur den Kopf darüber, wie unsortiert und chaotisch der Kunde und wie schlecht unser Projekt organisiert war.

»Und dann noch dieser Peter Hanka aus London. Von dem sind ja nur die abenteuerlichsten Geschichten im Umlauf. Einmal soll er bei einem Dreh besoffen in den Swimmingpool gepisst haben und vom Regisseur vom Set geworfen worden sein.«

»Ach, der ist das?« Ich hatte die Geschichte auch schon gehört. Und zwar schon vor einigen Jahren, als wir an genau jenem Swimmingpool, der sich im Garten einer Villa in Santa Monica befand und in den Herr Hanka persönlich hineingepinkelt haben soll, einen Dreh für Frühstückscerealien hatten.

Bei jeder Produktion packen die Leute, die sich am Set herumtreiben, ihre Geschichten aus. Man könnte es auch »Storys vom Baron Münchhausen« nennen. Der eine hat mit Tony Scott gedreht und ihm die Freundin ausgespannt. Der Zweite hat dafür gesorgt, dass Robert Redford seinen Dreh um vier Wochen verschieben musste, weil die Agentur exakt dieselbe Location zuerst gebucht hatte. Der Dritte hat mitbekommen, dass Steven Spielberg vom Film keine Ahnung hat, sondern nur schwafelt und alles seine Assistenten machen lässt. Der Vierte weiß hundertprozentig, dass Tom Cruise seine Frauen verprügelt. Der Fünfte schließlich war dabei, als Peter Hanka bei einem Dreh für Vauxhall hackedicht in ebendiesen Swimmingpool gepisst hat und vom Regisseur, David Lannaby, hinausgeworfen wurde. Dieser Fünfte hatte mir die Geschichte selbst erzählt, als wir während einer Drehpause gemeinsam am Pool saßen. Es war übrigens ein Kameramann aus L.A. Später bekam ich mit, dass die Story innerhalb kürzester Zeit die Runde in sämtlichen Werbeagenturen rund um den Globus gemacht hatte. Jeder kannte sie. Und Pete Hanka war seither nur noch der Poolpisser.

Ausgerechnet den sollten wir nachmittags treffen. Wir nagten an unseren Sandwiches und tranken unsere Minztees – mittags muss man zum Glück keinen Alkohol bestellen. Damit würde man sich sofort als Alkoholiker outen. Das hatte sich gegenüber früher in den Agenturen tatsächlich geändert. Inzwischen waren die Leute meistens nüchtern und generell total gestreamlined. Vor zwanzig Jahren kamen wir fröhlich johlend aus der Mittagspause, mussten uns erst mal bis sechzehn Uhr erholen, um dann noch eine Runde ranzuklotzen. Allerdings standen auch hier in der Küche die Bierkästen, der Kühlschrank war voll mit gekühlten Flaschen, und nach achtzehn Uhr hatte fast jeder eine Bierflasche in der Hand. Ich versuchte dann, möglichst frühzeitig zu verschwinden, zumal der Job für mich unvorstellbar anstrengend war. Meistens konnte ich mir nur noch ein Sandwich und einen Tee an der Hotelbar holen. Vom Fernsehprogramm bekam ich nichts mehr mit. In der Regel ließ ich den Bildschirmschoner mit dem Aquarium laufen. Spätestens um halb zehn war ich im Tiefschlaf.

Um fünfzehn Uhr saßen wir wie die Flitzpiepen im Kreationskonfi und warteten auf Hanka und seinen Berater. Um fünfzehn Uhr dreißig ging Konrad zum großen Konfi, um nachzuschauen, wo sie blieben. Nach zehn Minuten war er wieder da. Wir sollten alle rübergehen, sie saßen dort noch.

Der große Konfi war ein Schlachtfeld. Durch die bodentiefen Glasscheiben sahen wir fast leer gegessene Schnittchentabletts, benutzte Kaffeetassen und leere Getränkeflaschen überall auf den Tischen verteilt. Hanka und sein Berater saßen rechts, vor ihnen stand die Projektmanagerin und redete auf die beiden ein. Ihnen gegenüber saßen Florian Hanstedt, der junge und extrem smarte Agenturchef, sowie Carola Veith, Chefberaterin auf diesem Etat. Pete Hanka hatte einen hochroten Kopf, war total verschwitzt, und ein paar fettige Strähnen lockigen braunen, schulterlangen Haares hingen ihm ins Gesicht. Der andere schaute völlig versteinert auf die Projektmanagerin. Es hätte mich nicht gewundert, wenn gerade beschlossen worden wäre, dass der ganze Etat von der Agentur abgezogen und neu zum Wettbewerb ausgeschrieben worden wäre.

Florian entdeckte uns als Erster und winkte uns erleichtert herein. Die extrem abgestandene Luft im Raum knallte uns wie eine Schaufel vor den Kopf. Die Stimmung war so schlecht, dass ich unmittelbar Magenschmerzen bekam. Doch Anke, die Projektmanagerin, knipste ein professionelles Lächeln an und begrüßte uns herzlich.

Ab sofort wurde nur noch Englisch gesprochen. Für mich kein Problem. Erwähnte ich schon, dass ich verhandlungssicheres Englisch sprach?

Anke stellte zuerst Hanka und seinen Berater, dann uns alle vor. Anschließend sollte jeder in zwei Sätzen über sich und seinen Werdegang erzählen.

Peter Hanka fing an. Hallo? Was erzählte der da? Ich verstand kein einziges Wort. Das sollte Englisch sein? Ein übleres Cockney hatte ich noch nie gehört. Ich mochte Hanka nicht. Wie sollte man denn mit dem kommunizieren? Ich musste allerdings zugeben, dass er einen gewissen Charme ausstrahlte, keine Ahnung, wie der fette Otter mit den schmierigen Strähnen das machte.

Dann war der Berater, William Murphy, an der Reihe. »Please call me Bill.« Den verstand man wenigstens. Er war bei ein paar Granaten-Agenturen, Bartle Bogle Hegarty, DDB und so und nun Freelancer für das Projekt. Freelancer, für einen so wichtigen Kunden? Da fiel mir ein: Ich war ja selbst auch Freelancerin.

Jetzt Konrad. Er spulte souverän seine Vorstellung ab und haute ein paar Marken raus, für die er schon gearbeitet hatte. Adidas, Nike, H&M. Und dass er seinen Job so verstehe, die Deutsche Versicherung AG jünger und moderner zu machen. Hanka und Bill nickten begeistert. »Yeah, cool!«

Dann der Assistent von Konrad. Er hieß Ole Jansen und kam frisch von der Hochschule für Kommunikationsdesign in Berlin. Auch er zog eine coole Vorstellung auf Englisch durch, wirkte sehr engagiert und erzählte uns, das Größte für ihn sei es, sich in seinem Job weiterzuentwickeln, Neues zu lernen, besonders von einem so begnadeten Webdesigner wie Konrad. Gott, was für ein Schleimer. Aber ein netter.

Dann war ich dran. Natürlich hatte ich schon die ganze Zeit überlegt, was ich sagen würde. Doch als ich meinen Mund aufmachte, kam nichts heraus. Wie in diesen Albträumen, wenn du was sagen willst, aber es geht nicht. »Okay, ähm, yeah, my name is Andrea, I am copywriter and in this job I am responsible for the content …« Das hatte ich eigentlich sagen wollen, aber aus meinem geöffneten Mund kam kein Wort, nicht einmal eine Silbe. Ich krächzte und hustete, tat so, als hätte ich mich verschluckt, sprang auf und ging raus, abwinkend und ächzend, während die anderen weitermachten, als wäre nichts gewesen. Ich flüchtete aufs Klo. Was bitte war das denn gewesen? Eine Panikattacke? Oder nur mangelnde Sprachpraxis?

In den nächsten Stunden und Tagen stellte ich fest, dass mein verhandlungssicheres Englisch verschwunden war. Es hatte sich einfach in Luft aufgelöst. Ich stotterte herum und plapperte irgendwas zusammen. Egal, welche Ideen ich hatte, es kam nur Murks aus meinem Sprechwerkzeug. Wie lange war das her mit den Meetings auf Englisch? Zehn Jahre? Fünfzehn? Ich entschuldigte mich und sagte, dass ich lange keine Praxis mehr in englischer Konversation hätte.

Schließlich erbarmte sich sogar Bill: »No problem, Andrea, keep cool. And don't undersell you!«

Der Job wurde noch einmal doppelt so anstrengend, als er bis dahin ohnehin schon gewesen war. Den ganzen Tag englisches Gesabbel. Ich verstand nur die Deutschen und den Berater. Zum Glück waren noch andere dabei, die nicht fließend Englisch sprachen. Aber alle sprachen besseres Englisch als ich. Wenn Hanka etwas brabbelte, klang es für mich wie Isländisch oder Russisch.

Am Freitagabend nahm ich den erstmöglichen Zug und beschloss, nie wiederzukommen. Kaum eingestiegen, musste ich durch das Bordbistro. Nur Typen, keine einzige Frau. Jeder von ihnen hatte einen Humpen Bier vor der Nase stehen. Das ganze Abteil roch nach Hefe. Ich ging weiter ins Zugrestaurant und bestellte mir einen Roibusch-Vanille-Tee. So ein Mist!

Natürlich fuhr ich doch wieder hin – der Kohle wegen.

An vom Alkohol vernebelten Hirn kann es jedenfalls nicht gelegen haben, dass ich kein Englisch mehr konnte und nur die Hälfte von dem verstand, was diese Digitalnerds von früh bis spät erzählten. Ich war stocknüchtern. Seit genau achtundfünfzig Tagen. Stand morgens um sieben mit klarem Kopf auf. Kein Kater. Saß um acht Uhr dreißig in der Agentur am Schreibtisch. Mehr konnte ich nun wirklich nicht tun.

Die Wochenenden

Die Wochenenden waren noch härter als der Job. Wenn ich was kochte, fehlte mir mein Prosecco oder mein Rotwein. Thomas sagte zwar nichts, fand es aber total beknackt, dass er sein Bier nur noch außer Haus trinken konnte. Er erklärte sich samstags und sonntags auffallend oft bereit, mit Yoda Gassi zu gehen. So oft musste der Mops doch gar nicht. Wenn er wiederkam, roch ich dann die Bierfahne. Erst einmal hielt ich den Mund und beobachtete die Sache. Hörte er nach zwei Dosen auf, sagte ich nichts. Ich sah an seiner Mimik genau, wie viele Dosen er schon intus hatte. Bei Dose drei wurden seine Sprüche abfälliger und sein Verhalten respektloser. Bei Dose vier kam noch eine gewisse Gleichgültigkeit hinzu – war doch ohnehin alles egal. Dose fünf schließlich führte dazu, dass Thomas seine Lippe etwas hochzog und beim Sprechen einen melancholischen Ton bekam. Außerdem passierte es dann auch schon mal, dass er genau dasselbe zwei- oder dreimal erzählte. Bei Dose sechs rastete ich aus.

Blieb Thomas nüchtern, war seine Laune auch nicht viel besser. Jedes Wochenende diskutierten wir über die Organisation der Betreuung von Kind und Hund. Ich war mindestens drei Tage die Woche in Berlin, und wenn ich zu Hause war, musste ich richtig ranklotzen, damit der Content endlich fertig wurde. Kam Marie aus der Schule, hatte sie großen Hunger. Ich kochte, oder wir holten uns was vom Asiaten. Nachmittags musste der Hund raus. Manchmal konnte ich Marie dazu überreden, ihn auszuführen. Aber sie hatte mit ihren dreizehn Jahren so viele Hausaufgaben, dass sie genauso wenig Zeit für Spaziergänge hatte wie ich. Also brachte ich Yoda ab und zu in den Hundekindergarten. Trotzdem hatte ich abends nicht so viel erledigt, dass ich zufrieden war. Das wiederum machte mir schlechte Laune.

Kam dann endlich Thomas nach Hause, so gegen zehn und total abgearbeitet, und hatte er schon ein paar Biere getrunken, war der Abend für mich erst recht gelaufen.

So trudelten wir fremdbestimmt durch die Woche, und ich musste dabei auch noch nüchtern bleiben. Bisher hatte ich durchgehalten. Ich war stolz auf mich. Leider konnte ich gar nicht mehr zu meiner

Selbsthilfegruppe gehen. Ich meldete mich aber immerhin noch regelmäßig ab und ließ die anderen wissen, dass ich immer noch abstinent sei, damit sie sich keine Sorgen machten.

Sie wissen immer noch nicht, was sie tun

Nach und nach nahm die Plattform Gestalt an. Irgendwann hatten sie gemerkt, dass eine einzige Texterin, so genial die auch sein mag, das Ganze nicht schaffen konnte. Ich bekam zwei Studenten zugeteilt, die Content für mich recherchierten. Welchen Content wir dann nahmen, wählte ich aus und schrieb die Texte auf Englisch und Deutsch in meine Excel-Tabelle. Von »in Wort und Schrift« funktionierte bei mir eben nur »Schrift«. Damit hatte ich mir nach meinem English for runaways wieder Respekt verschafft.

Das Einzige, was mir und den anderen immer noch nicht klar war, waren die Formeln, also die Algorithmen, die diesen Content zu einem einzigartigen Wunderwerk verbinden sollten. Der Kunde stellte sich so eine Art Schalter vor, den man mit der Maus von links nach rechts schieben konnte, praktisch von der Geburt bis zum Tod. Allerdings ging es schon damit los, dass wir das Leben nicht mit dem Tod enden lassen konnten. Das geht bei einer Versicherung grundsätzlich nicht, und dieses Prinzip ist in Stein gemeißelt. Wir waren herausgefordert, kreativ zu werden und Alternativen für den Tod zu finden. Dem Kunden schwebte so etwas Ähnliches vor wie die Kredit- und Zinsberechnungen der Banken. Nur, dass wir nicht drei Faktoren – Laufzeit, Kreditsumme und Höhe der Zinsen – hatten, sondern ungefähr siebentausend. Wie sollte das gehen? Keiner wusste es. Doch der externe Berater, dem der Kunde vermutlich Tausende in den Rachen warf, sagte, er werde bald einen Vorschlag liefern.

Nach drei Wochen kamen Bill und der Poolpisser wieder nach Berlin, um sich die neuen Layouts und Bildwelten anzuschauen, die Konrad und sein Assistent inzwischen entwickelt hatten. Und ich hatte so viel Content, dass meine Excel-Tabelle aus allen Nähten platzte.

In Berlin wurde ein großes Meeting einberufen, alle waren hypernervös. Es kam darauf an, ob die Entwürfe von Konrad und seinem Assistenten zum Corporate Design passten, das London für den Kunden entwickelt hatte. Denn der Kunde wollte, dass seine Werbung auf der ganzen Welt gleich aussah, und London hatte deshalb weltweit das kreative Sagen. Das heißt, der Poolpisser war uns gegenüber weisungsbefugt.

Um elf Uhr trafen wir uns im großen Konfi. Hallöchen hier, hallöchen dort, nice to meet you, how are you doing. Anke wuselte zwischen uns hin und her und dirigierte uns an unsere Plätze. Konrad und sein Assistent saßen direkt vorne, nah bei der Leinwand, ihnen gegenüber Bill und Pete. Dazwischen Carola mit ihrer Assistentin Lara, die Internet-Architektin Annika und schließlich ich. Anke setzte sich direkt neben Konrad, und dann ging es los.

Konrad lieferte hochprofessionell seine Präsentation ab, in astreinem Englisch mit deutschem Akzent. Er erklärte zu jedem Motiv, warum das genau so sein müsse.

Am Anfang hörten Pete und Bill sehr motiviert und begeistert zu. Doch schon nach wenigen Folien fingen sie an, auf ihren Stühlen herumzurutschen. Sie schauten sich an und wurden immer unruhiger.

Plötzlich fuhr der Poolpisser dazwischen.

»Sorry to interrupt you.«

Er fragte, ob wir nicht das Corporate Identity Manual erhalten hätten.

»Of course, we have!«, antwortete Konrad. Er erklärte, dass alles absolut konform sei mit den Vorgaben aus London. Pete bat darum, ihm das Manual zu zeigen. Konrad erklärte, dazu müsse er ihn an seinen Rechner am Schreibtisch begleiten. »You didn't get the printed manual?« Nein, nur das digitale.

Nun bewegten wir uns alle im Gänsemarsch zu Konrads Schreibtisch. Er setzte sich vor den Bildschirm, klickte auf ein paar Ordnern herum und öffnete schließlich eine Datei. Pete bat ihn, das Dokument zu vergrößern. Dann schnappte Pete sich die Maus und klickte selbst zwei, drei Seiten durch. Sein Gesicht lief rot an. Er sah aus wie ein spanischer Stier in der Arena. Dann sagte er ganz leise: »It's the wrong one.«

Anke sah aus, als würde sie gleich tot umfallen. Wie hatte das passieren können? Irgendjemand hatte hier richtig Scheiße gebaut.

Nach vielen Telefonaten, stundenlangen Checks von Mailaccounts und wirren Kurzmeetings war endlich klar, wer der Schuldige war. Gar keiner. Es war eine Verkettung unglücklicher Umstände.

Schließlich musste Florian, unser smarter Agenturchef, beim Vorstand der Deutschen Versicherung in Köln anrufen und die Präsentation um zwei Wochen verschieben wegen höherer Gewalt. Nach seinem Telefonat kam er herunter zur Kreation und sagte: »Leute, hier die offizielle Version: Bei der Zusendung der Designrichtlinien ist ein Fehler unterlaufen, den wir nicht mehr rekonstruieren können. Deshalb müssen alle Layouts neu gemacht und den korrekten Richtlinien angepasst werden. Alles klar? Ihr könnt jetzt gehen.«

Pete klatschte in die Hände und rief: »Who's gonna have a drink with me?« Sofort spritzten alle in verschiedene Richtungen davon. Anke musste noch ein Memo schreiben. Konrad hatte an diesem Abend leider, leider etwas vor, das er nicht verschieben konnte. Bill musste seinen Flieger kriegen. Carola musste unbedingt mit der

Kundin auf ihrer Hierarchiestufe sprechen. So stand ich plötzlich mit dem Poolpisser alleine da. Carola rief noch vom Flur herüber: »Geht doch zum Asiaten nebenan, wir kommen dann nach!«

Na super. Jetzt konnte ich mir hier meine Hirnwindungen ausquetschen und Small Talk machen. Oder besser Cockney lauschen und nicht verstehen. Pete schien auch nicht so begeistert, aber er brauchte dringend einen Drink und sagte das auch. Schöne Scheiße.

Der Asiate nebenan war genau so, wie man sich einen Asiaten in Berlin Mitte nun mal vorstellt. Kein altes Frittenfett, kein Takeaway, keine Flülingslollen. Sondern massive Holztische mit ebenso massiven Holzbänken, Kräutersträußchen auf dem Tisch und lila Deckenleuchten. Wir rauchten erst mal eine vor der Tür, das verbindet.

Danach gingen wir ins Lokal und setzten uns an einen freien Tisch.

Ein Kellner, der auch in einem Hollywoodstreifen hätte mitspielen können, ich würde sagen, Keanu Reeves mit dreißig, angetan mit schwarzer Hose, schwarzem T-Shirt und einer bodenlangen lila Schürze, kam an den Tisch und reichte uns die Karten. Seine wohlgeformten Oberarme waren nicht zu übersehen. Pete bestellte wie aus der Pistole geschossen: »Gin Tonic, please!« Ohne mit der Wimper zu zucken, leierte Keanu dreißig Sorten Gin herunter. Pete entschied sich für die letzte.

Erwartungsvoll blickte Keanu nun zu mir. »Einen frischen Minztee, bitte.« Ich tat so, als wäre nichts. Immer noch das beste Rezept.

Pete schaute sich in dem Laden um, offenbar hatte er Bestand vor seinem harten Londoner Szeneauge. »Nice place to be!« Mir fielen vor Müdigkeit fast die Augen aus dem Kopf. Jetzt kam Keanu wieder und stellte ein großes Latte-macchiato-Glas mit einem Strauß frischer Minze in heißem Wasser vor mir ab. Genau den gleichen

Humpen bekam Pete, aber der war voll mit Eis und Gin, und ich wurde schon vom Geruch besoffen. In dem Gin stand, wie in einer Blumenvase, ein riesiges Büschel Basilikum. Dazu gab es noch ein Schweppes Tonic Water.

Ich glaube, mir lief der Sabber aus den Mundwinkeln wie meinem Mops, wenn er eine läufige Hündin riecht. Aber Pete merkte es zum Glück nicht, da er nicht schnell genug den ersten Schluck nehmen konnte. Ahhhh. Jetzt ging es direkt los bei mir im Kopf. ›Soll ich mir einen bestellen? Oder nicht?‹ Pete hatte ja keine Ahnung, dass ich Alkoholikerin bin. Ich könnte hier auch Pflichtbewusstsein demonstrieren mit meinem Minztee. Sollte ich? Pete studierte schon die Karte. Sie war auf Englisch. Gott sei Dank. Ich glotzte in meine, konnte aber rein gar nichts lesen und verstand überhaupt nichts. Sollte ich? Oder lieber nicht? Dieser Gin Tonic sah ja so unglaublich geil aus. Aber was, wenn ich dann Durst auf mehr bekommen und mir noch einen bestellen würde? Oder zwei? Oder drei? Fuck.

So ging das jetzt den Rest des Abends. Ich konnte mich kaum auf das Gespräch konzentrieren und kapierte noch weniger als sonst. Zwischendurch ständig die Frage, ob ich mir nicht doch einen Gin Tonic bestellen sollte. Beim Essen hatte ich das Falsche bestellt, während Pete sich ein total lecker aussehendes Hähnchencurry reinhaute. Nach dem Essen kamen endlich Anke und Carola. Pete orderte gerade seinen dritten Gin Tonic. Anke und Carola machten direkt mit. Ich hielt noch eine halbe Anstandsstunde durch, und dann verabschiedete ich mich. »Sorry, ich bin so müde, ich muss ins Bett.«

Puh. Endlich draußen. Im Hotel direkt in den Aufzug rein und nach oben gefahren. Im Zimmer Tasche und Mantel auf den Boden und mich selbst aufs Bett geworfen und den Aquarium-Bildschirmschoner angeglotzt. Mann. Das war gerade noch mal gut gegangen.

Gin Tonic mit Basilikum, die Zweite

Zehn Tage später saßen Pete und ich wieder beim Asiaten. Es lief alles großartig. Drei Tage später würden Anke, Konrad und unser Agenturchef nach Köln fliegen und präsentieren. Dafür hatte ich Florian noch zwei Stunden lang den ganzen Content erklärt. Dieses Mal war alles bestens gelaufen. Wir hatten geliefert, der Auftrag und meine Buchung waren abgeschlossen, und ich konnte eine fette Rechnung schreiben. Am Vormittag würde es zurück nach Hause gehen, für den Abend war nichts gebucht, weil wir nicht wussten, wie lange wir abends in der Agentur sitzen würden.

Der Kellner mit der langen lila Schürze kam an unseren Tisch, zufällig war es wieder Keanu. Pete bestellte seinen Gin Tonic, Keanu fragte: »Beefeater?« Pete war baff, dass der Junge sich noch daran erinnern konnte. Jetzt wandte Keanu sich zu mir. »Für mich auch, bitte.« Was? Was hatte ich da gesagt? »Äh, nein, Moment, ich nehme lieber …« – »C'mon!« Pete blickte mich freudig an. Er freute sich darüber, dass er nicht allein trinken musste. »It's party tonight!« Strahlendes Lächeln. Hatte der schon immer so gute Zähne? Ich gab mich geschlagen. »Okay.«

Zack. Paff. Aus. Vorbei. Hatte ich den Verstand verloren? Ich trinke doch gar nicht mehr. Okay. Ich konnte das Glas ja immer noch stehen lassen oder an Pete weiterreichen und mir doch noch eine Limo bestellen. Genau. Das würde ich tun.

Keanu servierte den Gin Tonic. Mit genau dem gleichen, großen Basilikumstrauß im Glas wie beim letzten Mal. Keanu goss erst mir, dann Pete das Tonicwasser ein. Wir nahmen die riesigen Gläser. Wir prosteten uns zu. Ich schloss ganz vorsichtig meine Lippen um den dicken Strohhalm und zog daran. Erst leicht. Dann noch mal kräftig. So. Jetzt war es passiert. Alkohol in Frau drin. Sofort wurde es warm in meinem Bauch. Ganz langsam stieg die Wärme die Speiseröhre hoch und kam bei meinen Ohrläppchen an. Dann in meinen Wangen. Und jetzt als Funkeln in meinen Augen. Vermutete ich jedenfalls. Denn so war es bei Pete. Er funkelte nämlich an diesem Abend. Das konnte nur vom Alkohol kommen.

Ich tat so, als wäre es das Normalste von der Welt für mich, einen Gin Tonic zu trinken. Einen, wohlgemerkt, denn das würde der erste und der letzte sein.

Pete erzählte mir, wie glücklich er sei und wie toll die Arbeit mit Konrad laufe. Auf einmal verstand ich sein Cockney. Und plötzlich konnte ich wieder Englisch. Genau wie früher. Yeah!

Pete hatte es auch gemerkt und strahlte mich an.

»Your English is perfect!«

»Thank you.«

»What will we have for dinner?«

»I'll have the curry you had last time.«

»Me too.«

»It looked so delicious!«

»What about working in London, Andrea?«

»Oh, great idea. But I have to care for my daughter and for my pug, so it will be a little difficult. My husband is working in the best and most famous German advertising agency and doesn't return before ten in the evening …«

»Now which is the best and most famous German advertising agency?«

»WolfvonStetten in Hamburg. They get tons of nails from the Art Directors Club every year.«

»Never heard about …«

In meinem Kopf fing es an zu rattern. Arbeiten für eine Londoner Agentur? Obercool. Wie kam er darauf?

»And what would I work for? What could I do? Because my writing language is German.«

Pete erklärte mir, dass er noch nie so gute Content-Sheets gesehen habe wie meine Excel-Listen. Genau das bräuchte er für einen seiner Kunden auch. Die würden sich vor Begeisterung gar nicht mehr einkriegen.

»But you know my English, Pete?«

»Yes, it's perfect! Plus we have the possibility to get your work edited by our native copywriter Patrick.«

Gott, war das aufregend. Mein Gin Tonic war bereits leer. Pete nickte mir zu und winkte Keanu herbei. Er bestellte auf Englisch, als wäre er in einem Lokal mitten in Soho.

»Bring us two chicken curry, please, and two more Gin Tonic.« Er schaute mich kurz an, so leicht fragend, ich nickte nur. Das Thema Alkohol war jetzt gelaufen, denn ich war so aufgeregt, dass ich unbedingt was zur Beruhigung brauchte.

Als ich wieder zu mir kam, schreckte ich hoch und fühlte die gleiche Erleichterung wie immer nach einem Albtraum mit Alkohol: »Oh mein Gott, es war nur ein Traum, ich habe gar nicht getrunken!« Ich ließ mich zurückfallen und merkte, dass ich den Ort überhaupt nicht kannte, an dem ich war. »Oh nein, der Traum geht weiter!« Ich sah mich um. Ich war ganz offensichtlich in einem Hotel. Aber nicht in meinem. Das Zimmer sah aus wie eine Suite. Ich lag auf einem großen, ausziehbaren Sessel aus beigem Samt, unter einer weichen Fleecedecke. Ich hatte noch meine Klamotten an. Panik machte sich breit. Oh mein Gott! Da fiel es mir wieder ein. Pete. Der Asiate. Die Bar. Der Club. Oh mein Gott. Das durfte doch echt nicht wahr sein!

Da kam Pete aus einer Tür. Fertig angezogen, frisch, strahlend, mit allerbester Laune. Er sah heute ganz anders aus als sonst. Viel hübscher, netter und freundlicher.

»Pete, what happened? Did we … ähm, did we …?«

»You want to know if we were fucking?«

Ich nickte nur. Pete lachte schallend los.

»No, don't worry. We didn't. But …«

Aber ich lag hier in einer irren Suite, die garantiert fünfmal so viel kostete wie mein popeliges Einzelzimmer.

»Wo sind wir? Äh, where are we?«

»This is my room, we are at the ›Rome‹.«

Rome? Nie gehört.

»I see. Your agency is very großzügig, yeah.«

»Do you like breakfast? We can have it here, in the room.«

»Oh yeah. Coffee please. Very much. And fruit. Only fruit.«

Während Pete das Frühstück bestellte, verschwand ich im Bad. Auweia. Doch bis auf die zerlaufene Mascara unter den Augen sah ich recht frisch aus. Mit der Bodylotion vom Hotel wusch ich mir das Gesicht. Eigentlich cool. Endlich mal wieder was los in meinem Leben.

Beim Asiaten waren es noch mehrere Gin Tonics geworden. Ich glaube, vier. Dann ging es weiter in eine kleine Bar. Total nett, irgendwo in Mitte. Wieder Gin Tonic, ich hörte auf zu zählen. Wir laberten und laberten, plötzlich war es zwei Uhr. Dann die Idee – es war meine – mit dem Club, von dem Konrad erzählt hatte. Das war der Alkohol. Völlige Enthemmung. Ich fühlte mich zwanzig Jahre jünger. Irgendwann fragte ich Pete, ob er wisse, dass er überall der »Poolpisser« genannt werde. Er lachte nur und erzählte mir, dass er die Story kenne und dass er selbst dafür gesorgt habe, dass sie überall bekannt werde, obwohl sie überhaupt nicht stimme. Kein Mensch habe in den Pool gepisst. Aber ein schlechter Ruf sei besser als gar keiner.

Zum Glück hatte ich gestern zwischen Asiate und Bar meine große Tasche zu mir ins Hotel gebracht, wo ich längst ausgecheckt haben müsste. Ich trank noch zwei Kaffee mit Pete und verabschiedete mich dann ohne weiteres Brimborium.

Nachdem ich mit dem Aufzug ins Erdgeschoss gefahren war, merkte ich endlich, was für ein nobler Schuppen das »Hotel de Rome« war. Mindestens vier, vielleicht sogar fünf Sterne. Alles klar. Schon cool, wie ein Executive Creative Director untergebracht wurde. Aber die Nummer hatte ich mir schon vor Jahren verbaut.

Erstens bin ich eine Frau.

Zweitens hatte ich nicht das Aussitzfleisch und die Fähigkeit zu schleimen, die man für eine solche Karriere braucht.

Drittens konnte ich meine Klappe nicht halten.

Und viertens bin ich Mutter geworden. Um mit der Karriere weiterzukommen, hätte ich mein Kind mit spätestens sechs Monaten in eine Säuglingsaufzuchtstation geben müssen, wie es die Karrieremütter heute machen. Zu meiner Zeit gab es das kaum. Kinderbetreuung unter drei Jahren? Fehlanzeige.

Entweder, du konntest dir ein Au-pair leisten.

Oder deine Karriere war kaputt.

Bei uns reichte es leider nur für vier halbe Tage Kinderbetreuung in der Woche. Die typische Teilzeitfalle.

Schön, dass wir Frauen zwar inzwischen die gleichen Pflichten haben wie die Männer und unsere Kinder selbst ernähren müssen, von den gleichen Rechten und vom gleichen Gehalt aber noch Lichtjahre entfernt sind.

Nun gut. Bei einem Tagessatz von fünfhundert Euro plus Mehrwertsteuer ist man bereit, diese schreiende Ungerechtigkeit vorübergehend zu vergessen.

Außerdem hatte ich gerade echt andere Sorgen.

Im Zug setzte ich mich direkt ins Bordrestaurant und bestellte einen Roibuschtee, bevor ich groß nachdenken konnte. Überall standen schon wieder die Biere auf dem Tisch. Und das mitten am Tag. Nein! Nein! Nein! Ich wollte das nicht. Ich trank nicht mehr. Nie wieder.

Ich starrte in mein aufgeklapptes PowerBook und war doch ein paarmal kurz davor, einen Piccolo zu bestellen. Aber irgendwie gelang es mir, es nicht zu tun. Und meinen Kater heldenhaft und ohne Alkohol zu überstehen.

Vier Wochen später

Am Wochenende waren wir bei Heiko und Melanie zum Essen eingeladen. Thomas hatte das Treffen vereinbart. Mir passte das ganz und gar nicht, stürzte es mich doch wieder in große Konflikte wegen des Alkohols, ohne den ein solcher Abend niemals ablief.

Von meinem Rückfall hatte ich Thomas zwar erzählt, dabei aber betont, dass ich ab sofort wieder abstinent bleiben wolle.

Trotzdem hatte Thomas die Verabredung mit Heiko und Melanie getroffen. Vier Wochen lang hatte ich nichts getrunken. Das war schwer genug gewesen. Wenn die sich aber am Abend vor meinen Augen die Biere und Weine reinschütten würden, konnte ich für nichts garantieren. Obwohl ich immer noch ein verdammt schlechtes Gewissen wegen des letzten Rückfalls hatte, den ich natürlich in meiner Selbsthilfegruppe gebeichtet und ausführlich besprochen hatte.

Marie bekam Übernachtungsbesuch von einer Freundin. Die beiden mussten auf Yoda aufpassen, denn ihn konnten wir nicht mitnehmen. Bei unserem letzten Besuch hatte er in der Dunkelheit erst unbemerkt die Blumenbeete umgegraben und war dann mit seinen schmutzigen Pfoten im ganzen Haus herumgerannt, auch über die beiden weißen Ikea-Sofas im Wohnzimmer und den Sisal-Läufer auf der Treppe. Heiko und Melanie hatten die Bescherung erst gesehen, als wir schon weg waren.

Als wir am Samstagabend dort ankamen, herrschte bereits gute Stimmung. Heinrich, der Vater von Heiko, hatte schon ein paar Gläser Weißwein intus und allerbeste Laune. Er erzählte von Cannes, von wo er gerade zurückgekommen war. Irgendwie schaffte es der Mann seit hundert Jahren, sich und seiner aktuellen Freundin jedes Jahr die Reise zum Werbefilmfestival in Cannes von irgendeiner Agentur bezahlen zu lassen. Er rief dann gerne in die Runde: »Bringt endlich jemand noch eine Flasche Bonduelle?«

»Ihr habt ja heute den schwarzen Teufel gar nicht dabei!«, flötete Melanie.

»Nein, der ist bei Marie.«

»Zum Glück!«, rief Heiko und umarmte mich dabei herzlich. Aber man merkte, dass die beiden immer noch sauer waren wegen der weißen Sofas, deren Bezüge zweimal gereinigt werden mussten. Was ein bisschen im Gegensatz stand zu der extremen Lockerheit und der Haltung »Geld spielt keine Rolex«, die die beiden sonst ausstrahlten. Ich hatte richtig Lust zu sagen, dass sie sich mal nicht so anstellen sollten, aber stattdessen entschuldigte ich mich zum x-ten Mal für die Untaten meines Hundes, die ich insgeheim ganz lustig fand. Thomas und ich schauten uns an. Ich wusste, dass er genau dasselbe dachte wie ich. Verdammtes Ikea-Sofa.

Wir setzten uns in den Garten, scherzten und lachten. Ich wurde gar nicht gefragt, was ich trinken wollte, sondern Heiko schenkte mir direkt von dem eisgekühlten Viña Sol ein. Heiko wusste ja noch gar nicht, dass ich einen Entzug gemacht hatte. Ich schaute zu

Thomas, wieder trafen sich unsere Blicke. Er schnappte sich jetzt sein Bier, hob die Flasche hoch und sagte: »Komm, Andrea, stell dich doch nicht so an. Prost allerseits!« Ich nahm das Glas und trank. So wie immer. Als wäre ich nie im Entzug gewesen. Ich wollte an den beschissenen Entzug jetzt auch gar nicht denken. Der Wein war so köstlich. Im ersten Moment roch er noch komisch, aber schon beim zweiten Schluck schmeckte er wieder. Plötzlich rief Heinrich: »Ichmussjez abermawasessn, ichhabjaschoneinsiddzn!«

Es dauerte noch, bis das Essen fertig war. Mir hing langsam auch schon der Magen in den Kniekehlen. Dann wurden endlich die Spaghetti mit Scampi aufgetragen. Es war einer dieser seltenen lauen Sommerabende in Hamburg, an denen es nicht um halb neun kalt und ungemütlich wird und man sich die Decken um Schultern und Beine wickeln muss, um nicht zu erfrieren. Heinrich wurde durch das Essen anscheinend wieder nüchtern und erzählte weiter von Cannes.

Als der erste Karton Viña Sol leer war, stellte Heiko den Grappa auf den Tisch. Ich mag das Zeug nicht und lehnte dankend ab. Wir laberten und laberten, und ich trank und trank. Hach. Irgendwann dachte ich endlich nicht mehr darüber nach und ließ es mir einfach schmecken.

Trunkenheit auf dem Fahrrad

Als wir nach etwa zwölf Flaschen Wein gegen ein Uhr morgens aufbrachen, schwankte schon leicht der Boden. Wir waren mit den Fahrrädern da. Also mussten wir die Räder auch nach Hause fahren. Schon das Aufschließen des Fahrradschlosses bereitete mir erhebliche Probleme. Als ich es endlich geschafft hatte, kam die nächste

Schwierigkeit, nämlich das Aufsteigen. Irgendwie gelang es mir, auf den Sattel zu kommen, doch schon nach zwei Metern wurde ich wieder gestoppt. Die Hamburger werfen ihren Müll ja bekanntlich gern auf die Straße. Nun hatten sie in der Zeit, in der wir fröhlich gegessen und getrunken hatten, ungefähr zehn rosa Müllsäcke rund um einen Laternenpfahl deponiert, und mitten hinein in diese Müllsäcke rauschte ich mit meinem Fahrrad. Was nicht so schlimm war, denn wenigstens fiel ich weich.

Thomas hielt an, rannte zu mir zurück. Heiko war inzwischen auch da. Die Jungs halfen mir hoch. Ich musste die ganze Zeit lachen.

»Geht es, Andrea?«

»Klar gedss.«

»Sicher?«

»Ja, ssicher gedss.«

Darüber mussten wir alle derart lachen, dass es mindestens fünf Minuten dauerte, bis ich zum Weiterfahren bereit war. Okay, ich schaffte es.

Kurz vor der Kreuzung wollte ich anhalten. Ich vergaß aber, dafür vom Sattel zu steigen. Meine Füße reichten jedoch nicht auf den Boden. An dieser Stelle befand sich damals noch das berühmte Restaurant »La Calabria«, das in den Sechzigerjahren von einem Italiener der ersten Einwanderergeneration gegründet worden war. Ich wurde immer langsamer und langsamer, kam schließlich mit dem Fahrrad zum Stehen – und kippte nach rechts, direkt in das große Fenster des Restaurants. Die Scheibe blieb zwar ganz. Aber es krachte mörderisch. Im Restaurant waren die letzten Angestellten noch beim Aufräumen, und ein weiß beschürzter Kellner stürzte heraus und half mir beim Aufstehen: »Oh, Signora, isse was passiert, gehte gutt? Tute weh? Kannische elfe oder sollische Krankewage rufe?«

Heiko und Melanie waren die paar Meter hinter uns hergelaufen, dieses Mal wurde jedoch nicht so viel gelacht, sie waren richtig erschrocken. Ich griff auf mein altbewährtes Rezept zurück, das in jeder Situation funktionierte. Einfach so tun, als wäre nichts. »Ajesss in Ornung, Signore! Nixe passiere. Isse abe Glück gehabt.«

Heiko schlug vor, dass wir die Fahrräder anschließen und uns ein Taxi nehmen sollten. Wir waren einverstanden, was die Fahrräder betraf, wollten aber zu Fuß nach Hause gehen. Für den ersten Teil des Weges brauchten wir die komplette Breite der Straße und lachten uns dabei halb tot. Beim Taxistand an der nächsten Kreuzung entschieden wir uns doch noch, in einen Wagen einzusteigen. Der Fahrer war nicht gerade erfreut, als er hörte, dass er uns gerade mal fünfhundert Meter bis zu unserer Haustür fahren durfte. Aber er machte es, wenn auch widerwillig, nachdem ich zu Thomas gesagt hatte: »Schads, schreib dir doch maj die Taxinummer von dem Friddsen auf.«

Am nächsten Abend, als wir gegen sechs Uhr mit Yoda vor der Haustür standen und eine Runde mit ihm drehen wollten, kamen Melanie und Heiko mit unseren Fahrrädern angefahren. Melanie, die sehr klein und zierlich ist, stand auf den Pedalen und rief schon von Weitem: »Mensch, mit diesem Rad kann ja kein Mensch fahren! Der Sattel ist viel zu hoch eingestellt!« Gott sei Dank. Es gab eine Erklärung für meine Stürze. Am Alkohol konnte es nicht gelegen haben.

Wir beschlossen spontan, zu unserem Italiener an der Ecke zu gehen, da wir alle noch nichts gegessen hatten. Marie freute sich, und sogar Yoda durfte mit.

Treffen bei Bille

Plötzlich war wieder eine Woche vorbei. Thomas hatte ich kaum gesehen, die arbeiteten schon wieder an einer wahnsinnig wichtigen Präsentation. So half ich Marie beim Englischlernen, ging dreimal am Tag mit Yoda raus, hing am Rechner ab, googelte dies und jenes und eventuelle Kunden, hielt die Wohnung halbwegs in Schuss und trank keinen Schluck Alkohol. Somit war ich am Freitag schon wieder bei Tag fünf meiner Abstinenz.

Leider war Freitag immer noch der härteste Tag der Woche. Eine Steigerung dazu war nur noch der Freitagnachmittag, wenn ganz Hamburg mit einer Knolle Astra oder einem Becks Bier durch die Gegend läuft oder sich im Straßencafé einen Humpen Weißwein servieren lässt.

Ausgerechnet heute meldete sich meine liebe Freundin Sibylle, die ich nur »Bille« oder »die Süße« nenne, weil sie mich so oft mit »Süße« anspricht.

Bille ist Sängerin und hat eine wahnsinnig gute Stimme. Sie hat mal richtig gute Musik gemacht. In meiner Generation kennt sie jeder, denn zum Geldverdienen hatte sie früher viele Werbeslogans eingesungen. Das ist allerdings über zwanzig Jahre her. Und wie bei mir war ihre Karriere in dem Moment kaputt, als sie vor zwölf Jahren ein Kind bekam. Nur hat sie das mit der kaputten Karriere, genau wie ich, nicht sofort gemerkt, sondern zunächst ein paar Jahre lang gedacht, dass sie unfähig sei, neue Jobs an Land zu ziehen. Und jetzt kriegt sie keine mehr. Marie und Harvey sind nur ein Jahr auseinander, verstehen sich super und sind sogar auf derselben Schule. Wir hatten also jede Menge Gesprächsstoff.

Bille wollte, dass wir uns mit den Hunden trafen. Klar, es war wunderbares Wetter, wenn auch etwas kühl. Aber für Yoda war das ideal. Die Hunde kennen sich seit ihrem Welpenalter, und Yoda liebt Maja, Billes Wuschelhund, heiß und innig. Die Kiddies wollten auch mit, deshalb kamen Bille, Harvey und Maja bei uns vorbei und holten uns ab. Wir drehten erst mal eine große Runde, damit die Hunde bedient waren. Anschließend ging es für die Kinder auf den Spielplatz. Wir setzten uns abseits auf die Bank und unterhielten uns über Hunde, Kinder, Männer und nicht vorhandene Jobs.

Insgeheim dachte ich jedoch nur an Alkohol. Früher hatten wir uns immer beim Weinladen an der Ecke zwei Flaschen Prosecco geholt, eine gekühlte und eine ungekühlte. Die erste hatten wir gleich aufgerissen, und bis wir sie geleert hatten, war auch die zweite Flasche kalt. Manchmal holten wir uns sogar noch zwei weitere. Aber diese Zeiten sind ja nun vorbei. Oder? Sollte ich? Sollte ich nicht?

»Du trinkst ja nicht mehr«, stellte Bille in diesem Moment fest. »Wie läuft es denn so?« Ich schaute sie an. Als sich unsere Blicke trafen, prusteten wir beide gleichzeitig los.

»Ganz ehrlich?«

»Ganz ehrlich.«

»Beschissen.«

»Hast du getrunken?«

»Was heißt da getrunken. Gesoffen habe ich. Erst in Berlin. Dann in Hamburg. Aber heute ist wieder mein fünfter Tag nüchtern.«

»Das ist doch super. Dann hast du es ja wieder geschafft.«

Wir schauten uns wieder an und prusteten gleichzeitig los.

»Ich hätte wirklich Lust, mit dir eine Flasche Prosecco zu trinken! Das war immer so schön früher …«, sagte ich.

»Ja, das war es. Aber komm, wir lassen das jetzt.«

»Okay.«

Als wir auf dem Rückweg an unserem Haus vorbeikamen, fragte Marie, ob wir nicht noch zu Bille und Harvey gehen könnten. Wegen der Playstation. Harveys Vater kaufte seinem Sohn alles, was der Markt an elektronischen Geräten zu bieten hatte. Ich zögerte, sagte dann aber Ja. Was kann das Kind dafür, dass seine Mutter ein Alkoholproblem hat?

Beim Weinladen an der Ecke blieb ich kurz stehen. Die Tür war offen. Mein Blick fiel genau auf den großen Kühlschrank mit der Glastür, in dem hübsch aufgereiht die blauen Prosecco-Flaschen standen. Eine kurze Unschlüssigkeit. Ja. Nein. Doch. Nein! Du bist doch nüchtern. Du trinkst nicht mehr. Doch! Nur heute Nachmittag ... Woran ich jetzt am allerwenigsten dachte, war Herr K. und seine dämlichen, erlaubniserteilenden Gedanken. Schließlich war ich drin und verlangte das Übliche. Eine Flasche kalt, eine Flasche ungekühlt. Als wäre nie was gewesen. Eine leichte Euphorie machte sich in mir breit. Ich kann schließlich machen, was ich will. Und zwei Flaschen Prosecco haben noch keinen umgebracht.

Wir saßen in Billes Küche, die warme Flasche hatten wir in den Gefrierschank gelegt, die kalte bereits geöffnet und nach dem Einschenken ebenfalls wieder kalt gestellt. Die Gläser waren hübsch angelaufen. Wir prosteten uns zu. Der erste Schluck schmeckte beschissen. Gott, was für ein billiger Fusel. Ich hatte kurz den Impuls, das Gesöff in die Spüle zu spucken und keinen Schluck mehr zu trinken, nahm aber doch noch einen. Und noch einen. Nach dem vierten ging es endlich. Die alte heimelige Wärme machte sich in meinem Magen breit, und in meinem Kopf stellte sich ein leichtes Glimmern ein.

Bille zeigte mir ihr Profilfoto bei »mySpace«. Sie hatte ihr kleines Kind auf dem Arm und küsste es mit geschlossenen Augen. Sie wirkte verzückt und überglücklich und sah verdammt gut aus. Sie trug ein schlichtes weißes Männerhemd, die oberen Knöpfe geöffnet, an ihrer Hand dicke Silberringe, wie Rockstars sie gern tragen. »Das mit der Werbung habe ich nur wegen des Geldes gemacht«, sagte Bille. »Aber wir hatten auch so genug Geld. Bob hat ja immer fett abkassiert. Als musikalischer Direktor von Juliane Müller tut er das immer noch. Soll sich mal nicht so anstellen.« Bille verdrehte die Augen. »Der kann die Wohnung hier lässig bezahlen.« Das war nämlich der Deal. Bob hatte Bille sitzenlassen, als Harvey zwei Jahre alt war. Bille war total glücklich gewesen zu Hause, mit ihrem Baby und ihrer Rolle als Mutter. Hatte lecker gekocht, wenn Bob von einer Tournee zurückkam, die Wohnung hübsch hergerichtet. Sich Mühe gegeben. Damals hatte sie noch ihre Putzfee von den Philippinen. Eine Perle, die auch manchmal auf Harvey aufpasste, wenn Bille zum Einkaufen oder zum Friseur musste.

Wir tauschten uns über Putzfrauen und Kindermädchen aus.

»Die Filipinas sind die besten«, war Bille überzeugt.

Ich konnte dem nur zustimmen. »Unsere hieß Mariette. Sie ging mit Marie auf den Spielplatz, hat mit ihr zu Hause gespielt und gemalt und alles. Und wenn Marie schlief, hat sie die Wohnung sauber gemacht.«

So unterhielten wir uns über die Kinder, die Schule, die Hunde, über dies und jenes. Wir hatten bereits die zweite Flasche so gut wie geleert. Es war so schön gerade, wir konnten das jetzt unmöglich beenden.

»Ich geh schnell rüber und hole noch zwei.« Bille sagte nicht Nein.

Auf den letzten Drücker, kurz vor neunzehn Uhr, bekam ich noch unseren Prosecco.

Als ich zurück in die Wohnung kam, schaute ich bei den Kindern rein. Sie saßen vor dem Fernsehgerät, paralysiert, gebannt, absolut fokussiert auf ihre Strecke. Mit ihren Lenkrädern in den Händen sahen sie aus wie zwei Formel-1-Fahrer, die gerade versuchten, sich gegenseitig zu überholen. Das Spiel machte einen höllischen Lärm. Ich versuchte gar nicht erst, sie anzusprechen.

In der Küche hatte Bille mittlerweile aufgeräumt. »Lass uns schnell ein paar Nudeln kochen, die Kinder haben Hunger«, sagte sie. Sie ist eine rührende Mutter. Wir kramten alles hervor, was Kühlschrank und Speisekammer zu bieten hatten. Zu meinem Erstaunen war das ungewöhnlich viel für einen Zwei-Personen-Haushalt. Sonst war Billes Haushalt eher verlottert, aber heute fanden wir Thunfisch und Bambussprossen, verschiedene Müslipackungen, allesamt geöffnet, Dosentomaten und Kokosmilch, vier Packungen Spaghetti und im Kühlschrank Eier, Butter und Sahne, gekochten Schinken vom Metzger und frischen Parmesan. Wir überlegten kurz, ob ich zum Supermarkt rennen und Hähnchen und Gemüse für Panäng Gai holen sollte. Das war Billes Spezialität. »Aber der Asia-Laden hat schon zu, und da muss unbedingt original Currypaste und frischer Koriander rein!« Bille lobte mal wieder ihr Panäng Gai in den höchsten Tönen, und das vollkommen zu Recht. »Zu aufwendig«, sagte ich, »das machen wir ein anderes Mal.« Schließlich entschieden wir uns für Spaghetti Carbonara, das liebten auch die Kinder. Bei den Vorbereitungen ergänzten wir uns wie das Team in einer Profiküche. Ich setzte das Nudelwasser auf, während Bille den Schinken klein schnitt.

»Kein Öl ins Wasser!«, sagte sie.

»Genau! Ich mache das auch nie!«, antwortete ich. Wir entdeckten wieder so viele Gemeinsamkeiten.

Ich goss die Spaghetti ab und bewahrte einen Rest Nudelwasser auf zum Übergießen, damit sie nicht verklebten. Eine weitere Gemeinsamkeit. Bille übernahm die Sahne-Ei-Mischung, während ich den Tisch im Wohnzimmer deckte.

Die Kinder saßen immer noch ganz gebannt vor dem Fernseher. Ein lautes »Hallo, ihr beiden!« reichte noch nicht aus, um ihre Aufmerksamkeit zu wecken.

»Wollt ihr vielleicht Spaghetti Carbonara essen?«

»Jaaaaaa!«

Da kam auch schon Bille mit einer dampfenden Schüssel herein. »Los, hinsetzen, die Spaghetti sind perfekt al dente!«

So ging es immer weiter. Wir kuschelten uns ein in unserer Freundschaft. Das Geschirr ließen wir stehen, die Kinder hatten anscheinend genug von der Playstation und gingen jetzt in Harveys Zimmer, um zu malen. Bille und ich gingen zum Rauchen in die Küche. Die Hunde mussten auch gefüttert werden. Erst der eine, dann der andere, dann lagen sie wieder beide auf dem Boden und schliefen. Sie mögen es auch, wenn wir zusammen sind.

Bille erzählte weiter von ihrer Karriere als Musikerin und ließ dabei ein paar Namen fallen. Manche davon kannte ich. Es waren durchaus bekannte Musiker dabei.

»In vier Wochen mache ich eine Tournee mit Diana. Kennst du die noch, von früher?« Klar kenne ich Diana. Mein Freund, der Wind …

»Ist die nicht in meinem Alter?«

»Nein, die ist älter! Wurde letztes Jahr sechzig.«

»Und was machst du dabei?«

»Backgroundsängerin.«

»Ist das gut bezahlt?«

»Schon. Die Tournee dauert vier Wochen, dafür bekomme ich zweitausend Euro. Nur das Amt darf nichts davon erfahren.«

Bille erzählte vom Leben mit einer Band. Es war genauso, wie ich es mir vorgestellt hatte: spät aufstehen, shoppen gehen, Auftritt, feiern und trinken bis in die Puppen. Nur die Hotelzimmer wurden nicht mehr zerlegt. Zu teuer.

Die Kinder waren inzwischen dazu übergegangen, Musik zu hören und zu tanzen. Den Song hörte man bis in die Küche: »Es könnte alles so einfach sein, isses aber nicht …« Bille hatte ein Textbuch für das Album, sie holte es, und wir sangen von der Küche aus mit.

Wir sangen das ganze Lied siebenmal hintereinander und fühlten uns so was von verstanden – ich fragte mich, warum nicht ich diesen Text geschrieben hatte, warum nicht ich schon längst berühmt war, warum ich aus meinem Talent bislang nichts gemacht hatte, wo ich doch so genial war, warum Bille nicht eine glänzende Karriere als Sängerin gemacht hatte, warum das alles nie geklappt hat.

Als ich vom Stuhl aufstehen wollte, ging es leider nicht. Ups. Was, die vierte Flasche war schon leer? Plötzlich klingelte mein Telefon.

»Oh, Thomas! Hallo!«

»Sag mal, wo seid ihr denn?«, brüllte er ins Telefon.

»Wie, du biss schon suhausse?«

»Es ist halb zwölf!«

»Oh, sorry, ja, klar, wir kommen gleich …«

Bille wollte das Telefon haben. »Gib mal kurz her. Hey, Thomas, hier ist Bille. Ich glaube, es ist besser, wenn du Andrea und Marie abholst. Okay, bis gleich.«

Fünf Minuten später klingelte es an der Tür. Die Hunde schlugen an und bellten wie verrückt. Als Thomas zur Tür hereinkam, sprang Maja an ihm hoch und leckte ihm das Gesicht. Auch Marie freute sich, so überraschend ihren Vater zu sehen.

»Magst du dich noch einen Moment setzen?«, fragte Bille.

Thomas sah erst mich und dann Bille und dann wieder mich an.

»Ich glaube nicht. Die Kinder sollten doch auch längst im Bett sein, oder?«

»Morgen ist doch keine Schule!«, riefen Marie und Harvey gleichzeitig und hüpften auf der Stelle. Hin und her.

Irgendwann hatten wir alles zusammen. Jacken, Leine, Hund. Ich musste die ganze Zeit lachen. »Bis bald wieder! Das war so schön heute!« Bussi, Bussi.

Draußen waren wir kaum zwanzig Meter gelaufen, als plötzlich die Hecke auf mich zukam. Dann krachte ich da hinein und kam nicht wieder hoch. Was machte die blöde Hecke mitten auf dem Gehweg? Der Mops bellte mit seinem Loriot-Bellen die halbe Straße zusammen. Thomas versuchte, mich aus dem Gebüsch zu ziehen.

»Du bist ja schwerer als ein Sack Kartoffeln!«

»Angeber, du hast doch noch nie einen Sack Kartoffeln getragen!« Ich musste immer noch lachen und kam dadurch erst recht nicht hoch. Warum hatte Thomas so schlechte Laune?

»Ist irgendwas in der Agentur schiefgelaufen?«

»Jetzt reiß dich doch mal zusammen!« Thomas zischte mir böse ins Ohr, als ich endlich neben ihm stand. »Marie kriegt das doch alles mit!«

Ich hakte mich bei Thomas ein wie beim Flanieren am Wasser, Marie hüpfte vorneweg, Thomas zog an der einen Hand den Mops hinter uns her, und mit dem anderen Arm stützte er mich. Vor der Haustür krachte ich noch gegen die Mülltonnen.

Marie riss die Augen auf. »Mama! Bist du etwa besoffen?«

»Sei leise, Marie!«, flüsterte Thomas.

Das war mir nun wirklich peinlich. Ich schämte mich.

»Nbissschenanngeschiggadddmeinschads, nurnbisschenangeschiggad.«

Grind

Die Bude sah schon wieder aus, als würden hier Messies leben. Alles war mit Grind überzogen, seit wir keine Putzfee mehr hatten. Sie hatte uns beklaut, wir mussten sie rauswerfen; sie hatte auch die Nachbarn beklaut und sogar Bille. Als Bille auf ihrer Tournee war, hatte ich Gloria ihre Wohnung putzen lassen. Hinterher fehlte eine Krügerrand-Münze. Ich sagte immer: »Die hast du bestimmt verlegt.« Erst als unsere Nachbarin eines Abends rüberkam und uns erzählte, dass sie Gloria beim Klauen erwischt habe, stellten wir den Zusammenhang her. Marie hat sie mindestens hundert Euro geklaut, wenn nicht sogar zweihundert. Sie hatte eine Rolle eingepackte Zwei-Euro-Münzen in ihrem Zimmer, die sie auf ihr Sparkonto hatte einzahlen wollen. Irgendwann war die Geldrolle einfach weg. Das konnte nur Gloria gewesen sein. Ich hatte es Marie zunächst nicht glauben wollen, weil ich mir so viel Dreistigkeit gar nicht vorstellen konnte. Das tat mir hinterher wahnsinnig leid.

Jedenfalls konnte ich putzen und waschen, so viel ich wollte, es war nie wirklich sauber bei uns. Überall Yodas Haare. Möpse haaren nicht, ist klar. Zwischendurch setzte ich mich an den Computer und zerbrach mir das Gehirn darüber, wo ich noch akquirieren konnte. Klar kannte ich den Dietmar von »Schön & Partner«. Für den hatte ich mal einen fetten Job gemacht, als er noch in Frankfurt war. Zusammen mit Fritz, meinem damaligen Art Director. Wir hatten richtig gutes Zeug gemacht. Das dann am Ende keiner haben wollte. Aber erstens war Dietmar nicht mehr einfacher Kundenberater, sondern CEO. Und zweitens herrschte hier in Hamburg ein anderer Schnack als in Frankfurt. Die benahmen sich alle so, als ob sie was

Besseres wären. Sind sie ja auch. Frankfurts goldene Zeiten als Heimat kreativer Werbung sind längst vorbei. Jetzt schwamm Hamburg oben – wie Kummer im Hotel New Hampshire.

Trotzdem mussten diese Typen mich ja nicht behandeln wie ein dummes Bauernmädchen. Oder war ich vielleicht eins? Immerhin, Mama und Papa kommen beide aus astreinen Bauernfamilien. Die einen hatten mehr, die anderen weniger Grundstücke. Und Vieh im Stall, Kühe und Schweine, und Hühner im Hof. Sah man mir das etwa an? Egal. So oder so hatte ich keine Lust, diesen Typen bei »Schön & Partner« anzurufen oder ihm eine Mail zu schicken.

Und wieder hatte ich eine ganze Woche keinen Alkohol getrunken. Aber nun dachte ich plötzlich, ein Glas Rotwein am Abend wäre nicht schlecht. Wie ein Automat zog ich los in den Supermarkt. Zu meiner Überraschung war Thomas schon zu Hause und freute sich, als ich mit zwei Flaschen Rioja wiederkam. »Dann kann ich mir ja auch noch ein paar Biere holen, oder?«

Es wurde seit Langem mal wieder ein richtig schöner Abend, fast so wie früher. Wir saßen auf dem Balkon und redeten über dies und das, Gott und die Welt. Im Grunde hatte ich die Wohnung nur wegen dieses Balkons unbedingt haben wollen. Er ist komplett überdacht, eine wunderschöne, große weiß getünchte Altbau-Loggia. Hier kann man auch im Herbst und Winter rauchen, bei Regen, Schnee und Hagel, einfach immer.

In Eppendorf hatten wir nur einen Hitler-Balkon. So nennen die das hier. Man konnte gerade raustreten und den Führer grüßen, bei Regen peitschte einem der Wind ins Gesicht, und die Zigarette wurde von dicken Tropfen gelöscht. Nichts für eine gemütliche Rauchpause, und das war im Grunde alles, was ich brauchte – eine Zigarette und eine Tasse Kaffee oder ein Glas Wein dazu. Alles andere hatte ich ja schon.

Plötzlich war es vierundzwanzig Uhr. Thomas leerte seine letzte Dose, ich hatte noch die zweite Flasche Wein geöffnet.

»Ich muss ins Bett«, sagte Thomas und stand auf. »Morgen früh geht der Horror wieder los. Für das neue Projekt. Jeden Morgen um zehn Uhr Meeting mit frischen Ideen. Gold-Ideen, natürlich. Was anderes gibt es ja bei uns nicht. In einer Woche ist Präsentation.«

»Okay«, sagte ich, »ich räume hier noch auf und komme dann.«

Ich nahm den vollen Aschenbecher und drei leere Bierdosen mit in die Küche. Machte die Küche klar fürs Frühstück, versuchte, besonders leise zu sein. Der Hund lag schon im Bett und war nun bei Thomas unter die Decke gekrochen. Ich schenkte mir noch einen kleinen Schluck ein und ging zu meinem PowerBook. Nur mal kurz nachsehen, ob bei ICQ noch jemand online war. Tatsächlich. Leito war on.

Nachtleben am Computer

Ich setzte den Kopfhörer auf und stöpselte das Kabel der Basisstation in den Rechner. Machte meinen Lieblingstrack an. Damals »Business« von Marc Houle. Meine Laune stieg noch mal um einige Grad. In welchen Einheiten wird gute Laune eigentlich gemessen? Hier lebte ich in einer Art Parallelwelt mit Leuten, die ich noch nie gesehen hatte. Aber wir liebten uns. Und hatten zwei gemeinsame Hobbys. Partys und elektronische Musik. Von Leito hatte ich noch nicht mal ein Foto gesehen, trotzdem würde ich ihn als einen meiner besten Freunde bezeichnen. Er war erst vierundzwanzig. Ich konnte hier ein bisschen die Mutti spielen. Leito hieß in Wirklichkeit Michael Spohr und war aus Bad Kissingen. Er hatte weder eine Berufsausbildung noch Arbeit, saß den ganzen Tag zu Hause, kiffte und hörte Musik. Mein Ziel war es ganz klar, meinen Schützling weg von den Drogen und dazu zu bringen, eine Ausbildung zu machen. Aber jetzt ging es erst mal darum, einfach ein bisschen Spaß zu haben.

»hey baby, wie gehts?«

Die Antwort kam sofort: »hey jose gut und dir?« Mein Name bei icq war josephine.

»jo. alles klar. muss gleich ins bett.«

Leito schrieb wieder: »morgen arbeiten?«

»ne, kein job. aber marie muss zur schule.« Als ob das für mich eine Rolle gespielt hätte.

»nur noch kurz: kennst du den? http://www.beatology.ddfejkras nö.de«

Ich klickte den Link an. Es war einer dieser Tracks, die sofort unter die Haut und in die Beine gehen.

»geil«

Wir hörten eine Weile schweigend der Musik zu. Dann kam schon der nächste Link.

Dann: »mom, bin kurz afk«

»afk?«

»away from keyboard ;-)«

Ich klickte den Link an. Wieder so ein Brett. Wir hatten den gleichen Musikgeschmack, und da Leito sich mit nichts anderem beschäftigte, hatte er zahllose Musiktitel im Kopf und auf seinem Rechner.

Nun musste ich mir doch noch ein Schlückchen einschenken und auch eine rauchen, dazu ging ich auf den vorderen Balkon, weil Thomas schon schlief. Was für ein Luxus. Das Leben war schön! Von der Zigarette wurde es mir allerdings etwas blümerant. Ich schnappte mir mein Glas und ging wieder zum Rechner. Oder schwankte ich schon? Eine ungelesene Nachricht blinkte.

»bin wieder da http://www.beatology.dfjehiwapht.de«

»bist du noch da«

»war nur kurz rauchen – afk ;-x«

»aso :-) :-) :-)«

»http://beatology.drjeoarejoikerl.de«

»das ja ein geiler track nam nächsten«

So langsam traf ich kaum noch die Tasten, alles war voller Tippfehler.

Plötzlich kam eine weiße Wand auf mich zu. Ganz langsam senkte sie sich auf mich nieder. Ich war irritiert, sah mich vorsichtig um. Was war hier los? Dann kam noch der schöne, zurzeit von keiner Putzfrau gebohnerte Fischgrät-Parkettboden aus Eiche hinzu. Wir waren jetzt also zu dritt. Dann ein lauter, wirklich lauter Knall. Aua. Ich schaute mich um. Ich war nicht einfach nur vom Stuhl gefallen. Ich war mitsamt meinem Stuhl auf den Boden gekracht.

Und schon ging die Tür auf. Thomas stürzte ins Zimmer, verschlafen und besorgt. »Was ist denn passiert? Oh Mann …!«, rief er und kam zu mir, um mir beim Aufstehen zu helfen. Er packte mich unter den Achseln und versuchte, mich hochzuziehen. Ich musste mal wieder nur lachen. Thomas fand das anscheinend überhaupt nicht lustig. »Hab nur Mujik gehört …« Ich versuchte hochzukommen, zuerst in den Vierfüßlerstand, dann zog Thomas mich hoch auf die Beine. Ich wollte noch Widerstand leisten, schaffte es aber nicht mehr. So torkelte ich hinter Thomas her ins Schlafzimmer und ließ mich in voller Montur auf das Bett fallen. Der Wecker zeigte zwei Uhr vierundzwanzig.

Am nächsten Tag saß ich mit meinem Kater vor dem Laptop und schämte mich. Besoffen vom Stuhl gefallen. Und das, obwohl ich gar nicht mehr trinke. Der Entzug hatte ja wohl überhaupt nichts gebracht. So eine Scheiße. Ich versuchte, mir meine Gruppentherapie in der Klinik ins Gedächtnis zu rufen. Aber mir fielen nicht mal die Gesichter der Leute ein, geschweige denn deren Namen. Was sollte ich nur tun?

Zu Tode betrübt

Die vergangenen Wochen waren die Hölle gewesen. Mein ganzes Leben *war* die Hölle. Oder zumindest eine absolute Katastrophe. Oder nur ein ganz schlimmes Klischee? Ich wusste es selbst nicht.

Jedenfalls ging es nur bergab bei mir. Meine Arbeitslosigkeit, der ausbleibende Erfolg machten mich fertig. Ich war das nicht gewohnt. Jeden Morgen wachte ich auf, als hätte mich nachts jemand grün und blau geschlagen. Gliederschmerzen wie bei einer Erkältung. Tagelang saß ich untätig vor meinem Rechner und starrte vor mich hin. Yoda kam kaum vor die Tür und wurde immer unleidlicher. Er fing an, überall herumzuscharren und die Möbel anzuknabbern; viel fehlte nicht, und er hätte mir noch in die Bude gepinkelt. Aber mir ging es so schlecht, dass ich mich einfach wieder ins Bett legte und sterbenskrank fühlte. Ich überlegte mir alle möglichen Varianten, wie ich mich umbringen könnte. Aber keine Methode, die mir einfiel, sagte mir wirklich zu. Hier in Hamburg fehlte mir der Goetheturm, um von dort in die Tiefe zu springen. Betäubungsmittel hatte ich nicht und kam auch nicht dran. Die Pulsadern aufzuschneiden war mir zu unappetitlich, außerdem wollte ich nicht, dass Marie mich fände. Ich beschloss notgedrungen, am Leben zu bleiben, und strafte mich für meine Feigheit. Oder widmete mich wieder meinem immer gleichen Gedankenkarussell.

Wo sollte ich noch akquirieren?

Was sollte nur aus mir werden?

Ich war unfähig, ich war nutzlos, ein schlechter Mensch, ich wollte tot sein.

Irgendwann rief ich meine Schwester Rieke an und klagte ihr mein Leid. Sie stellte nüchtern fest, dass ich eine schwere Depression mit Suizidgefährdung hätte und eigentlich sofort in die Klinik müsste. Oder wenigstens zum Arzt.

»Sag mal, nimmst du regelmäßig deine Tabletten?«

»Welche Tabletten?«, fragte ich sie.

»Na, deine Antidepressiva.«

Fuck. Die hatte ich völlig vergessen. Ich hatte nicht mal mehr welche. Irgendwann waren sie mir ausgegangen, und ich hätte zu Doktor Gonzenheim gehen müssen, um mir neue verschreiben zu lassen.

»Geh auf jeden Fall zu deinem Arzt und lass dir ein neues Rezept geben«, sagte Rieke. »Versprichst du mir das?«

Ich versprach es, und sofort ging es mir besser.

Normalerweise verschlechterte sich meine Stimmung von einer auf die andere Sekunde. Jemand sagte irgendwas zu mir, und, paff, war meine Laune im Keller. Ich wollte nur noch im Erdboden versinken oder auf eine andere Weise aus diesem Leben diffundieren und nie mehr zurückkommen.

Aber dieses Mal war es umgekehrt.

Von einer Sekunde auf die andere fühlte ich mich großartig. Fantastisch. Absolut wundervoll. Es war, zack, alles wieder in Ordnung. Und zwar sofort und tief greifend.

Es war, als hätte sich in meinem Gehirn ein Schalter umgelegt.

Himmelhoch jauchzend

So fängt es eigentlich immer an mit einer Manie. Innerhalb von einer Millisekunde wird im Oberstübchen die Euphorie eingeschaltet. Plötzlich gut drauf – und was jetzt? Als Erstes bietet sich eine ausgedehnte Shoppingtour an. Drei Hosen, zwei Jacketts, fünf T-Shirts, zwei Paar Schuhe. Eine Handtasche. Hallo? Ich werfe mit Geld um mich, das ich gar nicht habe. Die Kreditkarte macht's möglich. Warum hatte ich das Ding eigentlich noch?

Zu allem Überfluss lehnte die Krankenkasse es auch noch kategorisch ab, eine Zahnspange für Marie zu bezahlen. Nur weil der Überbiss des Kindes einen Millimeter zu gering war für eine Kostenübernahme. Vollidioten. Aber egal. Zahlten wir die Zahnspange eben selbst. Zum Glück war eine Ratenzahlung möglich. Nach und nach driftete ich in den Größenwahn ab. Heute weiß ich, dass all das ganz typisch für eine Manie ist. Aber damals wusste ich es nicht.

Mittelständischer Konzern

Einen mittelständischen Konzern zu führen würde ich mir notfalls zutrauen. Die komplizierten Sachen, wie Zahlen und so, kann man ja delegieren. Aber die strategische Ausrichtung, um den Fortbestand zu sichern, zu wachsen und Arbeitsplätze zu schaffen, und das im Einklang mit der Natur, das würde ich gern mal machen! Ich habe ja schon oft Entwicklungen vorhergesehen, die dann genau so eingetreten sind. Fehlentscheidungen bei Zukäufen oder im Marketing.

Typisches Beispiel: Seit der Markenname »Hertie« zu Grabe getragen wurde, hat sich der Konzern namens Karstadt – who the hell is Karstadt? – nie mehr erholt, da kann ein Herr Schießmichtot mit seinem vielen Geld auch nichts dagegen ausrichten. Und wenn sich dann die Manager noch die Taschen vollstopfen, ich bitte euch. Muss man sich da noch wundern? Wenigstens haben sie diesen schmierigen Exmanager, Holtrop hieß er, glaube ich, endlich hinter Gitter gebracht. Na, er wird sich schon finanziell abgesichert haben.

Oder der Versuch, Condor in Thomas Cook umzubenennen. Wie kann man nur? Du kannst den Deutschen nicht ungestraft ihren Ferienflieger wegnehmen. Das hätte ich den Jungs aus der Marketingabteilung vorher sagen können, doch leider haben sie mich nicht gefragt. Ich hoffe, sie wurden alle gefeuert. Kleinlaut benannte man die Thomas Cook Airline wieder um in Condor. Erst wurden Millionen in den neuen Namen investiert, dann kostete es Millionen, die Umbenennung rückgängig zu machen. Was für eine Geldverschwendung.

Oder der Versuch, aus Mercedes Daimler-Chrysler zu machen. Ging auch in die Hose. Jesus, ich führe das jetzt nicht weiter aus. Sonst muss ich mich wirklich aufregen. Hätte ich in dem Laden etwas zu sagen gehabt, wäre das nicht passiert.

All das sind für mich relativ einfache Entscheidungen, die ich mit der gegebenen Fachberatung aus den jeweiligen Abteilungen mit traumwandlerischer Sicherheit treffen könnte.

Nahezu unlösbar ist für mich jedoch die Aufgabe, die richtige Herdplatte einzuschalten. Ich verstehe die Erklärungen nicht, obwohl ich den Herd seit Jahren kenne und sich an jedem Schalter ein Piktogramm befindet, das selbst ein Kindergartenkind richtig interpretieren würde. Oder das Badewasser perfekt temperiert in die Wanne zu lassen. Von zwanzigmal schaffe ich das vielleicht einmal, und das ist dann ein riesiges Erfolgserlebnis für mich, das mehrere Tage anhält. Oder mein Fahrrad an den Gartenzaun anzuschließen. Ich weiß nie, wie herum ich das Schloss durch den Rahmen ziehen muss, damit es anschließend unten ist und nicht vollgeregnet wird. Ich muss drei oder vier Anläufe nehmen, bis es richtig sitzt.

Solche Dinge machen mich verrückt.

Mein Psychiater II

Aufgrund meines angeblich merkwürdigen Verhaltens bestand Thomas darauf, dass ich gemeinsam mit ihm zu Doktor Gonzenheim ging.

»Erst lässt du für Marie eine Zahnspange auf Privatkosten machen, dann bewirbst du dich auf einen Vorstandsposten. Findest du das normal?«

»Ich mache das doch nur aus Spaß. Um zu testen, ob ich überhaupt zum Gespräch eingeladen werde.« In Wahrheit wollte ich durchaus eine Stelle bekommen, mit der ich mindestens hunderttausend im Jahr verdienen könnte. Aber ich bewarb mich nicht als Vorstand, sondern höchstens als Vorständin. Oder als Marketingleiterin, Werbeleiterin oder Leiterin Konzernkommunikation. Okay, vielleicht Marketingvorständin. Easy.

Doktor Gonzenheim schaute mich an.

»Frau Noack, kann es sein, dass Sie an einer Manie leiden oder gelitten haben? Hatten Sie so etwas früher schon mal?«

Er erklärte uns, was die Symptome einer Manie sein könnten. »Auffälligstes Symptom ist eine gewisse Hochstimmung, bis zur Euphorie, und zwar ohne konkreten Grund. Diese Hochstimmung kann auch gemäßigt auftreten. Fragt man solche Patienten, wie es ihnen geht, sagen sie oft, dass es ihnen super geht oder so gut wie schon lange nicht mehr. Kommt Ihnen das bekannt vor?«

Thomas antwortete für mich. »Ja klar. In letzter Zeit hatte Andrea extrem gute Laune, sie konnte einem schon auf den Wecker gehen damit.«

»Häufig beobachtet man bei manischen Patienten auch einen Hang zum Geldausgeben«, fuhr Doktor Gonzenheim fort.

»Genau!«, rief Thomas. Ich guckte zwischen ihm und Doktor Gonzenheim hin und her wie bei einem Tennismatch.

»Auch Selbstüberschätzung ist häufig festzustellen. Bei manchen steigert sich das bis zu einem ausgeprägten Größenwahn.«

Ich fühlte mich nicht angesprochen.

»Das würde ja einiges erklären«, sagte Thomas.

»Außerdem charakteristisch für manische Patienten ist die sogenannte Ideenflucht. Das bedeutet, dass der Patient sich von einer Idee in die nächste flüchtet. Das können alle möglichen Ideen sein. Zum Beispiel die Gründung eines Geschäfts, Reisen, Anschaffungen, Umzüge und so weiter. Bezeichnend ist dabei, dass keine der Ideen jemals zu Ende gebracht wird.«

Jetzt machte es aber Klick bei mir.

Das kannte ich.

Wie viele Businesskonzepte hatte ich schon geschrieben?

Eine Computerschule für Kinder.

Eine schwäbische Restaurantkette.

Ein Internetportal für Senioren-WGs. Oder für Alleinerziehende.

Jedes Mal hatte ich monatelang daran gearbeitet. Sämtliche Konzepte waren stark und überzeugend, die Markennamen beim Patentamt in München angemeldet, manche gar als Europäische Gemeinschaftsmarke geschützt. Für das eine oder andere Projekt hatte ich professionelle Gründungsberatung in Anspruch genommen. Gegen Bezahlung natürlich. Aber nach einer gewissen Zeit, meistens nach etwa sechs Monaten, verlor ich von einer Sekunde auf die andere das Interesse daran und fing mit etwas Neuem an.

»Angenommen, man wäre ein solcher Patient«, fragte ich, »könnte es sein, dass man von einem auf den anderen Tag das Interesse an einer solchen Idee verliert und wieder etwas Neues machen will?«

»Ganz genau, liebe Frau Noack!«, bestätigte Doktor Gonzenheim. »Das ist ein ganz typisches Symptom für eine Manie. Außerdem ist es oft so, dass eine Manie direkt in eine Depression übergeht.«

»Und was kann man da machen?«

»Es gibt verschiedene Therapien. Als Erstes wäre eine strikte Alkoholkarenz zu nennen, kein Tropfen Alkohol also. Weiter sehr wichtig sind ausreichend Schlaf, eine regelmäßige Tagesstruktur, regelmäßige Mahlzeiten. Kurz: ein richtig spießiges Leben ohne große Ausschläge. Parallel dazu kann man Medikamente verschreiben.«

Doktor Gonzenheim referierte weiter über die Erkrankung. »Früher nannte man das ›manisch-depressiv‹. Heute nennt man die Symptomatik ›Bipolare Störung‹.«

Es gibt Typ eins, Typ zwei oder gemischt.

Bipolare Störung Typ eins bedeutet, dass man in einer manischen Phase bereit ist, Haus und Hof zu verspielen, seine Familie sitzenzulassen und mit dem ganzen Geld und einem Heiratsschwindler nach Las Vegas durchzubrennen.

Typ zwei ist eine gemäßigte Variante, bei der man in seinen manischen Phasen hauptsächlich redet wie ein Maschinengewehr, großartige Ideen hat, unnötig viel Plunder kauft und möglichst große Mengen an Alkohol und Drogen in sich hineinschüttet.

Man nennt das »Hypomanie« – leicht untermanisch. Und so ist es auch: Eine Bipolare Störung Typ zwei ist sehr schwer zu erkennen, da der Betreffende einfach gut gelaunt bis euphorisch erscheint und ansonsten noch nicht komplett durchgeknallt ist.

Bipolare Störung Typ zwei, die könnte auf mich zutreffen. Sagte Doktor Gonzenheim.

Ich wusste, dass er recht hatte.

Trockenschleudern

»Frau Noack, das ist jetzt aber das allerletzte Mal! Beim nächsten Mal wäre es der dritte Entzug, und damit hätten Sie die Schwelle zur Drehtürpatientin überschritten. Ist das Ihr Ernst?« Doktor Schwarz war ehrlich entrüstet. »Ihnen hätte ich das nicht zugetraut. Was ist denn passiert?«

Ich erzählte ihm, dass ich seit mehreren Monaten keinen Job mehr hätte. Dass ich eine Totalversagerin sei. Und dass ich obendrein manisch-depressiv sei, wie Herr Doktor Gonzenheim es mir fachmännisch bescheinigt habe.

»Aha. Bipolare Störung. Und die Arbeit – wie wäre es mit kürzertreten?«

»In meiner Branche geht das nicht.«

Außerdem: Sollte ich vielleicht Hartz IV beantragen?

»Jetzt erholen Sie sich erst mal bei uns, und dann sehen wir weiter. Es gibt da verschiedene Möglichkeiten. Stürzen Sie sich jedenfalls nicht gleich nach dem Entzug wieder ins Berufsleben.«

Auf der Station kam ich mir vor wie ein alter Hase. War ich ja auch. Hier hatte ich nie wieder aufschlagen wollen. Jetzt war es doch passiert. Ich war wieder bei ihnen. Bei den vom Leben Geknechteten und Erniedrigten. Den von Alkohol und Drogen Gezeichneten. Den von der Einsamkeit Entmutigten. Den vom Saufen aus der Bahn

Geworfenen und in die Armut Getriebenen. Den Kaputten am Rande der Gesellschaft. Halt! Moment mal. Erstens sind das alles Vorurteile. Und zweitens gehörte ich sowieso nicht zu denen.

Leider war es noch kein ganzes Jahr her, dass ich meinen ersten Entzug abgeschlossen hatte. Die Krankenkasse bezahlte mir daher nur sieben Tage Entgiftung. Einmal Trockenschleudern, bitte. Beim letzten Mal hatte ich noch darüber gelacht. Jetzt musste ich diesen Service selbst in Anspruch nehmen.

Frau Ladenhaus kam bei unserem Gespräch direkt zum Punkt. »Ich will nicht drum herumreden, Frau Noack«, fing sie an, »aber ohne Langzeittherapie gebe ich Ihnen keine gute Prognose. Bitte denken Sie darüber nach.«

Das tat ich. Darüber nachdenken, meine ich. Wenn es anders nicht ging, bitte sehr. Vier Monate in eine Klinik. So unrealistisch mir das erschien, so verlockend war es auch. Vier Monate vor dem Alkohol beschützt zu werden. Vier Monate krank sein dürfen. Vier Monate gesagt zu bekommen, was zu tun und zu lassen ist. Sich vier Monate lang daran gewöhnen, nicht zu trinken. Was für ein Luxus war das denn? Und das sollte was bringen?

»Trocken bleiben müssen Sie natürlich selbst, Frau Noack. Aber ich verspreche Ihnen, eine Langzeittherapie kann eine große Unterstützung für Sie sein – wenn Sie bereit sind, sich darauf einzulassen.«

»Und wie finde ich eine Klinik? Und wie komme ich dorthin? Und was muss ich …«

»Das ist alles ganz einfach, Frau Noack. Eine geeignete Klinik kann ich Ihnen empfehlen. Dann gehen Sie zur Suchtberatung, und die helfen Ihnen bei den Details. Rufen Sie dort gleich heute an, um einen Termin zu vereinbaren.« Frau Ladenhaus schob mir wieder die Visitenkarte des gemeinnützigen Vereins für Frauen herüber, den ich beim letzten Mal nicht aufgesucht hatte. »Nur Mut, Frau Noack. Das ist alles halb so wild.«

Man kann Hamburg für manches loben. Für den Hafen, für die Elbe, für die Alster, für den Kiez, die Schanze, die vielen Bäume, die frische Luft. Aber die Krönung ist das Suchthilfesystem. Ganz großes Kino.

Es gibt in jedem Stadtteil mindestens ein Suchtberatungszentrum. Manche sind speziell für Frauen, manche für Männer, manche für Jugendliche und manche für alle. Dort kann man jederzeit hingehen und sagen: »Hallo, ich brauche Hilfe, sonst fange ich wieder an zu trinken.«

Jeder, der einen Alkoholentzug hinter sich hat, hat das Recht auf so viele kostenlose Beratungstermine mit einer qualifizierten Suchtberaterin, wie er nun mal braucht, und auf Rehabilitation. Das alles finanziert die Stadt Hamburg. Danke dafür, by the way. Oder die Rentenversicherung, sofern man mal über einen längeren Zeitraum gearbeitet und die Pflichtbeiträge einbezahlt hat. Das war zum Glück bei mir der Fall. Zehn Jahre lang Höchstbeitrag sollten genügen.

Die Beraterin hilft beim Finden einer geeigneten Reha-Einrichtung, überbrückt mit Trost und Händchenhalten die Zeit, die es dauert, bis die Rehabilitationstherapie anfängt, und steht beim Ausfüllen der telefonbuchdicken Anträge zur Seite. Ich weiß nicht, wie man ohne eine solche Unterstützung nüchtern bleiben soll.

Irgendwie musste ich es jedenfalls schaffen, nichts mehr zu trinken. Ich brauchte eine alkoholfreie Sicherheitszone. Damit ging bei uns zu Hause der Stress wieder los.

»Menno, das war gerade wieder gemütlich geworden, hier bei uns …«, beklagte sich Thomas, als er hörte, dass er sein Bier nun wieder außer Haus trinken musste. Sorry, aber sonst würde ich das ja nie im Leben schaffen.

Wir beschlossen, erst einmal in Urlaub zu fahren. Zwei Wochen Fuerteventura. Ein bisschen Sonne würde helfen.

Alcohol Included

Sonne gibt es zwar auf Fuerte. Aber auch jede Menge Alkohol.

Schon zu Hause sind die ganzen sozialen Räume voll mit Alkohol. Alkohol ist einfach überall. Jede Zusammenkunft, jede Feier, jedes Straßencafé, jeder Park und jede Parkbank – überall spielt Alkohol praktisch die Hauptrolle. Jeder trinkt. Einfach jeder. Von der Werbung wirst du als verbissene Spaßbremse verspottet, wenn du statt Astra Kaffee trinkst. Für viele ist es deshalb fast unmöglich, nüchtern zu bleiben. Aber glaub bloß nicht, dass du davor fliehen kannst. Im Urlaub kommt es meistens noch viel schlimmer.

Wir hatten all-inclusive gebucht. Was in Wirklichkeit »Alcohol Included« heißt.

Ein solcher All-inclusive-Urlaub ist ein Hardcoretraining in Abstinenz. Ohne die ausführliche Vorbereitung durch meine Selbsthilfegruppe hätte ich es nie geschafft, trocken zu bleiben. Wir hatten über eine Stunde darüber gesprochen, wie ich mich vor einem Rückfall schützen konnte. Bei den Soldaten nennt man das Debriefing. Aber eine Garantie gab es natürlich nicht.

Unsere Hotelanlage, die architektonisch gar nicht so übel war und einen gigantischen Blick über den Atlantik bot, war die reinste Suchtanstalt. Ein Paradies für Alkoholiker und Essgestörte, die am Büfett ihre Sucht ungehemmt ausleben konnten. Und alle qualmten wie die Schlote. Alles unter dem Deckmäntelchen Wir-machen'suns-jetzt-mal-richtig-nett. Wir-sind-doch-im-Urlaub. Ach-ich-nehm-jetzt-mal-ein-Gläschen-Sekt. Morgens um halb elf, wenn die Terrassen-Bar öffnete und der nette Barkeeper schon mit den gut gekühlten Cava-Flaschen wartete. Das weithin zu hörende Knallen der Sektkorken war für mich ein Trigger, der mir echte Schwierigkeiten machte.

Aber ich musste das alles ohne Alkohol ertragen. Ich war damit durch. Ich brauchte keinen, wollte keinen Alkohol mehr. Ich hasste Alkohol. Ich hatte schließlich die Sonne und das Meer hier. Die wirken auch antidepressiv.

Plötzlich ein Geräusch, das ich ebenfalls gut kannte. Ziratsch. Neben mir öffnete Thomas eine eisgekühlte Dose San Miguel, die er sich gerade bei Emilio geholt hatte. Ich ignorierte es.

Beim nächsten Mal ließ ich mir eine Dose alkoholfreies Bier mitbringen. Ziratsch. Ziratsch. Ein Fehler. Es schmeckte ekelhaft. Das Ende vom Lied war, dass ich den ganzen Tag nur noch an Bier dachte. Die Bestie stand vor der Tür und begehrte Einlass. Erst beim Abendessen, als ich die krebsroten, sonnenverbrannten, blank polierten Gesichter sah, die sich den Rotwein reinkippten, verzog sie sich wieder. Nope. Ich war nicht mehr dabei.

Ich schwamm so viel wie noch nie in dem kristallklaren, türkisblaugrünen, schätzungsweise fünfundzwanzig Grad warmen Wasser. Es tat gut, seinen Körper zu spüren. Es tat gut, beim Essen richtig Hunger zu haben. Marie war überrascht und erstaunt, wie fit ich war. Hatte ich doch in früheren Urlauben die meiste Zeit auf meiner Liege gelegen und war zum Schwimmen kaum zu überreden gewesen. Einmal konnte sie bei unserem Wettschwimmen fast nicht mithalten. Aber nur ein Mal. Ich ließ sie gewinnen. Es ging aufwärts.

Nach ein paar Tagen hatte ich alle mitgebrachten Bücher gelesen. Nach dem Schwimmen lag ich auf meiner Liege und schaute auf den

Ozean. Meditation pur. Ich wurde knackebraun. Nach vierzehn Tagen war ich froh, dass wir abreisen konnten.

In Hamburg fing gerade der Frühling an. Das heißt, wir liefen bis Ende April noch mit Handschuhen und Mütze rum. Am ersten Mai dann fünfundvierzig Grad. Mein Rehabilitationsantrag wurde genehmigt. Jetzt hieß es warten, bis in der Klinik ein Platz frei war. Meiner Suchtberaterin wurde eine Wartezeit von acht bis zwölf Wochen genannt. Schöne Scheiße.

Woifgang

Zum Glück hatte ich meine Selbsthilfegruppe. Wolfgang und Juliane, die ich bei meiner Ehrenrunde in der Klinik kennengelernt hatte, waren zu uns gestoßen.

Heute ging es mal wieder um Rückfälle. Die sind unter Alkoholikern bekanntlich ein ganz großes Thema, so auch bei mir. Auch wenn ich jetzt schon wieder seit vier Wochen und zwei Tagen nüchtern war.

Ein besonders sympathisches Exemplar aus der Gattung der Hardcorealkoholiker war Wolfgang. Über seine wahre Persönlichkeit täuschte er gern hinweg, indem er sich den Kopf kahl rasiert und die Arme komplett tätowiert hatte, ausschließlich schwarze Klamotten trug und sich mit allerhand Metall dekoriert hatte. Er trank, seit er fünf Jahre alt war, und hatte im Laufe seines Lebens noch viele weitere Drogen hinzugefügt.

Wolfgang hatte schon einige Entzüge gemacht; beim letzten, der nach zwei Monaten (der normale Alki bekommt drei Wochen genehmigt) nahtlos in eine Langzeittherapie überging, hatte er es geschafft, acht Monate lang trocken zu bleiben. Doch irgendwann, so kurz vor Weihnachten – diesen Termin wählen übrigens viele Trinker für einen Rückfall –, wurde das Tempo seines Lebens zu hoch und der Suchtdruck zu groß. Rundherum nur Stress. Stress im Job, Stress mit der Frau, Stress mit der Tochter, Stress mit den Eltern. Eines Freitagabends wurde es zu viel für ihn. Wolfgang fackelte nicht lange, sondern ging direkt zu Edeka und kaufte sich eine Flasche Wodka, die er schon auf der Straße öffnete und halb leer trank. Als er nach Hause kam, war noch keiner da. Erleichtert soff er die zweite Hälfte der Flasche leer. Und dann setzte der übliche Automatismus ein.

Nachdem Wolfgang nun so schön einen im Kahn hatte, lief er zum Hauptbahnhof und kaufte sich Valium und Kokain in ausreichender Menge sowie eine zweite Flasche Wodka. Der Abend war gerettet. Zwei Valium donnerte er sich direkt mit einem großen Schluck Wodka rein. Beschwingt spazierte er nach Hause, ein tiefer Friede breitete sich in ihm aus. Die Stadt war bezaubernd wie lange nicht mehr. Zu Hause warf er seinen Schlüssel auf das Sideboard, versteckte die Flasche Wodka hinter den Sofakissen und legte »Stairway to Heaven« auf. Dann holte er seine Koks-CD raus, tackerte ein paar Lines und zog sich eine davon gleich rein, damit er von dem Valium nicht einschlief. Den Rest versteckte er unter dem Bücherregal. Von dort brauchte er es nur schnell hervorzuziehen, mit dem abgeschnittenen Strohhalm eine Line hochzuziehen und die CD wieder verschwinden zu lassen. Noch nie war jemand auf die Idee gekommen, unter dem Bücherregal nach Koks zu suchen. Nach so langer Enthaltsamkeit knallte dieses bei Wolfgang unmittelbar in die Synapsen, sein Glück hätte nicht größer sein können. Friedlich wie ein Lämmchen, eins mit sich und der Welt, tiefenentspannt wie im Mutterleib, setzte er sich aufs Sofa und lauschte seiner Musik. Als seine Frau nach Hause kam und die Musik hörte, wusste sie sofort, was die Stunde geschlagen hatte. »Woifgang, du haben gedjunken!«

Wolfgangs Frau Chung war Vietnamesin und sprach auch nach zwanzig Jahren in Deutschland nur gebrochen Deutsch. Die Alkoholkrankheit ihres Mannes konnte sie überhaupt nicht verstehen, sie war der Meinung, es genüge doch, einfach nichts zu trinken. Ihre Taktik bestand darin, Wolfgang sein Geld, seine Kreditkarte und seine Haustürschlüssel wegzunehmen, damit er sich keinen Alkohol kaufen konnte. Von den Drogen und Tabletten hatte sie keine Ahnung.

Wolfgang saß also ganz lieb auf dem Sofa und sagte gar nichts. In diesem Zustand konnte ihn nichts aus der Ruhe bringen. Und so kam es, wie es kommen musste. Chung nahm den Geldbeutel und den Schlüssel vom Sideboard und ging damit ins Schlafzimmer. »Okay«, dachte sich Wolfgang, »dann ist der Abend jetzt beendet.« Aber in ihm tobte der Suchtdruck, und er wollte mehr. Ein bisschen Zeit blieb ihm noch, denn die Flasche war noch nicht ganz leer, und unter dem Bücherregal warteten noch ein paar starke Lines. Das Valium hatte er in der Tasche. Also zuallererst noch eine Valium mit zwei großen Schlucken Wodka hinuntergespült. Dazu musste er aufstehen und wanderte ein bisschen im Zimmer herum. Da sah er, dass an der Schlafzimmertür der Schlüssel von außen steckte. Obwohl es nicht seine Art war, hatte er flugs den Schlüssel umgedreht und freute sich darüber ein Loch in den Bauch. Er musste lachen, denn eine solche Frechheit hätte er sich selbst niemals zugetraut. Wolfgang legte noch eine neue CD auf, zog sich auf das Sofa zurück und ließ den lieben Gott einen guten Mann sein. Er wusste nicht, wie viel Zeit vergangen war, als Chung plötzlich an der Schlafzimmertür rüttelte.

»Woiiiiifgang! Du mich einspeien!« Sie ruckelte an der Türklinke und fing an, mit den Fäusten gegen die Tür zu hämmern. Wolfgang saß lächelnd auf dem Sofa.

»Wenn du mir meinen Schlüssel wiedergibst, schließe ich auf.«

»Neiiin! Kein Jüssel! Ich jufe Pojizei!«

Wolfgang grinste sich eins. »Ja, mach doch!«

Das konnte ja noch ein ganz lustiger Abend werden. Und in der Tat, Chung rief von ihrem Handy aus die Polizei. Es war jedoch Freitagabend und die Polizei stark beschäftigt. So dauerte es eine Weile, bis es an der Tür geklingelt, Wolfgang geöffnet hatte und sich zwei uniformierten Schränken gegenübersah.

»Guten Abend, wir sind von der Polizei, Revier dreiundzwanzig. Hier soll es häusliche Gewalt geben?«

Wolfgang lächelte milde. »Davon hab ich nichts mitbekommen. Aber kommen Sie doch erst mal rein.«

Die beiden Muskelpakete kamen in die Wohnung und sahen sich um. Alles friedlich. Plötzlich wummerte es an der Schlafzimmertür.

»Woifgang, aufmachen!«

Fragende Blicke seitens der Schränke.

»Das ist meine Frau. Sie hat die Polizei angerufen. Ich habe sie im Schlafzimmer eingeschlossen, weil sie mir mein Geld und meinen Haustürschlüssel weggenommen hat, sodass ich nicht aus dem Haus und mir etwas zu trinken kaufen kann.«

Die Schränke konnten an Wolfgang keine nennenswerte Beeinträchtigung durch alkoholische Getränke feststellen. Das ist der Vorteil einer Hinterlegung des Alkohols mit Valium und Kokain. Einer von ihnen klopfte an die Schlafzimmertür, während der andere das Wohnzimmer im Auge behielt.

»Polizei, wir kommen jetzt rein!« Der Schrank schloss auf und öffnete die Tür. Eine verweinte Chung stürzte heraus.

In ihrem Radebrech erklärte sie den Polizisten, was ihrer Meinung nach Sache war. Ihr Mann trinke und sie müsse ihm den Schlüssel wegnehmen, damit er keinen neuen Alkohol kaufen könne. Wolfgang saß inzwischen wieder auf dem Sofa und lächelte dazu. »Herr, ähm, Häusler, stimmt das?«

»Ja, das hab ich Ihnen doch schon gesagt.«

Nun legte Chung noch eins nach: »Wenn gedjunken, dann böse weiden.«

»Herr Häusler, stimmt das? In diesem Fall müssten wir Sie aufs Revier mitnehmen.«

Jetzt wurde eine weitere Tür aufgerissen, und die Tochter der beiden rauschte ins Wohnzimmer. Sie wandte sich direkt an die Polizisten: »Ich habe mich bis jetzt zurückgehalten, aber das ist eine erbärmliche Lüge! Mein Vater ist noch nie aggressiv geworden, wenn er getrunken hat!«

Wolfgang, ein friedliches Lämmchen, saß auf dem Sofa und gab den Buddha. Nun sprach einer der Schränke wieder Chung an: »Frau Häusler, geben Sie uns bitte den Schlüssel Ihres Mannes. Ihr Mann ist erwachsen, Sie können ihn nicht einsperren, das ist Freiheitsberaubung.«

Chung war nicht überzeugt, und der eine Schrank musste noch weiter auf sie einreden. So leistete die Polizei eine halbe Stunde kostenlose Therapie bei einem Alkoholproblem. Aber irgendwann hatten die Polizisten Chung so weit, dass sie Wolfgangs Schlüssel herausrückte. Die Schränke vergewisserten sich noch einmal, dass fürs Erste kein weiteres Ungemach zu erwarten war.

»Können wir Sie jetzt allein lassen?« Allseitiges Nicken.

Zum Abschied wandten sie sich an Chung und warnten sie: »Wenn wir noch mal kommen müssen, kann es schon sein, dass wir jemand mitnehmen. Aber es ist nicht gesagt, dass das Ihr Mann ist!«

Nach solchen Geschichten in der Selbsthilfegruppe ist man immer froh, dass man selbst nicht so ein schlimmer Finger ist.

Valium, wo kommen wir denn da hin?

Motivation

Eine der wichtigsten Fragen, die dir gestellt werden, wenn du mit dem Trinken aufhören möchtest, lautet: Warum willst du damit aufhören? Was ist deine Motivation? Hast du darauf keine glasklare Antwort, kannst du es gleich bleiben lassen.

Also: Warum?

- Weil ich mit Alkohol einfach nicht umgehen kann.
- Weil das mit dem *einen* Glas bei mir absolut nicht funktioniert.
- Weil mir meine Leber, meine Bauchspeicheldrüse, meine Gesundheit etwas wert sind.
- Weil ich keine Lust habe, am Korsakow-Syndrom elend zugrunde zu gehen.
- Weil ich nicht mit Alkoholvergiftung und vollgepissten Hosen in die Notaufnahme geschoben werden will.
- Weil der Tod durch Alkohol eine der schrecklichsten Arten zu sterben ist.
- Vor allem aber: Weil ich eine Tochter habe, der ich keinen Tag länger eine alkoholabhängige Mutter zumuten will.

Allein die Tatsache, dass Marie da ist, hat mich vor manchem Rückfall bewahrt. Ohne sie wäre ich vielleicht schon längst Vollzeitalkoholikerin und Ehrenmitglied im Holsten-Club.

Blackout

Ich konnte mal wieder nicht schlafen. Das passiert leider häufiger, wenn man aufgehört hat zu trinken.

Null Uhr sechsundvierzig. Schon der zweite Hubschrauber näherte sich wie ein übergroßer Maikäfer dem Himmel über unserem Haus. An der lautesten Stelle wurde er plötzlich wieder leiser, sein Brummen entfernte sich ganz langsam und wurde immer dünner wie der feine Hall einer japanischen Klangschale. Was war los? Terroranschlag? Herzattacke bei Helmut Schmidt? Schweinswal in der Außenalster?

Ich dachte daran, dass ich die Batterien in unserem Weltempfänger aufladen müsste. Dem alten Ding von Papa, das noch astrein funktionierte. Eine solche Qualität kriegst du heutzutage gar nicht mehr. Und sie sagen doch immer, wenn etwas passiert, ein Atomkraftwerk hochgeht, Terroristen das Land in die Luft jagen, ein Eisberg in fünf Sekunden schmilzt, dann fällt als Erstes der Strom aus. Das heißt: Kein Handy geht mehr, kein Fernsehen und kein Radio. Keine Informationen mehr zur Hand. Und kein Kaffee. Also braucht man einen Weltempfänger und einen Gaskocher. Für solche Fälle sollte man eine Notfallausrüstung haben. Am besten in einem verschließbaren Stahlschrank im Keller, damit die Nachbarn die sorgsam angelegten Vorräte nicht plündern können.

In der Hoffnung, darüber einzuschlafen, überlegte ich, was in den Stahlschrank unbedingt hineingehörte. Auf jeden Fall mehrere Kisten stilles Mineralwasser, da natürlich auch die Wasserleitungen nicht mehr funktionieren würden. Im Wasserwerk läuft die ganze Steuerung schließlich nur mit Strom, und der ist ja ausgefallen.

Orangensaft, für die Vitamine. Eine Gasflasche für den Gaskocher. Und wenn wir Gas haben und Wasser, können wir auch kochen. Hühnerbrühe (Pulver) und Kaffee. H-Milch. Grieß. Ravioli? Nicht nahrhaft genug. Besser dicke Bohnen, Linsen, Graupen, Weizen. Davon kann man mit dem Wasser auch Weizenkeime machen, sehr nahrhaft, viele Vitalstoffe. Schokolade. Am besten die Schweizer Militärschokolade mit Guarano. Oder ist Guarano der Dünger aus dem Vogelmist? Ich werde das morgen früh gleich googeln.

Den Hund durften wir nicht vergessen. Am besten jede Menge Dosenfutter, denn mit dem Trockenfutter braucht er so viel Wasser. Nicht, dass wir uns dann mit dem Hund um den letzten Tropfen Wasser prügeln müssten. Kerzen, unbedingt. Noch besser eine Petroleumleuchte und Petroleum. Ich hatte doch schon immer diese Sturmlampe von Manufactum haben wollen. Bevor die Katastrophe eintritt, könnten wir sie auf den Balkon stellen. Zweitnutzen, nennt man das in der Werbung. Ausreichend Streichhölzer. Mehrere Taschenlampen. Batterien. Thermoskannen. So, nun sollte der Schrank gut bestückt sein. Natürlich müssten wir das Wasser, die Lebensmittel und die Batterien regelmäßig erneuern; alle fünf Jahre, schätze ich. So lange sollte das Zeug haltbar sein. Leute, die all so was tun, nennt man heute Prepper. Das Problem war nur, dass wir gar keinen Stahlschrank hatten. Wir hatten noch nicht mal einen Keller, in den wir den nicht vorhandenen Stahlschrank stellen könnten. Ich fürchtete, ich müsste ein kleines Regalbrett in der Küche für unseren Katastrophenvorrat frei räumen.

Als ich bei diesem Entschluss angekommen war, hörte ich ganz leise den dritten Hubschrauber heranbrummen. Knatter, knatter. Ich hörte die Rotoren in die Luft schlagen. Brumm, brumm. Als wollte er dem Sound des Hubschraubers antworten, fing nun der Mops an zu schnarchen. Jetzt reichte es mir. Ich stand auf, fingerte im Dunkeln nach meinen Puschen und zog sie an, tastete nach meinem Handy und der Teetasse, nahm beides mit, ging leise aus dem Zimmer, machte in der Küche das Licht an, sehr vorsichtig die Tür zu (alle unsere Türen knarren) und setzte mich an den Tisch. Der Tee war kalt und abgestanden. Ich setzte Wasser auf. Früher hätte ich mir einfach ein Glas Wein eingeschenkt. Aus und vorbei. Es fehlte mir nicht. Im Gegenteil. Schon der Gedanke an den Geruch von Wein ekelte mich an.

Das Wasser kochte. Ich goss den Tee auf. Was sollte ich jetzt mit mir anfangen? Wozu sitzt man schon nachts in der Küche herum außer zum Rauchen und Trinken, Quatschen und Feiern? Zum Glück gab es Facebook und das Internet.

Zum wiederholten Male schaute ich mir die Website meiner Rehaklinik an.

Frau Ladenhaus hatte mir die Klinik empfohlen, weil sie nur für Frauen ist. Sie meinte, das sei gut für mich. Aufgrund meiner Gewalterfahrungen in der Kindheit und mit meinem Ex. Keine randalierenden Männer, keine Trigger. Gestern kam der Brief, dass überraschend ein Platz frei geworden sei und ich schon nächste Woche antreten könne.

Teil III

Rehabilitation

Ab in die Reha

Höre ich den Begriff Reha, denke ich immer an Amy Winehouse.

»They tried to make me go to rehab
I said, no, no, no
Yes, I been black
But when I come back, you won't know, know, know«

Aber angepasst und brav, wie ich bin, gehe ich natürlich zur Reha. Und zwar nicht nur siebzig Tage, sondern sechzehn Wochen. Vielleicht ist das der Grund, dass ich noch lebe und Amy nicht. Amy, Gude. »I been black« heißt übrigens »Ich bin rückfällig geworden«. Wusste ich früher auch nicht.

Mit der Krankheit ist ja nicht nur die Alkoholabhängigkeit gemeint. Es gibt ungefähr vierhundertsiebenundachtzig verschiedene Klatschen, die man leider nicht, wie es die Werbung bei Kopfschmerzen verspricht, mit einer Tablette selbst behandeln kann.

Eigentlich gibt es so viele verschiedene Klatschen, wie es Menschen mit einer Klatsche gibt.

Denn jeder Mensch ist anders.

Der eine hört vielleicht ständig Stimmen, die ihm einflüstern, er solle jetzt endlich aus dem Fenster springen.

Der andere hört vielleicht auch permanent Stimmen, aber sie sagen ihm, er solle die Herdplatte ausschalten, und das dreihundertmal am Tag.

Ähnliches Phänomen, unterschiedliche Klatschen.

Die ganzen Ängste, Phobien, Psychosen und Zwänge.

Da kommt schon einiges zusammen.

Wenn wir schon bald ins Rentenalter kommen, haben wir womöglich so langsam kapiert, welche Klatsche wir selbst eigentlich haben. Wir begreifen, dass wir unser Leben nicht freiwillig an die Wand gefahren haben, sondern dass wir gute Gründe für unsere Fehlentscheidungen hatten, diese nun aber leider nicht mehr rückgängig machen können.

Es ist ein bisschen so, als wäre unser Leben ein Roman. Wir müssen alle Erfahrungen selbst machen, auch wenn sie uns vorher noch so ausführlich beschrieben werden. Wir können auch nicht ein paar Seiten vorblättern und schon mal lesen, wie es uns auf Seite zweihundertfünfzig ergehen mag, ob wir das Ganze überleben und wie viele Seiten die Geschichte überhaupt hat. Wir bleiben ahnungslos, bis wir das jeweilige Kapitel selbst erleben. Es bleibt uns nichts anderes übrig, als uns überraschen zu lassen. Wir können auch nichts streichen oder hinzufügen. Der Unterschied zwischen realem Leben und fiktivem Roman ist nur, dass du nicht darauf zu hoffen brauchst, dass ein begnadeter Autor sich etwas Gescheites für dich ausdenkt. Nein, du darfst dich selbst in die Scheiße reiten.

Ich persönlich habe nicht nur eine, sondern gleich mehrere Klatschen.

Angefangen hat alles mit einer handfesten Depression, die niemand bemerkt hat. Nicht einmal ich selbst. Ich dachte nur, ich bin scheiße, und wollte mich umbringen. Das erste Mal passierte mir das mit fünfzehn. Meine erste große Liebe und ich waren einfach auseinandergerissen worden. Alex. Vielleicht komme ich noch dazu, mehr davon zu erzählen.

Dann ist meine Oma gestorben. Und irgendwann habe ich nur noch Bilder von schwarzen Felsen gemalt – mit Bleistift.

Trotzdem hat es noch gut dreißig Jahre gedauert, bis endlich einer gemerkt hat, was mit mir los ist. Es war ein Psychiater, der

Vorgänger von Doktor Gonzenheim. Zu ihm hatte mich meine Therapeutin geschickt, nachdem ich ihr mehrfach gesagt hatte, wenn das nicht endlich aufhöre mit der Scheiße in meinem Leben, würde ich endgültig vom Goetheturm springen. Und zwar mitsamt meiner Tochter. Ich könne das Kind ja schließlich nicht allein lassen. Daraufhin merkte sie wohl, dass es jetzt ernst wird und Quatschen allein nicht mehr weiterhilft. Diese Geschichte habe ich ja schon erzählt.

Wenn man nicht weiß, dass Suizidgedanken ein ganz klassisches Symptom für eine Depression sind, kann es durchaus passieren, dass man sich in dieser Situation vor einen Zug wirft. Ich schätze mal, neunzig Prozent aller Selbstmorde sind auf eine nicht erkannte und/oder nicht behandelte Depression zurückzuführen.

Der Psychiater, Herr Doktor Lederer, sprach sehr mitfühlend mit mir und verschrieb mir Antidepressiva. Ich solle jeden Morgen eine Tablette nehmen und mich nicht aus der Fassung bringen lassen, wenn es nicht gleich wirke. Und sollte ich auch nur ein einziges Mal daran denken, mich umzubringen, solle ich sofort wieder in die Praxis kommen.

Schon eine Stunde nachdem ich die erste Tablette geschluckt hatte, wusste ich, dass dieses Medikament meine Rettung sein würde. Ich schlief zwei Monate durch und dachte dann, dass jetzt endlich alles gut sei. Und das war es auch. Bis sich nach und nach weitere Schrammen an meiner Psyche zeigten.

Wieder dauerte es ein paar Jahre, bis man herausfand, was mit mir los ist. Und wieder war es ein Psychiater, nämlich mein geliebter Doktor Gonzenheim. Wie ein Polarforscher, der nach und nach seine im Eis gefrorenen Fossilien zu einer Antwort auf die Evolutionsgeschichte zusammenpuzzelt, entdeckte er mit der Zeit, dass ich nicht nur depressiv, sondern manisch-depressiv bin. Das habe ich ebenfalls schon erzählt. Und wenn ich darüber nachdenke, bin ich das auch schon seit dreißig Jahren.

Den ganzen Quatsch, den ich in meinem Leben gemacht habe, all die Fehlentscheidungen, all die Idioten, die ich mir ausgesucht habe – war ich da vielleicht manisch? Sich Hals über Kopf in den oder die Falsche zu verlieben ist nämlich ein bekanntes Symptom für eine Manie. Es könnte jedenfalls eine Erklärung sein. Und für mich wäre es beruhigend, nicht gar so dämlich zu sein, mir als Beziehungspartner zum Beispiel jemand ausgesucht zu haben, der gewalttätig ist, den falschen Beruf gewählt und vergessen zu haben, meine Berufsunfähigkeit abzusichern. Sondern einfach nicht Herr meiner Sinne gewesen zu sein.

»Bipolare Störung« klingt nicht so schlimm wie manisch-depressiv und erinnert, wahrheitsgemäß, an eine Fehlzündung elektrischer Ladung im Gehirn

Als nächste Schramme habe ich noch eine Neigung zur Zwangserkrankung, die sich in ständigem Zählen von Treppenstufen, Besteck in der Schublade, Handtüchern im Schrank oder Wollmäusen auf dem Fußboden sowie dem Tick, alles rechtwinklig anzuordnen, äußert. Besonders, wenn es mir schlecht geht.

Zu guter Letzt, und das ist überhaupt des Pudels Kern, habe ich eine Posttraumatische Belastungsstörung. Darunter leiden auch viele Soldaten nach einem Einsatz in Kriegsgebieten, und ich wette, nicht wenige von ihnen versuchen, das Erlebte mit Alkohol oder irgendeiner anderen Droge aus dem Gehirn zu löschen. Unter anderem wegen dieser Posttraumatischen Belastungsstörung bin ich in genau dieser Klinik.

Um eine Therapeutin zu finden, die diese Störung diagnostizierte, nämlich Frau Ladenhaus, musste ich jedoch erst einmal einen Entzug machen. Um aber einen Entzug machen zu können, musste ich zunächst von etwas abhängig werden. So läuft das. Ich habe so lange herumexperimentiert, bis es mit dem Alkohol endlich geklappt hat.

Das meine ich damit, dass wir im Roman unseres Lebens nicht einige Seiten vorblättern können. Wie hätte ich, verdammt noch mal, wissen können, dass irgendwann in meinem Leben ein Entzug auf mich zukommt? Gar nicht. Dass du vom Alkohol abhängig bist, entdeckst du immer, und zwar wirklich immer, zu spät. Nämlich dann, wenn du es schon bist. Es gibt nichts und niemand, der oder das die Sucht verhindern kann, wenn es in deinem Text nun mal steht.

Damit der Fusel – oder jede beliebige andere Droge – auch anschlägt, sollte man aber schon eine psychische Vorbelastung haben. Dafür bietet es sich – neben den oben beschriebenen Klatschen – auch an, in der Kindheit öfters geschlagen worden zu sein oder seine Mutter verloren zu haben oder aber vergewaltigt oder sexuell missbraucht worden zu sein. Minderwertigkeitskomplexe, Übergewicht oder eine verkackte Berufsausbildung tun es notfalls auch. Es kann auch ein Onkel sein, der – wie mein Onkel Franz – Quartalssäufer ist. Aber das ist eine längere Geschichte.

Erster Tag

Ein aufdringliches Klimpern riss mich aus den Gedanken, die ich mir gar nicht mehr machen wollte.

Mein neues iPhone zeigte siebzehn Uhr. Nun hatte ich mir doch noch so ein Teil zugelegt, damit ich eventuell eintreffende wichtige Mails gleich beantworten konnte. Auch meinen Laptop hatte ich mitgenommen und bereits im abschließbaren Schrank versteckt. Es könnte ja sein, dass wichtige Kunden sich melden und mir einen

Auftrag anbieten wollten. Bei denen musste ich mich irgendwie herausreden, warum ich den Auftrag nicht übernehmen konnte. Sorry, bin total ausgebucht, beim nächsten Mal wieder, tut mir leid! Dass ich hier in der Klapse saß und versuchte, mein Alkoholproblem in den Griff zu bekommen, konnte ich ihnen ja schlecht erzählen.

Wie ich nun feststellte, hatte ich auf dem Zimmer allerdings weder Handy-Empfang noch Internet. Auch egal. Ich ging ins Bad, spülte mir kurz den Mund aus und frischte mein Make-up auf. Zeit zum Abendessen. Ich machte mich auf den Weg. Noch hatte ich keine Zimmernachbarin und konnte alles stehen und liegen lassen.

Mein erster Tag in der Langzeittherapie war ganz schön anstrengend. Was mir bei dieser Location gleich ins Auge stach, war die unbeschreibliche Hässlichkeit der Einrichtung. Tische, Stühle und Sideboards waren so abgrundtief grauenvoll, dass sie jegliches Bemühen einer halbwegs gemütlichen Dekoration, das in den Räumen durchaus an diversen Gegenständen wie Trockenblumen zu erkennen war, durch ihre bloße Anwesenheit zunichtemachten. Ich weiß nicht, warum die Stuhlbezüge in sogenannten Einrichtungen für Säuglinge, Kleinkinder, Kranke und alte Leute immer so scheußliche Muster haben müssen. Ach, ich weiß es doch. Oder vermute es zumindest. Wahrscheinlich, damit man Flecken, die sabbernde Babys, alte Leute oder Blut spuckende Kranke darauf hinterlassen könnten, nicht sieht. Sie sind da, aber man sieht sie nicht. So ähnlich ist das auch mit einer Sucht, jedenfalls bei trockenen, nüchternen, abstinenten Süchtigen. Dann passte es ja wieder. Augenkrebs bekam ich trotzdem davon; den bekommt man aber auch von den schrecklichen Spielgeräten auf deutschen Spielplätzen.

Ganz allgemein kann ich die Verschandelung unseres schönen Landes nicht gutheißen. Egal, ob es diese scharrenden weißen Plastikstühle in Restaurants und Cafés sind, diese hässlichen Spielgeräte auf öffentlichen Spielplätzen oder Sonnenschirme, gern auch mit großformatigen Schriftzügen der Bierbrauereien – Ist das eigentlich erlaubt? Könnte man als Alkoholiker dagegen klagen? In Amerika ginge es bestimmt –, oder andere Monstrositäten, die eine Verschandelungslizenz bräuchten. Leider gehört »Geschmack« nicht zur Ausbildung von Verwaltungsangestellten. Ein weiterer Grund liegt meiner Meinung nach in den mit Sicherheit mafiösen Strukturen bei der Materialbeschaffung für soziale Innen- und Außenwelten. Das ist doch überall so, wo Geld im Spiel ist. Sicher gibt es nur zwei oder drei Firmen, die das grottige Zeug herstellen und Jahr für Jahr mit dicken Umschlägen bei den jeweiligen Beschaffungsstellen vorstellig werden.

Trotzdem blieb mir nichts anderes übrig, als den Raumausstattern ihren Einrichtungsstil zu verzeihen und mich daran zu gewöhnen. Es würde mir kaum gelingen, in den paar Wochen meines Aufenthalts die verkrustete Vorgehensweise bei der Einrichtung von Kliniken, Kindergärten und Altersheimen aufzubrechen und neu zu sortieren. Obwohl ich gute Lust dazu gehabt hätte und es mir durchaus zutrauen würde. Aber halt! War das schon wieder manisch? Vielleicht sollte ich mich lieber um meine eigenen Angelegenheiten kümmern.

In dieser Rehaklinik würde ich jedenfalls alle erdenkliche Hilfe bekommen, zu der eine therapeutische Institution in der Lage ist. Sagte man mir zumindest, und das mehrfach. Alle Menschen, denen ich bis jetzt hier begegnet war, waren ausgesprochen freundlich zu mir. Stell dir mal ein kleines Kind vor, das eben der Länge nach hingefallen ist und sich gerade mühsam wieder aufrappelt. Zu diesem Kind kommt jetzt eine gute Fee herangeschwebt, streckt die Hand zu ihm aus und säuselt: »Komm, steh auf, ich helfe dir.« So, wie sich in diesem Moment vermutlich das kleine Kind fühlt, fühlte ich mich die ganze Zeit.

Ich musste mehrere Stationen durchlaufen, bis ich endlich in aller Form aufgenommen war.

Mein erster Weg führte zum Aufnahmesekretariat.

Der nächste Schritt war die ärztliche Aufnahme. War ich überhaupt in der Lage, eine Psychotherapie zu machen? Sprich: War ich dafür nüchtern genug? Oder hing ich noch an der Flasche, wenn auch vielleicht heimlich? Dann hätten sie mich direkt wieder weggeschickt, um einen erneuten Entzug zu machen. Aber da ich inzwischen wusste, wie so jemand aussieht und sich verhält, war mir von vornherein klar, dass sie das von mir nicht denken würden. Ich machte einen sortierten und abstinenten Eindruck. Trotzdem hatten sie am Nachmittag mein Gepäck kontrolliert. War nun mal Vorschrift. Auch die beiden Ärztinnen waren sehr zufrieden mit mir. Genauso hatte ich es geplant. Schließlich gehöre ich nicht zu den Doofen. Danach wurde mir von meiner Patin – einer der Frauen, die schon länger in der Klinik waren und den Neuankömmlingen den Einstieg erleichtern sollten – fast die ganze Einrichtung gezeigt, bis ich gar nicht mehr wusste, wo genau ich eigentlich war. Mein Zimmer hatte die Nummer hundertzwölf. Wie die Feuerwehr, haha. Vor dem Speisesaal hatte ich sogar einen eigenen Briefkasten und dazu noch ein Fach, in dem ich Sachen ablegen konnte, die man nicht mit in den Speisesaal nehmen durfte. Auch dafür gab es Regeln. Außer beim Briefkasten konnte ich mich nicht mehr erinnern, was wofür da sein sollte. Eine dicke Mappe mit Informationen hatte ich auch bekommen, die ich mir in Ruhe durchlesen sollte.

Abendessen

Jetzt war es jedenfalls halb sieben, und ich suchte meinen Platz für das Abendessen.

Ich sollte an den sogenannten Aufnahmetisch, der für die Neuen gedacht war. Der Tisch war für acht Personen gedeckt, es saß aber noch keine Einzige an ihrem Platz. Aha, Namensschilder. Ich hängte meine Jacke über den für mich bestimmten Stuhl und versuchte, mich zurechtzufinden.

Siehe da, ein Büfett. Und eine Essensausgabe. Wo waren die Tabletts?

Eine orientierungslose Frau, Mitte vierzig, verlebtes Gesicht, akkurater zweifarbiger Kurzhaarschnitt (unten dunkel, oben hellblond), kam auf meinen Tisch zu. Schaute sich um. Schaute mich an. Schaute wieder weg, sodass sie mein direkt angeknipstes Lächeln gar nicht bemerkte. Schaute auf den Tisch. Kniff die Augen zusammen. Ging um den Tisch herum. Las mit zusammengekniffenen Augen die Namensschilder. Kam langsam auf mich zu. Blieb neben mir stehen. Schaute mich an. Bevor sie wieder weggucken konnte, sagte ich schnell: »Hallo, hast du heute auch deinen ersten Tag?« Überrascht blickte sie zwischen dem Schild, das offensichtlich ihres war, und meinem Gesicht hin und her.

»Ja«, sagte sie, »aber ich finde mich hier gar nicht.«

»Ach so, ist das gar nicht dein Name?«

»Nein, ich bin Angelika.«

»Freut mich. Ich bin Andrea. Willst du dich nicht trotzdem hierhersetzen? Zu mir haben sie gesagt, dass um achtzehn Uhr dreißig jemand kommt und nach den Neuen schaut.«

Angelika war erleichtert. Sie wirkte vollkommen eingeschüchtert, fast schon ängstlich. Plötzlich stürmte eine ganze Menge Frauen in den Speisesaal und ein Grüppchen direkt zu uns. Großes Hallo. Innerhalb von drei Sekunden war der Tisch komplett belagert. Jacken wurden über Stuhllehnen gehängt. Einige der Frauen stellten Einkaufstüten auf den Stühlen ab.

Eine, die besonders viel schnatterte, faltete einen Zettel auseinander und las laut vor: »Ist hier eine Franziska Mangold?«

Niemand meldete sich. »Hm. Dann vielleicht Andrea Noack?«

Ich hob den Arm wie in der Schule und rief erfreut ein lautes »Ja! Ich bin hier!«.

»Cool!«, antwortete die Burschikose, wie ich sie für mich nannte. »Schön, dass du da bist, Andrea. Ich bin Anke, wir reden gleich noch mal.«

Anke blickte wieder auf ihren Zettel. »Und Angelika Kogler?« Man sah Angelika die Erleichterung an, als sie »Ja, das bin ich!« antwortete.

»Super. So, dann lasst uns erst mal Essen holen, danach reden wir weiter.«

Jetzt kam noch eine Frau in den Saal und schaute sich suchend um. Anke rief ihr entgegen: »Franziska?« Sie musste es sein, denn die Frau fing direkt an zu strahlen. »Ja, gerade angekommen!«

»Schön«, sagte Anke, »dann zeige ich euch jetzt, wo ihr euch das Essen holen könnt. Wenn wir wieder am Tisch sind, können wir alles Weitere besprechen. Die Neuen mir nach!«

Erleichtert rotteten wir uns zusammen und folgten Anke zu den Tabletts. Anke erklärte weiter: »Wie das mit dem Essen und den Getränken hier abläuft, erfahrt ihr von unserem Küchenchef. Es gibt eine Essensausgabe, da müsst ihr euch anstellen und warten, bis ihr bedient werdet. Den Rest holt ihr euch am Büfett.«

Wir schoben uns mit unseren Tabletts weiter. Es gab eine Gemüsecremesuppe von undefinierbarer Farbe, dazu Brot und Brötchen in allen Varianten. Wie im Hotel sozusagen. Nur nicht ganz so viel Auswahl. Am Büfett konnte man zwischen verschiedenen Käse- und Wurstsorten, Butter, Margarine und Quark, Honig und Marmelade wählen. Seit ich nicht mehr trinke, könnte ich bei jedem Essen reinhauen wie ein Holzfäller, aber hier in der Öffentlichkeit hielt ich mich zurück. Ich wollte außerdem nicht aufgehen wie eine Dampfnudel – ich hatte schon einige entdeckt hier – und nahm mir nur Butter und Käse zu meinen zwei Scheiben Brot. Ein bisschen fühlte ich mich wie in der christlichen Freizeit, in der ich mit dreizehn zusammen mit meiner damaligen besten Freundin Susanne Stein war. Doch das ist eine andere Geschichte.

Die Getränke zu organisieren war noch eine Spezialität des Hauses. Es gab zwei Wasserspender, einen für heißes und einen für gekühltes Wasser. Dazu verschiedene Teesorten. Wie üblich keinen Kräutertee. Stattdessen Pfefferminztee. Ewig dieser Pfefferminztee. Ich hasse Pfefferminztee. Nur frische Minze im Sommer, das ist okay. Es gab jedenfalls die übliche Auswahl: Schwarztee, Früchtetee, Kamillentee und Pfefferminztee. Ich entschied mich für Kamille, auch wenn ich mich dadurch sofort krank fühlte.

Die Suppe schmeckte viel köstlicher, als sie aussah. Das Brot war auch in Ordnung. Dazu Gummikäse, was wollte man mehr. Die Stimmung am Tisch war merkwürdig. Keine von uns wusste so recht, was sie sagen sollte und wie. Links neben mir saß Angelika, rechts neben mir Franziska. So eingeschüchtert Angelika wirkte, so leutselig war Franziska. Meine Suppe war kaum ausgelöffelt, da hatte sie mir schon ihre halbe Lebensgeschichte erzählt.

»Sag Franzi zu mir. Ich hab's mit Alkohol. Und mit Koks. Und noch so manchen anderen Drogen. Bist du auch in Gruppe drei?«

»Nein, Gruppe vier. Schade.«

»Ja, echt! Schade.« So eine lockere Person in der Gruppe ist immer gut. Da tauen auch die anderen nach und nach auf. Obwohl sich manche Teilnehmer einer Gruppe durch so jemand auch eingeschüchtert fühlen können. Mir hat man schon oft gesagt, dass sich nach mir kein anderer mehr etwas zu sagen traue, weil meine Sätze angeblich wie gedruckt klängen. Das betrifft natürlich nur Frauen und schüchterne Männer. Machos geben da rein gar nichts drauf, die hören nämlich von vornherein gar nicht zu. Mir selbst kommt es gar nicht so vor mit den druckreifen Sätzen. Im Gegenteil. Ich habe oft das Gefühl, nur Blödsinn daherzureden.

Während Angelika also kein Wort herausbekam, erzählte Franzi munter von ihrem Alkoholentzug. Ihrem dritten. Jetzt aber zum ersten Mal Langzeit. Sie sei sehr gespannt, ob das jetzt endlich reinhaue. Sie hoffe es jedenfalls. Hier seien ja angeblich gute Therapeuten. Man höre überhaupt viel Gutes von der Klinik. Auch Negatives sei ihr allerdings schon zu Ohren gekommen. Auf den Zimmern werde gesoffen und so. Ja, ja.

Leider konnte ich mich nach einiger Zeit nicht mehr auf Franzis Geschichte konzentrieren, mir lief bereits das Blut aus den Ohren. Ich sah mich an den anderen Tischen um. Überall schnatterten sie wie die kanadischen Wildgänse in dem kleinen Park hinter unserem Haus. Der Lärmpegel war beachtlich.

Jetzt klopfte Anke mit dem Löffel an ihre Tasse.

»Nein, nicht, was ihr denkt, Mädels!«, fing sie an und lachte gleich über ihren Scherz. Wir lachten mit, denn alle hatten ihn verstanden.

»Kein Trinkspruch«, fuhr sie fort, »nur noch ein paar kurze Hinweise für die Neuen. Eure Tabletts müsst ihr selbst abräumen, das habt ihr euch ja sicher schon gedacht. Wir sind gehalten, bis spätestens

Viertel vor acht die Tische frei zu machen, damit der Spüldienst aufräumen kann. Ab zwanzig Uhr können wir wieder reinkommen, der Speisesaal ist bis zweiundzwanzig Uhr geöffnet.«

Die Regeln

Eine ganz große Sache in der Klinik waren die Regeln. Es gab für alles Regeln, die allesamt unbedingt einzuhalten waren. Man durfte dies nicht, man durfte das nicht. Musste dieses tun, musste jenes tun.

Da ich kein Problem mit Regeln habe, war mir das egal. Ich habe mich so lange allen möglichen Regeln widersetzt und gegen alles und jeden rebelliert, dass ich echt genug davon hatte, immer die Renitente zu sein. Manchmal muss es noch sein, das stimmt. Aber schon früher fand ich es reichlich kindisch, aus bloßem Prinzip Regeln zu brechen. Leider machten genau das die meisten Frauen hier. An allem hatten sie was zu nörgeln, gegen jede Kleinigkeit widersetzten sie sich.

Außerdem waren viele hier, deren Leben komplett aus dem Ruder gelaufen war. Manche wussten noch nicht mal, wie man »Regeln« buchstabiert. Bei ihnen musste die Reha-Einrichtung das nachholen, was sie durch ihre Sucht vergessen oder durch mangelnde Fürsorge in der Kindheit oder Schulbildung ohnehin noch nie gelernt hatten.

Zum Thema »Regeln« hörten wir deshalb in unserer Aufnahmewoche jeden Tag mindestens zwei Vorträge. Eine Vortragsreihe lief sogar über vier Wochen, dabei ging es um medizinische Grundlagen und Ernährung. Dass man die Vorträge, und zwar jeden einzelnen, auch tatsächlich besucht hat, musste man sich vom Referenten auf einem DIN-A4-Blatt abzeichnen lassen, das man bei der Klinikleitung abgeben musste, wenn der Besuch aller Vorträge bestätigt war. Das war ein bisschen nervig, aber ich konnte trotzdem nicht verstehen, wieso manche Frauen deshalb so ein Theater machten.

Gleich in meinem ersten Vortrag saß eine Mitpatientin neben mir, die schon seit acht Wochen in der Klinik war und noch eine Unterschrift, und zwar die des Hausservice, brauchte. Die hätte sie sich also schon achtmal holen können, denn der Vortrag fand jede Woche statt. »So ein Schwachsinn!«, polterte sie los. Sie war so um die fünfzig, hatte einen herausgewachsenen Haaransatz, einen dicken Bauch und dicke Backen und sah eigentlich ganz nett aus. Ihr Gesicht war rot angelaufen. »Wegen dieser Scheiß-Unterschrift kann ich heute nicht mit in die Stadt fahren!« Herrschaften, was wollte die Alte denn unbedingt in der Stadt? Später würde ich erfahren, dass es vielen Patientinnen unheimlich wichtig war, in eine der Städte im Umkreis zu fahren, dort tonnenweise Kuchen zu vertilgen, zum Friseur zu gehen, sich die Nägel machen zu lassen und Geld für billige Klamotten oder irgendwelchen Dekokram auszugeben. Okay, das mit dem Friseur verstand ich. Und das mit dem Dekozeug würde ich noch kapieren. Denn das Basteln machte wirklich Spaß. Aber die Klamotten? Und warum so viel Geld verschwenden? Ich würde an diesen Unternehmungen kein einziges Mal teilnehmen, das wusste ich jetzt schon.

Pünktlich um Viertel nach zehn betraten zwei Frauen den Raum. Eine ältere Frau, sie ging voran, und eine sehr junge Frau, die hinter der älteren hertrippelte. Die ältere der beiden, sie war vermutlich um die sechzig Jahre alt, hatte graue Haare und diesen typischen Kurzhaarschnitt, den es nur auf dem Land gibt, denn in der Stadt beherrscht kein einziger Friseur einen so lausigen Haarschnitt. Ihre Figur war, na ja, dem Alter entsprechend. Es war diese Käferfigur, die man ebenfalls oft auf dem Land sieht. Dünne Beine, in der Mitte dick und rund, oben wieder schmal. Ihr Kleid, das bestimmt aus diesem Kaff stammte, war seltsam gemustert, darüber trug sie ein Jackett in farblich abgestimmtem Lila, das wohl die füllige Mitte vertuschen sollte. Aus dem Kleid staksten zwei dünne Beinchen nach unten, die in überraschend schicken Schuhen mit beachtlichen Absätzen steckten.

»Guten Tag, liebe neuen Gäste, herzlich willkommen im Therapiezentrum St. Dorotheen in Glockenbach oder, wie man uns im Dorf nennt, im Doro. Jeder kennt uns. Ich bin Gundula Gaiser, die Leiterin unseres Hausservice. Neben mir sitzt Yvonne Köhler, meine Assistentin. Wir wollen Ihnen heute den Hausservice vorstellen und erzählen, was wir alles machen, und auch die Stellen beschreiben, die wir für die Arbeitstherapie zu vergeben haben.«

Frau Gaiser schaute zur Assistentin und nickte ihr aufmunternd zu.

»Ja, wie schon gesagt, ich bin Yvonne Köhler und die Assistentin von Frau Gaiser. Mit allen Fragen rund um den Hausservice, die während Ihrer Therapie eventuell auftauchen, können Sie gern zu mir kommen. Ich sage Ihnen jetzt erst einmal, wofür wir zuständig sind. Wir koordinieren das Reinigungspersonal und sorgen dafür, dass die Reinigungskräfte richtig eingeteilt werden. Wir dekorieren auch die Räume. Hergestellt werden die Dekoelemente wie Bilder, Blumengestecke und so weiter nicht von uns, sondern von den Patientinnen in der Ergotherapie. Diese übergeben uns dann die Sachen.«

Ich würde mich am liebsten auch gleich übergeben. Die Kleine sprach sehr langsam und sorgfältig, man wusste von vornherein, wie der Satz enden würde. Ich hätte sie gern angeschubst, andererseits gab sie sich redlich Mühe. Ich musste mehr Geduld haben, tat so, als würde ich ihr aufmerksam zuhören, und nickte ihr von Zeit zu Zeit aufmunternd zu.

Es stellte sich heraus, dass der Hausservice nur für die Pflege und das Gießen der Pflanzen, die Dekoration der Räume und die Organisation der Putzfrauen zuständig war. Alles Weitere, zum Beispiel eine Glühbirne austauschen oder eine eingetretene Tür reparieren, erledigte der Hausmeister. Das heißt, der Hausservice war dafür zuständig, dass es sauber und gemütlich war. Für alles, was funktionieren musste, wurde ein Mann gebraucht. Hallo? Hatten die schon mal was von Emanzipation gehört? Waren Frauen auch hier wieder nur für Heim und Herd zuständig? Zwei Stellen waren zu vergeben, Zeitaufwand sechs Stunden in der Woche. Was? Nicht zu fassen. Wie wollten die denn so viel Zeit mit ihrem Gerümpel verbringen? Ich würde das auf keinen Fall machen. Zu Hause hatte ich schon genug zu tun mit meinem eigenen Hausservice und war froh, dass ich davon befreit war.

So, rasch noch die Unterschrift abgeholt, und dann war Freizeit bis zum Mittagessen angesagt.

Es war sehr angenehm, einfach einen vorgegebenen Stundenplan abzuarbeiten. Jedenfalls für mich. Ich musste bei meiner Arbeit jeden Tag fünfhundert Entscheidungen treffen. Früher jedenfalls. Es war sehr erholsam, das mal nicht zu müssen. Nur den Zettel abarbeiten, großartig. Was stand als Nächstes drauf? Nach dem Mittagessen ging es zur Arbeitsdiagnostik, was immer das sein mochte. Vielleicht wollten sie wissen, was uns noch zuzumuten war, oder besser: wozu wir noch in der Lage waren.

Der Therapiemann

In meinem ersten Einzelgespräch am nächsten Tag sah ich mich einem männlichen Therapeuten gegenüber. Was sollte das denn? Ich dachte, ich sei in einer Frauenklinik.

»Guten Tag, liebe Frau Noack, ich bin Michael Kaub. Schön, dass Sie hier bei uns in Glockenbach angekommen sind.«

»Das freut mich auch, aber, ganz ehrlich, Herr Kaub, ich hatte mit einer Therapeutin gerechnet. Sind wir hier nicht in einer Frauenklinik?«

»Ganz richtig, das haben Sie, Frau Noack, völlig korrekt gesehen. Aber das Konzept der Klinik sieht es vor, auch einen männlichen Therapeuten im Angebot zu haben, Frau Noack. Und in unserer Gruppe ist nun mal gerade ein Platz frei geworden.«

»Aber ich möchte dennoch auf eine Therapeutin als Bezugsperson bestehen. Ich habe meine Gründe dafür, und das wurde mir vorher auch zugesichert.«

»Richtig, Frau Noack, nun sieht es aber so aus, dass ich, Michael Kaub, gerade an der Reihe wäre, eine neue Patientin aufzunehmen. Frau Noack, können Sie sich vorstellen, es erst mal zu probieren, wie es ist? Ob Sie eventuell doch eine Möglichkeit sähen, mit mir zu arbeiten?«

»Seien Sie mir bitte nicht böse, Herr Kaub, aber das kommt überhaupt nicht infrage. Das ist nicht persönlich gemeint. Mein Problem ist ein im Alkoholrausch randalierender Onkel, und da werde ich mich wohl kaum von einem Mann therapieren lassen.«

Diese Situation rechtfertigte nun doch meine entschiedene Rebellion. Die Rolle der selbstbewussten Frau, die weiß, was sie will, beherrschte ich aus dem Effeff. Ich hatte sie im Job gelernt, und das in- und auswendig. Viel gebracht hat mir das zwar nicht, aber wenigstens merkte der Typ, dass ich mir nicht alles bieten ließ. Wir diskutierten noch eine Weile hin und her. Mit dem Ergebnis, dass er die Lage mit seiner Co-Therapeutin, Frau Ehrlich, besprechen wollte und eventuell eine Patientin mit mir tauschen würde, sofern es dieser Patientin recht war, mit einem Mann zu arbeiten. Aber warum wurde sie gefragt, ob es ihr recht wäre, und nicht ich?

Das war wieder so ein Moment, in dem ich am liebsten alles sofort hingeschmissen hätte. Was machte ich überhaupt hier? Waren die nicht mal in der Lage, mir eine Therapeutin zuzuteilen? Was für ein unprofessioneller Laden.

Meine Gruppe

In der Reha war dreimal wöchentlich Gruppentherapie angesetzt.

Gruppentherapie ist überhaupt das A und O bei der Behandlung von Alkoholikern, und zwar aus einem einfachen Grund. Durch die Sucht haben die meisten völlig verlernt, ganz normal mit anderen zu sprechen oder sich halbwegs sozial zu verhalten. Das müssen sie sich teilweise von der Pike auf wieder neu erarbeiten. Genau aus diesem Grund haben viele Patient*innen aber gerade auf Gruppentherapie überhaupt keine Lust. Oder sie sagen, mit diesen Doofköppen will ich nichts zu tun haben. Ha, ha. Meistens ist diese Überheblichkeit alles andere als angebracht, und gerade die, die am lautesten tönen, haben die Gruppentherapie eigentlich am allernötigsten.

Die Gruppe wurde gerade durcheinandergewirbelt, da kurz hintereinander drei Frauen verabschiedet worden und drei Neue hinzugekommen waren. Eine der Neuen war ich, die beiden anderen hatte ich bereits am Abend vorher kennengelernt; sie waren an unserem Aufnahmetisch dazugekommen.

Beide waren blond, natürlich gefärbt, und Susanne, eine der beiden Neuen, hatte sogar einen Hund. Den hatte sie in der Nähe der Klinik bei einer Familie untergebracht, und wir hatten uns gleich für das nächste Wochenende zum Spazierengehen verabredet. Die andere, Barbara, machte einen reichlich verwirrten Eindruck. Wer weiß, wann sie das letzte Mal etwas getrunken hatte. Manche nutzten die

Wochen vor der Reha förmlich aus, um sich noch hier und da oder sogar die ganze Zeit einen zu brennen. Ich war jedoch seit meinem letzten Entzug wirklich trocken geblieben, und auf diese nun schon wieder fast zwei Monate Abstinenz war ich sehr stolz. Dieses Mal würde ich alles richtig machen und nie wieder einen Tropfen anrühren. Definitiv. Schnauze voll.

Zum Glück konnte ich den Therapeuten noch loswerden, sonst wäre ich wirklich ausgerastet. Statt bei Herrn Kaub war ich jetzt bei Frau Ehrlich. Susanne, die Mitpatientin mit dem Hund, einem Dalmatiner übrigens, wollte, warum auch immer und im Gegensatz zu mir, keine Frau, sondern einen Mann als Therapeuten. Dass ausgerechnet wir beide diesen passenden Tausch machen konnten, erfuhren wir jetzt, in unserer ersten gemeinsamen Therapiestunde.

Mir kam es komisch vor, mit diesen fremden Frauen nun vier Monate lang gemeinsam gegen meine Sucht anzukämpfen. Wobei, im Entzug waren es ja auch Fremde gewesen, und es waren auch Männer unter den Patienten. Nicht alle, die hier mit mir saßen, würden die gesamten vier Monate bleiben. Nur die, die zur selben Zeit gekommen waren wie ich. Und teilweise noch nicht mal die. Barbara und Susanne beispielsweise hatten jeweils nur acht Wochen genehmigt bekommen, nicht wie ich sechzehn Wochen. War ich schon so kaputt? Frau Ehrlich hatte mir gestern Nachmittag bei meinem ersten Einzelgespräch erklärt, dass es damit nichts zu tun habe, sondern von den Kostenträgern abhänge, die sehr unterschiedlich darüber entschieden, wie viele Therapiewochen sie ihren Mitgliedern genehmigten.

Jedenfalls waren Herr Kaub und Frau Ehrlich hier die Gruppenchefs. Zusätzlich zur Gruppentherapie gab es jede Woche ein Einzelgespräch. Außerdem hatten wir Vorbereitungen für die Gruppenstunden zu erledigen. Einer der wichtigsten Bestandteile der Therapie war der sogenannte »Suchtverlauf«. Jede Patientin musste diesen für sich erarbeiten. Also: Wann war der erste Suchtmittelkonsum? Bei welcher Gelegenheit? Wie viel von dem jeweiligen Suchtmittel hat man konsumiert? Waren es mehrere Suchtmittel? Drogen? Medikamente? Und so weiter. Der Text wurde mit dem Therapeuten besprochen. Und wenn er von diesem freigegeben und somit vollständig war, musste man seinen Suchtverlauf in der Gruppe vorlesen. Natürlich konnte niemand kontrollieren, ob man ehrliche Antworten gegeben hatte. Aber ansonsten machte das Ganze ja auch keinen Sinn, denn in die Tasche gelogen hatte man sich schließlich lange genug.

Es gab auch Gruppenregeln. Zum Beispiel durften wir keine Getränke mit in den Raum nehmen. Wir durften uns nicht gegenseitig beschimpfen, beleidigen oder anschreien. Als ob wir das getan hätten. Ansonsten galt das Gleiche wie beim Entzug: Ich-Botschaften, keine Wertungen.

Jetzt musste ich mir erst wieder all die Namen und Geschichten merken.

Zum Teil waren sie mir schon bekannt.

Auf Wunsch der Therapeuten sollten sich wegen der drei Neuen alle Gruppenmitglieder kurz vorstellen.

Den Anfang machte eine gewisse Janine Krock. Sie war sehr jung, gut gelaunt und etwas korpulent. Obwohl erst zweiundzwanzig, hatte sie schon einen zweijährigen Sohn. Sie litt an Depressionen und hatte Probleme mit Drogen – welche sie nahm, sagte sie nicht – und Alkohol.

Dann übernahm Sabine Winter, schätzungsweise fünfzig Jahre alt. Ihr Problem sei der Alkohol, und zwar wegen einer traumatischen Erfahrung, auf die sie jetzt nicht näher eingehen wollte.

Tanja Fritzow, ebenfalls um die fünfzig, war abhängig von Medikamenten und wollte auch nicht über die Ursache sprechen.

Gudrun Emmerich, vielleicht sechzig Jahre alt, stellte sich freimütig als unglückliche Hausfrau vor, die ihren Frust im Alkohol ertränkt habe.

Elvira Günther, mindestens vierzig und ganz sicher die Dickste von uns, war Diabetikerin, Alkoholikerin und gab zu, das mit dem Essen nicht ganz im Griff zu haben.

Maike Joos, eine jüngere Person, gestand, bis zu zwei Flaschen Wodka am Tag getrunken zu haben, und hoffte, dass ihr diese Therapie endlich den Durchbruch bringen und sie das Trinken dauerhaft lassen könnte.

Frieda Mertens war bereits in ihrer dritten Langzeittherapie, die sie nun als letzte Chance begriff, dem Alkohol abzuschwören.

Barbara Höhnisch, eine von uns Neuen, war wegen ihres Alkoholproblems hier, war sich aber trotzdem nicht ganz sicher, ob sie wirklich eines hatte.

Susanne Maier, die Hundebesitzerin, war von Alkohol und Tabletten abhängig und wusste noch gar nicht, wie sie das alles ohne Alkohol und Tabletten schaffen sollte.

Plötzlich war ich dran. Ich spulte automatisch mein Sprüchlein herunter. »Hallo, ich bin Andrea, ich habe ein Problem mit Alkohol. Ich bin seit dem dreiundzwanzigsten März clean. Kein Alkohol, keine Drogen. Ich bin verheiratet und habe eine Tochter, zwölf Jahre alt. Und einen Hund. Einen schwarzen Mops. Er heißt Meister Yoda.« Wie üblich, wenn ich unseren Hund vorstellte, lachten alle. »Wir nennen ihn aber nur Yoda.« Erneutes Schmunzeln. »Ich bin Texterin und arbeite in der Werbung, früher in Werbeagenturen und seit fünfzehn Jahren freiberuflich.«

Puh.

Ganz schön kaputte Truppe. Das musste man erst mal sacken lassen. Die Therapeuten warteten einen Moment, bis Frau Ehrlich den

Faden wiederaufnahm. Thema der heutigen Stunde sollte unser Umgang mit schwierigen oder unangenehmen Gefühlen und Situationen sein. Gleich am ersten Tag so ein Brett. Im Entzug hatte ich gelernt oder, besser gesagt, mir erarbeitet, dass auch ich, jawohl, ich, den Alkohol als Ventil benutzt hatte, für mich schwierige Situationen abzufedern oder am besten gleich ganz auszuradieren. Haben vor mir auch schon viele versucht, klappte aber weder bei denen noch bei mir. Ich kann nicht behaupten, dass ich gern darüber spreche. Außerdem hatte ich den Alkohol als Medikament gegen meine Depression verwendet. Unbewusst natürlich. Der Fachmann spricht von Selbstmedikation.

Im Raum breitete sich diese bleierne Stille aus, die entsteht, wenn alle dazu aufgefordert sind, etwas zu sagen, aber keiner den Mund aufmacht. Als Neue konnte ich auf keinen Fall den Anfang machen. Ich würde mich hier ganz bestimmt nicht in den Vordergrund spielen.

Endlich erbarmte sich die Dicke. Sie erklärte, bei negativen Gefühlen oder Erfahrungen sei Essen genauso hilfreich wie Alkohol, insbesondere Süßes, Fettiges und allgemein sehr Kalorienhaltiges. Das sei dann ein Genuss und eine so schöne Beschäftigung, dass man den ganzen Mist vergessen könne. Konnte ich nachvollziehen.

Ich hatte das schon an mir selbst beobachtet, seit ich nicht mehr trinke. Eine Dreihundert-Gramm-Tafel Schokolade war da ganz schnell weg. Allerdings nicht unbedingt, um schlechte Gefühle abzumildern. Eher, um den Verlust des Rotweins auszugleichen. Oder ist das vielleicht auch ein schlechtes Gefühl? Ich hatte bis dahin immer gedacht, das sei die sogenannte Suchtverlagerung, von der alle so oft sprachen. Hörst du mit dem einen auf, konsumierst du von dem anderem mehr. Bei Alkoholikern führt das oft dazu, dass sie zwar trocken sind, aber stattdessen drei Schachteln Zigaretten am

Tag rauchen und dazu zehn Liter Kaffee trinken. Um dann abends in ihrem Meeting zu erzählen, dass sie trocken seien. Ja, ne, ist klar.

Jetzt hatte ich wohl Susanne und Barbara verpasst, denn Gudrun war schon dran und plauderte fröhlich aus dem Nähkästchen. »Die, die schon länger hier sind, wissen bereits, was für ein Ekel ich zu Hause habe. Ekel Alfred aus ›Ein Herz und eine Seele‹ ist gar nichts gegen meinen Erwin. Aber ich kann ihn nicht verlassen, denn er ist seit einem Unfall vor acht Jahren querschnittsgelähmt und sitzt im Rollstuhl. Es ist gar nicht so sehr die Pflege, die mich anstrengt. Da habe ich ja noch Unterstützung von der Sozialstation, und im Haushalt hilft mir meine Elena. Das Schlimme sind die Aggressionen meines Mannes. Kein freundliches Wort kommt ihm über die Lippen, immer nur ›mach dies, mach das, sei ruhig, bring das Geschirr weg, wo ist mein dies, wo ist mein das, lies mir was vor, halt die Klappe, mach den Fernseher an, mach das Fenster zu, pack mir das Kissen in den Rücken, nimm die Zeitung hier weg‹. Nur Befehle, den ganzen Tag. Kein Bitte, kein Danke. (Hatte der Mann vielleicht Depressionen?, fragte ich mich.) Und darum trinke ich. Um das den ganzen Tag auszuhalten, brauche – nein, Entschuldigung: brauchte – ich meinen Melissengeist. Zuerst nur gegen die Kopfschmerzen. Ein Schlückchen in den Kaffee am Morgen. Ein Schlückchen in den Kaffee am Vormittag. Ein Schlückchen nach dem Mittagessen. Ein Schlückchen zur Kaffeestunde. Ein Schlückchen vor dem Abendessen. Ein Schlückchen nach dem Abendessen. Ein Schlückchen beim Fernsehen. Ein Schlückchen vor dem Schlafengehen. Bevor ich in den Entzug kam, war ich bei drei Fläschchen Melissengeist am Tag. War morgens ausnahmsweise mal kein Melissengeist im Haus, bekam ich zitternde Hände. Dann musste ich als Erstes schnell in den Drogeriemarkt fahren und neuen Vorrat kaufen. Und so viel auf einmal kannst du ja auch nicht kaufen, ohne aufzufallen. Erst mal kaufte ich mir zwei Fläschchen. Damit habe ich mich schnell wieder ins Auto gesetzt und gleich den ersten Schluck aus der Flasche genommen. Das tat so gut. Welche Erleichterung. Dann hab ich noch einen Schluck genommen. Und dann bin ich zum nächsten Drogeriemarkt gefahren und in die Apotheke, überallhin, wo es Melissengeist gibt, und jedes Mal habe ich zwei Fläschchen genommen, damit es nicht nach so viel aussieht. Seit dem Entzug habe ich keinen Tropfen mehr getrunken. Das ist jetzt fünf Monate und dreiundzwanzig Tage her. Aber ich war ja seither auch nicht mehr zu Hause. Meine Schwester hat darauf bestanden, dass ich in der Zeit bis zur Reha bei ihr wohne. Das war mein Glück, denn ...«

Herr Kaub unterbrach ihren Redefluss. »Was halten Sie davon, wenn Sie, Frau Emmerich, fürs Erste hier einen Punkt machen und sich vielleicht noch in privatem Rahmen mit den anderen Gruppenmitgliedern austauschen? Sonst schaffen wir unsere Runde heute womöglich nicht.«

»Bitte schön«, sagte Gudrun sofort, »selbstverständlich.«

Wieder Auf-den-Stühlen-Rutschen und angespanntes Schweigen, bis endlich jemand anfing zu reden. Es war Sabine Winter, eine sehr stilvoll aussehende Frau; ein bisschen wie Senta Berger, nur zwanzig Jahre jünger. »Für mich war der Alkohol die einzige Möglichkeit, um zu vergessen. Das fing mit einem Cognac an. Dann waren es zwei. Nach einem Jahr war es eine Flasche. Da wusste ich, ich muss was tun. Mehr möchte ich im Moment nicht sagen.« Mit einem zurückhaltenden Lächeln blickte sie in die Runde. Was da wohl vorgefallen war?

Nach einer Weile ergriff Tanja das Wort. »Bei mir fing es mit Schlafstörungen an. Dann kamen die Rückenschmerzen. Schließlich noch Kopfschmerzen. Aber im Grunde habe ich die Tabletten gegen einen ganz anderen Schmerz genommen ...« Dabei schossen ihr die Tränen in die Augen, die sie nun mit den Händen bedeckte. Es war mucksmäuschenstill.

Frau Ehrlich sprach sie ganz vorsichtig an: »Frau Fritzow, ich finde das ganz wunderbar. Am Anfang haben Sie völlig erstarrt hier gesessen. Dann haben Sie geweint. Ich finde es großartig, dass Sie das mit dem Schmerz erkannt haben und sogar aussprechen können. Sie haben in der Therapie schon wahnsinnig viel erreicht. Dazu möchte ich Sie beglückwünschen.« Nach diesen warmen Worten lächelte Tanja wieder. »Ja, darüber bin ich auch froh«, sagte sie.

Alle schauten mich an. War ich schon dran? Anscheinend hatte ich nicht alles mitbekommen. Jedenfalls musste ich jetzt was sagen. »Bei mir war es so, dass ich Alkohol oft in Gesellschaft getrunken habe. Alkohol hatte für mich etwas Fröhliches, war in erster Linie zum Feiern da. Auf der einen Seite. Aber ich habe den Alkohol auch als Medikament gegen meine Depressionen benutzt. Alkohol ist das beste Antidepressivum, das man sich vorstellen kann. Auf den ersten Blick jedenfalls. Bis man zu viel davon braucht, und dann ist es richtig, richtig doof.«

Alle lächelten, alle nickten. Am Ende der Gruppentherapie hatte ich neun neue Freundinnen. Außer Tanja und Elvira rauchten alle. Und mit denen ging ich nun zum Raucherpavillon. Das war der einzige Ort in der ganzen Klinik, an dem geraucht werden durfte. Im Sinne der Nichtraucher und des Brandschutzes.

Arbeitstherapie

Die Psychiatrie ist komplett anders, als man sich das als Außenstehender vorstellt. Viele denken gleich an »Einer flog über das Kuckucksnest«. Oder Zwangsjacken oder vor lauter Medikamenten völlig belämmerte Patienten. Das ist natürlich totaler Quatsch. Ich jedenfalls fand es sehr gemütlich in der Klinik, und man lernte nette Leute kennen. Es war wie eine Jugendfreizeit für Erwachsene.

Du musst dich zum Beispiel nicht ums Essen kümmern, sondern darfst dich dreimal täglich an einem sehr ordentlichen Büfett bedienen. Das Essen wurde eigens für uns zubereitet, es gab frische Sachen wie Möhren, Orangen, Äpfel, manchmal sogar Ananas. Ich wusste das, denn ich war bereits zur Arbeitstherapie in der Küche eingeteilt.

Nachmittags stand ich mit drei anderen Kolleginnen an einem großen Tisch aus Edelstahl und schnippelte Gemüse in eine vorgegebene Form. Wir durften aber nur die kleinen, stumpfen Messer nehmen. An die Fleischmesser ließen sie uns nicht ran, die lagen in einer verschlossenen Schublade. Wir schnippelten Berge von Champignons in Scheiben, Zwiebeln in Ringe, Karotten in Streifen, Kartoffeln in Würfel, Salat in mundgerechte Häppchen. Ich gab immer ein bisschen an mit meinen Kochkenntnissen. Dass es Julienne-Streifen gibt, hatte von meinen Kolleginnen noch keine gehört. Ich fragte den Küchenchef, Herrn Körber, ob ich auch mal beim Kochen helfen dürfe. Ich wollte unbedingt wissen, wie man eine Sauce für neunzig Personen herstellt. Als ob ich jemals neunzig Gäste hätte. Aber Herr Körber sagte, das sei aus hygienischen Gründen nicht erlaubt. So schmutzig war ich doch gar nicht. Aber ich musste auch meinen Nagellack abmachen, Nagellack oder Gelnägel sind in der Gastronomie verboten. Es könnte ein winziges Stück der Substanz ins Essen fallen.

Nach all der Schnippelei mussten wir immer sauber machen und die große Spülmaschine anstellen. Im Grunde machten wir hier Hausarbeit. Einfache, handwerkliche Arbeit, bei der du nicht viel denken und vor allem keine Entscheidungen treffen musst. Wir mussten alles genau so machen, wie es uns gesagt wurde. Nun war ich doch in einer Art Hausservice gelandet.

Wenn alles fertig war, hatten wir Freizeit. Im Innenhof und im Garten des Hauses konnte ich mich bei schönem Wetter irgendwo hinsetzen und lesen. Manchmal gingen wir auch spazieren, im Wald und über die Felder. Oder wir trafen uns in der Raucherecke. Dort saß immer jemand und qualmte. Für meine ausreichende Bewegung sorgten das Sportprogramm und der Fitnessraum, in dem ich regelmäßig trainierte. Ich durfte sogar schwimmen gehen, doch das Wasser im Hallenbad war mir viel zu kalt. Aus Kostengründen hatte es nur vierundzwanzig Grad. Aber für die Rentner, die donnerstagnachmittags zum Schwimmen kamen, heizten sie es auf dreißig Grad auf. Ich fand es ungerecht, dass die Rentner wärmeres Wasser bekamen als wir. Spätestens am Freitagmittag war es wieder kalt. Man müsste also donnerstagabends hingehen, brauchte jedoch immer zwei Leute, die mitkamen, und die waren zur besten Fernsehzeit nicht leicht zu finden.

Fernsehen durften wir, aber erst ab achtzehn Uhr. Sonntags schon ab zwei. Zu viel Fernsehen würde uns zappelig machen, sagte die Chefärztin bei der Begrüßung. Es gab welche, die saßen jeden Abend Schlag sechs vor der Glotze, guckten erst mal die Vorabendserien, dann die Tagesschau, das war gesetzt. Vorher wurde diskutiert, was danach geschaut werden würde. Die Mehrheit setzte sich durch. Man musste kurz vor acht da sein, wenn man mitentscheiden wollte. Oder man trug ein paar Tage vorher auf einer Liste, die im Sekretariat aushing, den Film ein, den man gucken wollte. Die meisten vergaßen das, darum konnte man ganz lässig so gegen zwölf nach acht in den Fernsehraum marschieren und sagen: »So, zwanzig Uhr fünfzehn, Sat eins, die Komödie.« Es wurde dann, ob es den bereits Anwesenden nun passte oder nicht, das Programm gewechselt, weil man seinen Wunschfilm angemeldet hatte.

Sommerfest

Drei Wochen später war Sommerfest. Trotz aller Zweckmäßigkeit der Einrichtung hatten sie die Tische so festlich gedeckt, wie es sich für ein Sommerfest am einundzwanzigsten Juni gehörte. Praktisch wie Weihnachten, nur in sommerlich. Mit kleinen Sträußchen aus Wiesenblumen, auf den Tischen verstreuten Rosenblättern, an gespannten Seilen baumelnde Lampions und Lichterketten mit bunten Glühbirnen wie beim Italiener. Es sollte aussehen wie bei einem Gartenfest. Wegen des unsicheren Wetters hatte man das Büfett und die Tische allerdings im Speisesaal aufgebaut. Doch ich sah nur die Gläser. Zwei versetzt aufgestellte Weingläser zu jedem Gedeck. Waren die denn vollkommen verrückt geworden?

Von einer Sekunde auf die andere krallte sich der Suchtdruck in meine Eingeweide wie ein Steinadler um eine Wühlmaus. Die Bestie war aufgewacht, wie aus dem Nichts stand sie plötzlich da, und zwar in voller Kampfmontur. Ich brauchte einen Schluck Alkohol. Jetzt. Sofort. Die Räder im Gehirn fingen an zu rattern. Wo sollte ich jetzt schnell Alkohol herkriegen? Mich unauffällig davonschleichen und in Hochgeschwindigkeit zum Kiosk rennen? Der Kiosk hieß im internen Sprachgebrauch unserer Einrichtung übrigens

»Rückfallecke«, das sagt schon alles. Das würde nicht funktionieren, denn es würde meiner Gruppe auffallen, wenn ich fehlte. Wir waren schließlich in einer Suchtklinik. Wir waren hier, um zu lernen, wie wir unser zukünftiges Leben ohne Alkohol gestalten und trotzdem fröhlich sein können. Aber die Zeitbombe tickte. Die Bestie hatte Blut geleckt. Die Bestie wollte Alk.

Plötzlich sah ich mich selbst von außen. Wie einst bei Idefix – dem kleinen Hund von Obelix, you remember – in der Gedankenblase ein Knochen, schwebte in der Blase über meinem Kopf ein Glas Champagner. Es war ein Glas von Riedel, die bessere Garnitur, mit perfektem Moussierpunkt, leicht beschlagen, die Kohlensäure schwebte an unsichtbaren Schnüren in zarten Perlen an die Oberfläche. Vermutlich Moët & Chandon. Oder, noch besser, Roederer Cristal. Meine Lieblingsmarke. Kostet über hundertzwanzig Euro pro Flasche. In Anbetracht meines erhöhten Konsums und meines mickerigen Einkommens hatte ich mir das allerdings längst nicht mehr leisten können. Der billige Prosecco aus dem Weinladen an der Ecke musste genügen, und das tat er auch, jedenfalls wenn er kalt war. So kalt wie der Champagner in meinem Kopf, das Glas hübsch beschlagen, das Edelgesöff perfekt moussierend, ich kam nicht davon los.

Bis meine Gruppenkollegin Frieda die Blase mit einer Bemerkung platzen ließ: »Willste dich nicht setzen, du eingebildete Ziege?« Ich musste grinsen, trotz der Krallen des Steinadlers in meinem Bauch. Die »eingebildete Ziege« war einer unserer gruppeninternen Jokes. Man glaubt ja gar nicht, was in so einer Suchtklinik getratscht und gemobbt wird. Eine dieser Tussen hatte wohl hinter meinem Rücken über mich gelästert, dass ich so eingebildet sei. Fortan redete die halbe Klinik nicht mehr mit mir. Doch später mehr zu diesem Thema.

Einstweilen kämpfte ich gegen meine Suchtbestie und versuchte, in die Realität zurückzufinden.

»Haben die das nicht schön gemacht hier?«, fragte Frieda.

»Subber.«

Meine Standardantwort auf alles. Ich ließ meinen Blick über die Tische wandern. Alles voller elektrischer Teelichte. Echte waren verboten. Brandschutz. Dazwischen, liebevoll drapiert, jede Menge Selbstgebasteltes: kleine Menükarten in raffinierter Klebetechnik, Marienkäfer, Vögelchen, Blätter, Blüten. Das alles hatten die Suchtschlampen in der Ergotherapie ausgeschnitten, bemalt und geklebt und dabei so getan, als würden sie einem DAX-Konzern vorstehen. Da sprangen mir schon wieder die beiden Weingläser ins Auge. Konnten diese Idioten nicht ganz normale Saftgläser nehmen? Aber genau das, nämlich mit Weingläsern einzudecken, gehörte zur Therapie. Damit musst du in der Realität draußen klarkommen, andernfalls kannst du nie wieder ein Restaurant betreten. Trotzdem, mein Sommerabend war komplett im Eimer.

Dabei hatte sich der Küchenchef nicht lumpen lassen. Die Küchenhilfen waren noch dabei, Schüsseln und Platten zu arrangieren, und fuhren auf, was die Vorratskammern hergaben. Wir mussten noch einen Augenblick warten, bis Frau Doktor Klenk ihre Rede gehalten und das Büfett eröffnet hatte. Ich sah schon die gierigen Blicke meiner Klinikgenossinnen. Mir hatte es allerdings komplett den Appetit verschlagen, ich überlegte nur noch, wie ich möglichst schnell hier rauskommen und mir Alkohol besorgen könnte.

Der Konflikt bestand darin, dass ich dann das Essen sausen lassen müsste, denn ich konnte ja schlecht mit einer Flasche Rotwein hier wieder aufschlagen. Außerdem hatten die beim Kiosk sicher nur Fusel, und bis zum Supermarkt war es zu weit. Ich müsste also auf Wodka ausweichen. Nicht gut. Also fügte ich mich in mein Schicksal und setzte mich auf den Platz, wo ich hingehörte, zu meiner Gruppe, in diesem Fall zwischen Gudrun und Janine. Beide hatten allerbeste Laune, sie waren auch schon länger da als ich. Bei mir hatte gerade die fünfte Woche begonnen. Ich war zwar noch ein Greenhorn, fühlte mich jedoch wie ein alter Hase. Das ist typisch für Einrichtungen, in denen sich Suchtkranke treffen. Man hat so vieles gemeinsam, dass man sich von vornherein besser kennt als alle anderen.

Jetzt klopfte Doktor Klenk endlich an ihr Glas und erhob sich von ihrem Platz.

»Liebe Patientinnen, ich will ehrlich zu ihnen sein. Beim Sommerfest Dienst zu haben ist ja nicht so das Gelbe vom Ei. Wir losen das deshalb jedes Jahr aus. Und jetzt freue ich mich riesig, dass ich das große Los gezogen habe! Wenn ich die Leckereien sehe, die hier aufgetischt worden sind, dann weiß ich jetzt schon, dass ich um meinen Sonderdienst beneidet werde. Ganz herzlichen Dank an Herrn Körber und die Küchenmannschaft! Ebenso herzlich möchte ich mich bei dem Team bedanken, das für die Dekoration des Raumes zuständig war. Das haben Sie alle ganz zauberhaft hinbekommen. Deshalb wünsche ich Ihnen jetzt einen wunderbaren Abend und guten Appetit. Das Büfett ist eröffnet!«

Kaum zu glauben, in welcher Geschwindigkeit nun die Frauen von ihren Stühlen aufsprangen und zum Büfett stürzten. Man kennt das ja vom All-inclusive-Urlaub. Hatte ich noch vor wenigen Wochen selbst erlebt. Doch die Suchtbestie in meinem Bauch ließ sich nicht so leicht ablenken. Sie meldete sich wieder zu Wort und rief: »Wo bleibt der Alk? Wo bleibt der Alk?« – »Schnauze!«, rief ich zurück, und die Mädels an meinem Gruppentisch schreckten hoch. »Was ist denn in dich gefahren?«, fragte Frieda. Ich schlug mir die Hand vor den Mund. »Sorry, ihr Lieben«, sagte ich dann, »ich habe nicht euch gemeint. Hab mit mir selbst geredet.«

Um das Thema nicht vertiefen zu müssen, stand ich nun auf und fragte, ob jemand mit mir zum Büfett gehen wolle. »Ist doch noch viel zu voll!«, sagte Gudrun und vertiefte sich wieder in ihr Gespräch mit Frieda.

Sofort verspürte ich wieder das Gefühl, nicht dazuzugehören. Die beiden kannten sich zwar schon vier Wochen länger als mich, trotzdem brauchten sie sich ja nicht gleich wie beste Freundinnen zu verhalten. Blöde Schlampen. Ich ging alleine los und wollte mir etwas zu essen holen. Die Schlange führte auf der Rückseite des kompletten Büfetts entlang bis zu den Tellern. Was ich nach und nach entdeckte, sah wirklich einladend aus.

Da wir in die entgegengesetzte Richtung gingen wie die Frauen, die sich gerade die Teller vollschaufelten, kamen wir zuerst an den warmen Hauptspeisen vorbei. Ein großes Tablett mit allerlei Leckereien vom Grill. Würstchen in jeder Länge und Dicke, Nackenkoteletts und Hähnchenbrust. Bestimmt alles zäh. War das ein gegrilltes Roastbeef? Sah ganz so aus. Daneben gegrillte Fischfilets. Remoulade. Ajoli. Grillsaucen.

Dann kamen die Vorspeisen. Melone mit Schinkenspeck. Jede Menge Salate, wie es sich für ein Sommergrillfest gehörte. Kleine Schälchen mit Zaziki. Tomaten mit Mozzarella und Basilikum. Chicoréeblätter mit einem hellen Salat, vermutlich Waldorfsalat, das schloss ich jedenfalls aus der Walnuss. Dazwischen waren kleine Männchen aus Melone und Radieschen mit Gurkenhütchen und Schnittlauchbesen platziert. Heute hatten sie sich aber wirklich Mühe gegeben. Ich überlegte, ob ich mein vegetarisches Gebot ausnahmsweise brechen konnte, und gab mir selbst die Erlaubnis dafür.

Als ich endlich um die Kurve war und mich mit einem Teller bewaffnet hatte, war das komplette Essen bereits weggeputzt. Die waren wohl nicht ganz bei Trost. Ich hatte zwar keinen Hunger, aber das war dann doch eine Unverschämtheit. Gerade als ich lospoltern wollte, ging die Tür des Saales auf, und Herr Körber persönlich schob einen großen Wagen mit weiteren kalten Platten und neuen Warmhaltebehältern herein. Puh. Das war ja noch mal gut gegangen. Es hatte nicht viel gefehlt, und ich hätte eine Saalschlägerei angezettelt.

Prompt meldete sich meine Suchtbestie wieder. Ich konnte nichts dagegen tun. Das Champagnerglas schwebte wieder über meinem Kopf, so konkret, dass ich Angst hatte, die anderen würden es sehen. Aber irgendwie überstand ich dieses Festessen. Ich bekam noch zwei Würstchen ab und riss mir drei Chicoréeblätter mit Salat unter den Nagel. War tatsächlich Waldorf. Das schmeckte den Bauern hier wohl nicht. Aber ich liebe diesen Salat, schon allein wegen seiner Geschichte. Erfunden wurde der Salat im »Waldorf« in New York, und das noch im 19. Jahrhundert. Sein Erfinder, der Maître d'hôtel dieser Luxusunterkunft, war der Oberkellner Oscar Tschirky, ein Einwanderer aus der Schweiz. Er hätte seine Kreation jederzeit »Oscar's Salat« nennen können. Doch darauf verzichtete er. Stattdessen benannte er den Salat nach dem Hotel, in dem er arbeitete. Das nenne ich wahre Größe. Und eine Erfolgsgeschichte. Im Waldorf-Astoria kamen später zu den in Julienne geschnittenen Sellerie- und Apfelstreifen noch Walnüsse dazu. Eigentlich ein Wintersalat. Die Gründer des Waldorf-Astoria kamen übrigens aus Walldorf, einer Kleinstadt in der Nähe von Heidelberg. Durch dieses Kaff musste ich auf dem Weg vom Schwarzwald nach Frankfurt immer durchfahren. Ich fühle mich praktisch mit den Walldorfern verwandt. Der Waldorfsalat versöhnte mich ein bisschen. Gleichzeitig machte er mir klar, dass ich im Gegensatz zu Herrn Tschirky eine Versagerin war, und das auf der ganzen Linie.

Die Bestie gab keine Ruhe. Auch die kleine Scheibe Roastbeef mit Kartoffelsalat, die ich mir noch organisieren konnte, konnte sie nicht beruhigen. Blieb als letzte Hoffnung der Nachtisch. Doch der war ein absoluter Flop. Ich verstehe nicht, wie man nach einem solchen Büfett einen so scheußlichen Nachtisch servieren kann – Bayerische Creme aus Trockenpulver angerührt oder vom Gastronomiebedarf angeliefert. Sah übel aus und schmeckte auch so. Wenigstens hatten wir noch den Obstsalat. Den hatten wir selbst geschnippelt. Na dann, gute Nacht. Ich verabschiedete mich und ging aufs Zimmer, obwohl es noch nicht mal dunkel war. Das Sonnwendfeuer, das Herr Klawuttke, der Hausmeister, mit einem erlesenen Grüppchen von Wichtigtuerinnen im Garten aufgebaut hatte, wollte ich mir ersparen.

Meine Zimmernachbarin Martina war noch unterwegs, ihr Bett leer. Kein Wunder, es war gerade mal halb zehn. Ich zog mir meine Schlabberklamotten an und legte mich mit dem Laptop ins Bett, stöpselte die Kopfhörer ein, suchte nach passender Musik und fand noch eine alte Technoaufnahme von Silvester 1994. Die haute ich mir so lange auf die Ohren, bis ich vollends scheiße drauf war.

Normalerweise bekam ich von dieser Musik wahnsinnig gute Laune. Aber ohne Alkohol und ohne Drogen? Da machte sie alles nur noch schlimmer.

Ich ging noch eine rauchen, was auch nicht gerade inspirierend war. Alle redeten von dem leckeren Essen, interessantere Themen gab es nicht mehr zu besprechen. Aber plötzlich merkte ich etwas. Sie war weg. Die Bestie war weg. Einfach wieder eingeschlafen. Gott! Sei! Dank!

Eine größere Gruppe hatte sich um den Holzhaufen versammelt. Ich stellte mich noch ein bisschen dazu, bis das Feuer brannte. Dann ging ich wieder rauf, zog mir in aller Ruhe »Brokeback Mountain« rein, heulte ein bisschen und war mir sicher, dass morgen alles wieder gut sein würde.

Termin mit Herrn Kaub

Ausnahmsweise musste Herr Kaub Frau Ehrlich, die ein Seminar besuchte, vertreten. Ausfallen lassen wollte ich das Einzelgespräch aber nicht, also hatte ich das Angebot angenommen.

Herr Kaub begrüßte mich äußerst freundlich, aber ich merkte sofort, dass er mir nicht verziehen hatte, dass ich ihn als Therapeut abgelehnt hatte.

Wir nahmen in seiner Sitzecke Platz.

»Schön, dass Sie da sind, liebe Frau Noack, ich vertrete heute Frau Ehrlich. Das hat ja zum Glück gut geklappt, Frau Noack, dass Sie mit Frau Maier tauschen konnten. Was heute normalerweise an der Reihe wäre, ist eine Erfassung ungefähr dessen, was Sie an Alkohol oder gegebenenfalls, Frau Noack, an anderen Drogen konsumiert haben. Wäre es für Sie in Ordnung, wenn Sie das mit mir besprechen anstatt mit Frau Ehrlich? Ich würde alles so genau wie möglich notieren und an Frau Ehrlich weitergeben, damit Sie, Frau Noack, das Ganze nicht noch mal erzählen müssen.«

Ich überlegte einen Moment. Warum nicht. Das eine Mal.

»Okay«, sagte ich dann, »schießen Sie los.«

Herr Kaub rutschte irritiert auf seinem Sessel herum. »Liebe Frau Noack, Sie sollen doch über Ihren Suchtverlauf berichten, nicht ich. Erzählen Sie doch mal. Wann haben Sie denn zum letzten Mal Alkohol getrunken?«

»Am dreiundzwanzigsten März dieses Jahres. Heute ist der fünfzehnte Juli. Also vor genau, ähm, hundertsechs Tagen.« So kurz erst? Mir kam es vor wie Jahre.

»Und was haben Sie da getrunken?«

»Nicht viel. Eine Flasche Wein vielleicht. Ich war danach für eine Woche in der Entgiftung. Mehr bezahlte die Krankenkasse nicht.«

»War das Ihr erster Entzug, Frau Noack?«, fragte Herr Kaub.

Ich erzählte ihm die ganze Story so kurz und knapp wie möglich. Das lernst du als trockene Alkoholikerin. Du musst deine Geschichte auf die Knackpunkte eindampfen und möglichst zeitsparend wiedergeben. Wenn du nicht bereits selbst darauf gekommen bist, sagt man es dir.

»Nein, der zweite. Ich hatte seit der Pubertät depressive Phasen. Erster Konsum von Marihuana und Alkohol mit dreizehn, ab sechzehn festen Freund und lange Zeit normaler Konsum. Das heißt ab und zu ein Glas Wein. Mit fünfundzwanzig, nach der Trennung, totaler Absturz, schlimme Depression und erste Trinkphase. Von dieser Zeit an zunehmend regelmäßiger Alkoholkonsum, teilweise auf sehr hohem Niveau, was die Qualität angeht. Oft auch mit Kollegen aus der Agentur oder mit gewalttätigem Exfreund, der ebenfalls Alkoholiker war. Aber das wusste ich damals noch nicht, beziehungsweise es war mir nicht klar. Trennung mit sechsunddreißig. Beginn einer längeren Party- und Feierzeit. Das Leben genießen. Durch die Technoclubs ziehen. Sich die Nächte um die Ohren schlagen. Endlich frei. Keine Gewalt mehr. Konsum von Speed, Ecstasy, Marihuana. Partydrogen. Kokain und Alkohol. Mit allem außer Alkohol von selbst wieder aufgehört, also keine Abhängigkeit. Vor etwa drei Jahren zunehmender Kontrollverlust beim Alkohol. Mehr getrunken als gewollt. Erste Filmrisse. Im August 2010 Qualifizierter Entzug im AKH, danach sechs Monate trocken. Rückfall im Job mit ebenfalls alkoholabhängigem Kollegen. Innerhalb von drei Monaten wieder altes Level. Noch mal Entgiftung. Seither rückfallfrei.«

Herr Kaub schrieb mit wie verrückt. Er hörte überhaupt nicht mehr damit auf. Ich sah mich in seinem Zimmer um. Ein typisches

Therapeutenzimmer. Schreibtisch mit Bildschirm, Tastatur und persönlichen Gegenständen. Bilderrahmen, wahrscheinlich mit Frau und Kindern. Ein kleiner Kaktus. Steine. Alle Therapeuten haben Steine. An den Wänden hingen Bilder, die entweder von psychisch Kranken gemalt worden waren oder irgendeine Botschaft hatten oder einfach nur grottig waren.

Mir fielen nun alle möglichen Gelegenheiten ein, bei denen wir mit dem größten Vergnügen unglaubliche Mengen an Drogen konsumiert haben. Für mich eine Offenbarung. Ich weiß nicht, warum elektronische Musik bei mir derart in die Synapsen knallt. Ich liebe Techno! Vielleicht liegt es am Rhythmus, aber das kann nicht der einzige Grund sein. So viel Glück, so viel Spaß, so viel Freude hatte ich noch nie zuvor erlebt. Ein Wochenende durchzufeiern war wie vier Wochen Urlaub. Und in Frankfurt gab es jede Menge Möglichkeiten, von Freitagabend bis Sonntagvormittag überhaupt nicht ins Bett zu gehen.

»Schon vor deiner Geburt umgibt es dich. Wärme, Rhythmus, der Pulsschlag deiner Mutter, die Soundeffekte in ihrem Bauch. Du wirst bewegt, versorgt und verschwendest keinen Gedanken an das, was irgendwann kommt. Du lebst im Moment, nichts anderes. Das ist Techno.« Ist leider nicht von mir, sondern aus einer Fernsehserie. *Beat.* Ist für den Grimme-Preis nominiert.

Fast jedes Wochenende zogen wir durch die Clubs. Dort bretterten uns die Beats um die Ohren, dass uns Hören und Sehen verging. Am Anfang hielt man mich für eine Zivilpolizistin, weil ich gute zwanzig Jahre älter war als die sechzehnjährigen Jungs und Mädels, die sich dort, vermutlich ohne das Wissen ihrer Eltern, die Nächte um die Ohren schlugen. Weil es mir unangenehm war, in der Öffentlichkeit Drogen zu kaufen, sprach ich einen der zwielichtigen Typen an, ob er auch einen Lieferservice anbieten würde. Zuerst war er misstrauisch, aber letztendlich kam er fast jeden Donnerstag zu mir nach Hause und brachte mir Speed und Pillen. Mal zehn, mal zwanzig. Je nach Bedarf. Denn ohne Speed hält kein Mensch die ganze Nacht durch, noch nicht mal in ganz jungen Jahren. Das Gras musste ich mir woanders organisieren, das hatte er nicht im Angebot. Doch auch dafür gelang es mir, einen professionellen Lieferservice aufzutreiben.

So feierten wir die Wochenenden durch und schleppten uns montags in die Agentur. Dienstags waren wir wieder fit. Nach dem spießigen und schrecklichen Leben mit Volker holte ich alles nach, was ich an Feiern und Partymachen in meinem ganzen Leben verpasst hatte. Ich tanzte diese schreckliche Beziehung förmlich aus mir heraus. Feiern bedeutete Euphorie und Ekstase, Rausch und Verzückung, Enthusiasmus und Begeisterung, Gemeinschaft und Wellenlänge, Verbundenheit und Zugehörigkeit. Liebe. Und Tanzen. Tanzen und Schreien. Wie alle anderen. Denn alle taten dasselbe: eintauchen in eine Hochstimmung, die ihresgleichen suchte. Und durch Drogen wurde dieses Glücksgefühl ins Unermessliche gesteigert. Wir nannten es Abfahrt. Jemand, der so etwas nie erlebt hat, kann das vermutlich gar nicht nachvollziehen.

»Verstehe ich das richtig«, unterbrach Herr Kaub plötzlich meine Erinnerungen, »dass Sie, Frau Noack, diese Drogen alle gleichzeitig eingenommen haben? Oder war das immer nur eine Droge?«

War der doof, oder was? Und warum sagte er in jedem Satz »Frau Noack« zu mir?

»Herr Kaub, ich erkläre Ihnen das mal. Kokain und Ecstasy würde man nicht unbedingt gleichzeitig konsumieren, denn das wäre kontraproduktiv. Das wäre ungefähr so, als würde man mit angezogener Handbremse Vollgas geben. Mit Ecstasy ist man ganz anders drauf als mit Kokain. Kokain macht wach, redselig, unruhig, größenwahnsinnig. Ecstasy macht auch wach, aber wer es genommen hat, liebt alle Menschen. Man ist voll auf ›Peace‹. Dazu passt sehr gut Speed, denn damit hält man länger durch. Und das Marihuana oder den Alkohol, meistens auch beides, braucht man, um wieder runterzukommen. Also Kokain und Alkohol oder Ecstasy und Speed und Marihuana und später noch …«

»Frau Noack, ich wollte keine Anleitung für den Drogenkonsum. Aber ich hatte es doch richtig verstanden, dass Sie zumindest manchmal mehrere Drogen gleichzeitig konsumiert haben?«

»Ja.«

»Und wie oft, Frau Noack, war das ungefähr?«

»Meistens einmal pro Woche, manchmal auch zweimal, je nachdem, ob wir nur an einem Tag feiern waren oder an zwei oder ob wir zu Hause gefeiert …«

»Und, liebe Frau Noack, wie lang war denn diese Phase ungefähr? So ganz grob?«

Da musste ich echt nachdenken. Ich brauchte die Finger dazu. Im Kopf zählte ich mit. Etwa 1994 ging das los mit den Pillen. Vielleicht bis 1995, das war die harte Phase, 1997 ist Marie geboren. Also ab 1996 Pause.

»Ich würde sagen, ein Jahr lang waren wir wirklich hart unterwegs. Mit ein bis zwei Feiertagen pro Woche …«

»Entschuldigen Sie, Frau Noack, wenn ich Sie unterbreche, aber wie viel von welcher Substanz haben Sie an einem, wie Sie es nennen, ›Feiertag‹ konsumiert?«

Ich überlegte kurz. Ein bisschen stolz war ich schon darauf, dass ich mir so problemlos illegale Drogen hatte organisieren können und das Zeug auch noch richtig gut vertragen habe.

»Ich schätze, vielleicht ein Gramm Speed, zwei bis drei Pillen, vielleicht auch manchmal vier, ein bis zwei Joints und vielleicht ein bisschen Wodka, vielleicht vier Gläser.«

»Wie viel Zentiliter, Frau Noack, 0,01 oder 0,02?«

So ein Korinthenkacker.

»Ach, keine Ahnung, so kleine Schnapsgläser halt.«

»Verstehe. Und wie ging es dann weiter, Frau Noack?«

»Nach diesem Jahr musste ich eine Pause machen, wegen meiner Schwangerschaft. Da hab ich natürlich sofort mit allem aufgehört. Aber nachdem Marie abgestillt war, konnte ich wieder ab und zu feiern gehen. Thomas hat in der Zeit auf die Kleine aufgepasst. Wir haben uns abgewechselt, aber das machte nicht so viel Spaß wie zusammen. Seit Marie da war, haben wir höchstens noch einmal im Monat gefeiert, bei uns zu Hause.«

»Mit der gleichen Menge Drogen?«

»So etwa.«

»Und wie lange, Frau Noack, dauerte diese Phase?«

»Das kann ich Ihnen sagen. Bis zum 11. November 2002. Danach haben wir schlagartig damit aufgehört.«

»Gab es dafür einen bestimmten Grund?«

»Ja. Die Freunde, mit denen wir immer gefeiert hatten, haben uns beklaut. Können Sie sich das vorstellen? Wir bewirten die mit Rotwein, Sekt und Drogen, und die stehlen uns unser gesamtes Bargeld? Wir konnten es leider nie beweisen. Und sie haben es abgestritten. Aber es konnte niemand anders gewesen sein, unsere klauende Putzfrau hatten wir damals noch nicht. Wir haben den Kontakt abgebrochen und hatten seither auch keine Lust mehr, zu feiern oder Drogen zu nehmen. Sonst hätten wir jedes Mal an diese Idioten denken müssen. Wir sind also von den Drogen nicht abhängig geworden. Wir haben einfach damit aufgehört. Ohne Probleme.«

Jetzt schaute Herr Kaub mich mit großen Augen an und sagte gar nichts. Hatte der schon immer solche Glupschaugen, oder war er so schockiert von meinen Exzessen beim Feiern? Viele Leute können das gar nicht glauben, wenn sie mich sehen. Ich, heute über fünfzig, damals Mitte dreißig, in einer Szene, in der die meisten noch nicht mal volljährig sind.

Ich stierte zurück. Herr Kaub sagte immer noch nichts. Therapeuten lassen einen gern mal ein bisschen schmoren. Machte mir aber nichts. Schließlich war ich durch die harte Schule der Präsentationen gegangen und kannte es nur zu gut, wenn der Kunde erst mal gar nichts sagt, nachdem du dir eine halbe Stunde lang den Arsch aufgerissen und dich zum Affen gemacht hast.

Wir starrten ein bisschen hin und her, Herr Kaub schaute zuerst weg.

Dann, nach einer weiteren Minute:

»Darf ich Sie, Frau Noack, nun fragen, wie Sie sich fühlen, nachdem Sie mir das alles erzählt haben?«

Ich dachte nach. Spürte in mich rein, wie man so sagt. Das war eine verdammt geile Zeit, und wir hatten es uns wirklich nach Strich und Faden besorgt, aber das konnte ich so natürlich nicht sagen.

»Ich muss zugeben, dass ich die Zeit manchmal ein bisschen vermisse. Es war alles viel lockerer. Heute habe ich viel mehr Probleme.«

»Aber das, was Sie, liebe Frau Noack, mir hier berichten, kann man nicht mehr als Missbrauch bezeichnen.«

»Was würden Sie sagen? Kritischer Drogenkonsum? Das ist doch richtig, erst kommt die kritische Phase, dann der Missbrauch?«

»Frau Noack, was Sie mir erzählt haben, spricht eher für eine Mehrfachabhängigkeit und geht schon in Richtung Polytoxikomanie. Multipler Substanzgebrauch.«

Das amüsierte mich. Ich musste lachen. »Ich, polytox? Ich habe doch ohne jegliche Hilfe damit aufgehört, dieses Zeug zu konsumieren. Das spricht doch ganz klar gegen eine Abhängigkeit.«

Polytoxikomanie. Lächerlich. Ich kannte den Begriff. Und ich kannte auch Leute mit dieser Diagnose. Von denen war ich weit entfernt. Doch Herr Kaub freute sich über seine Entdeckung wie ein Minenarbeiter, der auf eine Goldader gestoßen ist. Ich sah ihn förmlich vor mir, wie er Frau Ehrlich diese Neuigkeit berichtet und sich dabei klammheimlich die Hände reibt. Gott sei Dank hatte ich mich gegen diesen Therapeuten gewehrt.

»Liebe Frau Noack, bei diesen Mengen kann man aber nicht mehr von Missbrauch sprechen.«

Er grinste wie ein Pastor bei der Beichte. »Hier sehe ich schon eine klare Abhängigkeit.«

»Aber ich habe doch von selbst mit dem Zeug aufgehört!«

»Auch ein Alkoholiker, Frau Noack, kann aufhören zu trinken und bleibt trotzdem Alkoholiker. Außerdem ist es durchaus möglich, von einer Substanz abhängig zu sein, Frau Noack, ohne bei einem Entzug körperliche Symptome zu zeigen. Hatten Sie denn beim Absetzen des Alkohols körperliche Entzugssymptome?«

»Natürlich nicht. Kein Stück. Kein Tremor, kein Delir, kein Krampfanfall.«

»Sehen Sie, das kann durchaus mit dem Stadium Ihrer Erkrankung zusammenhängen. Es ist gut, dass Sie sich in diesem frühen Stadium der Erkrankung in Behandlung begeben haben.«

»Das hat mir schon mal jemand gesagt.«

»Sehen Sie! Es wäre auch durchaus möglich, dass Sie, Frau Noack, wenn Sie weiter trinken und in einigen Jahren wieder einen Entzug machen würden, diese Symptome dann hätten. «

Herr Kaub lächelte gönnerhaft.

Doch es kam noch schlimmer. Jetzt wollte er auch noch wissen, warum genau ich nicht bereit gewesen sei, einen Mann als Therapeuten zu akzeptieren. Ich wusste es.

»Verstehen Sie, Frau Noack, mich nicht falsch. Es geht hier ausschließlich um Ihre Therapie. Ich nehme das nicht persönlich, glauben Sie mir.«

Sollten Sie aber, dachte ich. Ich war kurz davor, aufzustehen, rauszurennen und die Tür zuzuknallen. Aber ich stellte mir einfach vor, ich säße bei einem Kunden.

»Hm, wie soll ich das formulieren ...«, fing ich an, um mir Zeit zum Nachdenken zu verschaffen.

»Wissen Sie, durch meine traumatischen Erfahrungen habe ich gelernt, mich Männern gegenüber immer besonders tough, cool und stark zu zeigen. Auch wenn ich mich innerlich gar nicht so fühle. Ich glaube, bei einer Frau fällt es mir leichter, auch mal Schwäche zu zeigen. Oder zu weinen. Das kann ich bei einem Mann nicht. Jedenfalls nicht, wenn er mich nicht mit Gewalt fertigmacht.«

Jetzt wurde seine Miene sanft und verständnisvoll. Dabei hatte ich mir das nur schnell ausgedacht.

»Natürlich«, antwortete er, »das kann ich voll und ganz verstehen.«

Erst im Laufe des Abends dämmerte mir, dass es genau so war. Gegenüber einem Mann konnte ich keine Schwäche zeigen. Aber warum? Ich würde es bald herausfinden.

Die Messie-Familie

Für Samstagnachmittag hatte ich mich mit Susanne verabredet, um gemeinsam mit ihr den Hund zum Spazierengehen abzuholen. Das war eine der Gelegenheiten, bei denen man ins Gespräch kam.

Auf dem Hinweg erzählte mir Susanne, dass ihre Eltern schon lange geschieden seien. Mit ihrem Vater sei es, und das habe auch die

Mutter so erlebt, nicht auszuhalten. Ihr Vater habe sie generell nicht beachtet oder völlig ignoriert. Sprach er überhaupt einmal mit ihr, bedachte er sie mit blöden Bemerkungen oder verächtlichen, demütigenden Beleidigungen. Das sei schon immer so gewesen, sie kenne es gar nicht anders.

Ihr älterer Bruder hingegen sei das Lieblingskind. Er habe Jura studiert und arbeite in einer gut gehenden Kanzlei. Sie hingegen habe ihr Medizinstudium abgebrochen und sei als Sachbearbeiterin in einer Behörde untergekommen. Das nehme ihr der Vater heute noch übel, obwohl es ein Glück für sie gewesen sei und sie dadurch finanziell auf eigenen Beinen stehe. Heute würden im Gesundheitsamt Leute ohne Abschluss gar nicht mehr genommen. Wozu er dann das ganze Studium bezahlt habe?, frage er manchmal auch heute noch. Es sei ihm egal, dass sie inzwischen einundfünfzig Jahre alt sei und daran kaum noch etwas ändern könne.

Inzwischen sei sie jedoch schon länger krankgeschrieben. Immer wieder bemühe sie sich, auf ihren Vater zuzugehen, aber es habe keinen Sinn. Er hasse auch ihr einziges Hobby, das Reiten. Und ihr Pferd. Damit sie auch zu Hause nicht so alleine sei, habe sie sich nun einen Hund gekauft. Oder besser, eine Hündin. Sie habe extra darauf geachtet, dass es eine Rasse sei, die sie gut zum Reiten mitnehmen könne, und sich deshalb für einen Dalmatiner entschieden. Den hasse der Vater auch.

Währenddessen waren wir durch das Dorf gegangen, an der Durchfahrtsstraße entlang auf dem Bürgersteig, vorbei an Einfamilienhäusern mit eigenwilligen, hässlichen Dekorationen aus Eisen im Garten, altmodischen Gardinen oder mit Plastikstühlen auf der Terrasse. Teilweise hingen Blumenkästen vor den Fenstern, bepflanzt mit dem üblichen Mix aus Geranien oder Petunien. Im Gegensatz zu den Eisendekorationen – vielleicht gab es einen Künstler hier –

nichts Besonderes. Wir bogen zweimal rechts ab, den Rest konnte ich mir nicht merken.

Es war sommerlich warm, aber bewölkt. Was bei einem Hundespaziergang nicht das Schlechteste ist, dann bekommt der Hund nicht so viel Durst.

»Wie heißt deine Hündin denn?«

»Luna.«

»Schön!« Ein Allerweltsname. In Hamburg heißt jede zweite Hündin Luna.

»Ist es noch weit?«, fragte ich.

»Nein, wir sind gleich da. Am Ende dieser kleinen Straße.«

»Wie oft gehst du sie besuchen?«

»Möglichst jeden Tag.«

»Ist es teuer?« In unserer Hundepension zahlte ich für Yoda zwanzig Euro am Tag.

»Fünf Euro am Tag, und das Futter kaufe ich selbst.«

Wir kamen zu einem Grundstück, auf dem überall Gerümpel und Schrott herumlagen. Alte Reifen, Berge aus ausrangierten Bettfedern und Metallstangen, Eggen und Heuwendern, ein verrosteter Pflug und viele Holzstapel sammelten sich rund um ein kleines, baufälliges Einfamilienhaus und ein Spielgerüst, an dem eine Sesselschaukel baumelte, die anderen Stangen führten ins Leere.

»Ja, es sieht merkwürdig aus hier«, sagte Susanne, »aber die Leute sind supernett und haben selbst zwei Hunde.«

Eine Klingel gab es nicht. Wir klopften an die Tür. Sofort schlugen mindestens drei Hunde an und machten Radau. Nach einer Weile öffnete eine übergewichtige Frau mit strubbeligen blondierten Haaren. Sie hielt einen dunklen Hovawart und einen zerzausten Mischling am Halsband.

»Heute habe ich jemand mitgebracht, ich hoffe, das ist in Ordnung«, sagte Susanne.

Die Frau öffnete ihren Mund zu einem breiten Grinsen. »Klar doch!« Sie hatte nur einen einzigen Zahn, den linken oberen Eckzahn, im Mund. Anscheinend hatte sie kein Problem damit, ihr nicht vorhandenes Gebiss zu zeigen.

»Hallo, ich bin Andrea.«

»Tach. Renate. Kommt rein.«

Sie ließ die Hunde vom Halsband, die uns kurz beschnüffelten und dann gleich wieder das Interesse verloren. In der Küche wartete Luna auf ihr Frauchen und konnte sich gar nicht einkriegen vor Freude. Sie sprang an Susanne hoch und tanzte um sie herum, sodass ihre Rute auf Susannes Oberschenkel einpeitschte. Für mich interessierte sich der Hund nicht.

Wir durften uns an den Tisch setzen.

»Kaffee?«

»Gerne.«

Renate füllte Wasser in den Kocher und stellte ihn an. In der Küche sah es aus, als wäre ein Mähdrescher hindurchgefahren. Auf dem Tisch war die Zigarettenproduktion für die nächsten Wochen aufgebaut. Mehrere Dosen Tabak, eine Großpackung Filterhüllen und die Stopfmaschine. Es war nicht ratsam, die Plastikdecke zu berühren, da man sonst unweigerlich festkleben würde an Resten von Milchkaffee, Marmelade und Nutella. In der Spüle stapelte sich ein Berg Geschirr, überall standen Töpfe herum, in denen Essensreste vor sich hin gammelten. Der Rest der Arbeitsplatte war zugestellt mit einem Einkauf beim Discounter, der wohl für mehrere Wochen reichen musste. Zahlreiche Sechserpackungen mit 1,5-Liter-Flaschen billiger Limonaden, Cola und Fruchtsäften. Zig Packungen Billigcerealien und ebensolcher Haselnusscreme. Mehrere Kartons

H-Milch. Zwanzig Tüten Chips. Weiteres Knabberzeug. Ketchup, Mayonnaise …

Inzwischen hatte Renate ein paar angeschlagene Kaffeebecher, löslichen Kaffee, Zucker und eine Tüte H-Milch auf den Tisch gestellt.

»Bedient euch!«

Die Löffel waren halbwegs sauber.

Wenn man einen Hund hat, achtet man sowieso nicht mehr so penibel auf makellose Sauberkeit. Und hier waren drei Hunde. Insbesondere die borstigen weißen Haare von Dalmatinern bekommst du nie mehr aus den Klamotten raus.

»Wir haben heute eingekauft, sind noch nicht zum Aufräumen gekommen«, erklärte Renate den Zustand der Küche.

»Macht doch nichts«, sagte ich und knipste mein freundlichstes Lächeln an.

»Wie geht es mit Luna?«, fragte Susanne.

»Ganz toll«, sagte Renate. »Hat sich prima eingewöhnt. Hat keine Angst mehr. Freut sich, wenn du kommst. Aber heult nicht mehr, wenn du wieder weg bist. Darüber bin ich sehr froh. In der ersten Woche war es schlimm.«

Renate stellte sich als tierliebe, freundliche Person heraus, die Susannes Hund bestmöglich betreuen wollte. Sie hatte das schon öfter gemacht und kannte die Klinik und die Frauen, die ihre Suchtprobleme in den Griff bekommen wollten.

»Die Klinik ist ja auch ein Wirtschaftsfaktor hier. Die Frauen kaufen ein, die Läden haben sich schon darauf eingestellt. Ein T-Shirt, einen Pullover, Bücher und Zeitschriften. Und Tabak, Obst, Schokolade und so etwas.«

Wir redeten noch dies und das, tranken unseren Kaffee und streichelten zwischendurch die Hunde. Dann gingen wir mit Luna fast zwei Stunden spazieren. Ich durfte ihr ein paar Leckerlis geben. Von da an nahm sie mich gnädig zur Kenntnis. Ich finde es immer reichlich frustrierend, wenn du nett bist zu einem Hund und der dich nicht mal beachtet.

Das Haus war im Grunde eine Baracke. Sah aus wie ein Rohbau. Schätzungsweise siebzig Quadratmeter Wohnfläche auf zwei Stockwerken mit einem Satteldach. Aber immerhin wohnten sie in einem eigenen Haus. Ob es ihnen gehörte oder ob sie Miete zahlten, konnte ich nicht herausfinden.

Einmal pro Woche ging ich mit Susanne und Luna spazieren. Manchmal nahmen wir auch einen der anderen Hunde mit. Ich erfuhr noch mehr aus Susannes Leben und erzählte auch viel von mir. Nach ein paar Wochen waren wir richtig gute Freundinnen geworden. Auch Luna und ich. Ich mochte die beiden Hunde von Renate. Lernte noch ihren Sohn und ihre Schwiegertochter kennen.

Bis Susanne sich plötzlich an einen anderen Gruppentisch setzte und kein Wort mehr mit mir sprach.

Reha-Mobbing

Man glaubt ja gar nicht, was in einer Klinik wie dieser so alles getratscht und gemobbt wird. Es ist ein Spiegel der Gesellschaft. Die Geschichte mit der »eingebildeten Ziege« habe ich ja schon erzählt.

Dieses Mal hatte ich keine Ahnung, was vorgefallen war. Aber Susanne sprach von einem Tag auf den anderen nicht mehr mit mir und ignorierte mich vollkommen. Auch die anderen wussten nicht, warum. Abends ging ich auf Susanne zu und fragte sie, was los sei.

»Lass mich in Ruhe, mit dir rede ich nicht mehr.« Sehr hilfreiche Antwort.

Auf eine weitere Nachfrage meinerseits: »Kann ich irgendwas tun, oder magst du mir vielleicht sagen, was ich falsch gemacht habe?«, stand Susanne einfach auf und ging weg, ohne mich noch einmal anzuschauen.

Ich verstand die Welt nicht mehr. Dennoch würde ich mich nicht entblöden, der dummen Kuh hinterherzulaufen. Obwohl es schon schmerzte, dass sie mich so abservierte. Was erlaubte die sich eigentlich?

Die Spaziergänge mit dem Hund fielen nun leider aus. Sie fehlten mir.

Nach ein paar Tagen hatte ich mich daran gewöhnt, dass Susanne an einem anderen Tisch saß. Ich bat Frieda, sich mal umzuhören und zu versuchen, etwas herauszufinden. Nach einer Woche sprach Frieda mich beim Frühstück an. »Jetzt hör mal zu: Eine aus Gruppe fünf, die Joanna, hat Sabine erzählt, du hättest beim Kartenspielen über sie gelästert und gesagt, dass sie eine ganz dumme Pute sei.«

Ich war perplex. Das war so was von gelogen. Ich hatte mit Joanna noch kein einziges Mal Karten gespielt, ich kannte sie überhaupt nicht. Später stellte sich heraus, dass das eine der Frauen war, die neulich, als wir abends Rommé gespielt hatten, am Nebentisch saßen. Es war trotzdem gelogen. Dennoch lästerte Susanne seither über mich ab, sie erzählte, ich sei arrogant und eingebildet. Na gut, arrogant hat man mich früher schon manchmal genannt. Aber in der Regel bin ich nur in Gedanken. Das sieht dann vielleicht arrogant oder streng aus, manche sagen sogar böse.

Das war schon bei der Arbeit so gewesen, wenn ich zum Drucker eilte und wieder zurück in mein Büro.

»Bist du sauer, Andrea?«

»Ist irgendwas, Andrea?«

»Warum schaust du denn so böse, Andrea?«

Solches Zeug musste ich mir schon immer anhören. Doch es war schnell aufzuklären, indem ich sagte, ich sei eben konzentriert bei der Arbeit. Nach einer Weile fragten nur noch Leute nach, die mich nicht so gut kannten. Und Susanne hätte doch wissen können, dass ich ihr gegenüber überhaupt nicht arrogant war. Ganz im Gegenteil. Ich fand mich sehr freundlich im Umgang mit ihr. Und eingebildet war ich überhaupt nicht. Worauf denn? Ich bin doch bloß eine Werbenutte.

Bald darauf, auf dem Weg zu einer Raucherpause, sah ich schon von Weitem diese Joanna im Pavillon. Sie war eine dürre, missmutige Person ganz in Schwarz, selbst ihre Fingernägel waren schwarz. Ich schnappte sie mir und nahm sie kurz beiseite.

»Sag mal, was erzählst du denn Susanne für einen Scheiß? Das ist doch komplett gelogen!«

Sie starrte mich so entsetzt an, als würde ich ihr gleich eine Backpfeife geben wollen.

»Hey, lass mich in Ruhe! Ich habe dir nichts getan!«, kreischte sie.

Sofort flogen alle Köpfe herum und starrten uns an.

»Doch, hast du!«, antwortete ich. »Du hast Susanne eine Lüge über mich erzählt!«

»So'n Quatsch!«, rief sie. »Lass mich sofort los!«

Dabei fasste ich sie gar nicht an. Jetzt sah es so aus, als wäre ich die Böse. Mein Ärger verflog, und ich fühlte mich total verlassen.

Keine der Schlampen unterstützte mich, obwohl ich ganz in der Nähe Maike und Janine auf einer der Bänke sitzen sah. Gerade formierte sich ein übler Kloß in meinem Oberbauch, der gleich in meine Kehle hochsteigen würde, als Frieda zum Raucherpavillon geschlendert kam.

»Was ist denn hier los?«, fragte sie und schaute sich um.

»Joanna streitet alles ab, sie will das nicht gewesen sein mit Susanne.«

Frieda sagte nur: »Ach, lass doch. Es lohnt sich gar nicht, sich über so was in die Haare zu bekommen.«

Das sah ich aber anders. Jemand lügt, macht mich bei jemand anders schlecht, diejenige spricht dann nicht mehr mit mir, obwohl wir vorher gut klargekommen sind. – Hallo? Das sollte kein Grund zum Aufregen sein?

Jetzt wurde ich richtig wütend. Gleichzeitig fühlte ich mich ohnmächtig und von allen verlassen. Was war das bloß für eine beschissene Welt? Half einem denn gar keiner mehr?

Am liebsten wäre ich direkt auf mein Zimmer gerannt, hätte mich auf das Bett geworfen und geschluchzt, aber ich musste erst mal eine rauchen. Das half immer. Wirklich immer. Und so war es auch dieses Mal. Zwei, drei Züge, und ich war wieder die Ruhe in Person.

Dissoziation

Angst. Sie trifft mich wie ein Faustschlag in den Solarplexus, obwohl mir gar keiner eine reingehauen hat.

Die Angst sitzt tief in mir drin und zündet selbsttätig. Normalerweise spüre ich sie gar nicht. Aber als Auslöser braucht es nur eine brüllende Männerstimme. Es ist egal, ob der Mann brüllt, weil er sich gerade den Finger eingeklemmt hat oder weil er am Ertrinken ist oder weil er einfach gerne sinnlos herumbrüllt. Brüllender Mann ist für mich gleichbedeutend mit Angst.

Ganz schlimm wird es, wenn der Mann mich persönlich oder einen meiner Schutzbefohlenen anbrüllt. Dann springt in meinem Inneren sofort eine Art Zündschnur an, ohne dass ich das Geringste dagegen tun könnte. Zuerst steigt der Kloß in meine Kehle hoch, schnürt mir die Luft ab und treibt mir das Wasser in die Augen. Meine Hände zittern, meine Knie schlottern. Schließlich fange ich an zu schluchzen. Oder ich werde zur Furie. Meine Ärztin nennt diesen Vorgang Dissoziation.

Papa

Mittlerweile hatte ich mich in der Reha ganz gut eingenistet und bewegte mich im Dorf fast wie zu Hause. Ich machte wie die anderen Patientinnen auch meine Einkäufe bei Schlecker, Aldi oder Edeka. Ein paar Äpfel oder Bananen und natürlich immer wieder Schokolade. Oder Eis. Wenn man außer Therapie nichts zu tun hat und es auch sonst keine Vergnügungsangebote gibt, wird man sogar Stammkunde von Tchibo, dessen großes Angebot bei Edeka der Hauptgrund war, diesen Supermarkt zu frequentieren.

Heute hatte ich mich in einem kleinen Schuhladen umgesehen. Er erinnerte mich an das Schuhgeschäft damals in unserem Dorf, in dem ich früher zweimal im Jahr neue Schuhe bekam. Einmal im Frühling leichte Sommerschuhe und einmal im Herbst warm gefütterte Winterstiefel. Die Lurchi-Hefte gab es dort auch. Aber Schuhe kaufen konnte man hier dann doch nicht. Omaschuhe aus Plastik mit Gummisohlen brauchte ich nun wirklich nicht. Also schlug ich mit meiner Aldi-Tüte voller Schokoladentafeln den Rückweg zur Klinik ein. Moser Roth, eine geniale Marke. Super Qualität, super Design. Die sind ganz schön schlau bei Aldi.

Der Weg führte durch einen kleinen Park, der in voller Sommerblüte stand. Überall dunkles Grün an den Bäumen, entlang der Wege üppige Rosenbüsche, Lavendel, Weißdorn, Hortensien und noch so einiges an blühendem Gesträuch, dessen Namen ich nicht kannte. Seit ich vor einer Woche endlich mit dem Rauchen aufgehört hatte, nahm ich den Duft jeder einzelnen Blüte wahr. Es mussten auch ein paar Duftrosen dabei sein.

Als mein Handy klingelte und ich sah, dass meine Mutter mich anrief, wusste ich sofort, was passiert war.

»Papa ist heute Nachmittag gestorben.«

Wenn der Held sich in einer gefährlichen Situation befindet, gibt es im Film immer diese Rückblenden, die in schnellen Schnitten sein ganzes Leben bis zum jetzigen Zeitpunkt zeigen. Genau das passierte mir in diesem Moment auch. Ich sah mich in einer Schiffschaukel, angeschubst von Papa. Bei meiner Oma, als Papa nach einem Streit mit Mama in das grün-weiß karierte Taschentuch weinte. Im Lastwagen auf dem Weg nach Muggensturm mit Papa am Steuer. Beim Umzug mit dem Hänger von Göttingen nach Freiburg mit Papa, der zusammen mit Markus und mir das schwere Zeug die Treppe hinaufwuchtete. An Weihnachten, als Papa mich und »meine schreckliche Familie« aus dem Haus warf, nachdem wir zu viert zehn Flaschen Rotwein getrunken hatten. »Der schmeckt ja wie Essig, den kannst du in Zukunft selber saufen!«, rief er noch. Damit meinte er meinen guten Rioja.

»Andrea? Bist du noch da?«

»Ja, Mama. Ich bin noch da. Warst du dabei?«

»Leider nicht. Es muss passiert sein, direkt nachdem ich gegangen war.«

Papa hatte wegen eines Oberschenkelhalsbruchs im Krankenhaus gelegen und sich dort mit einem aggressiven Keim infiziert, den sie nicht in den Griff bekommen hatten.

»Eine Blutvergiftung?«

Sie fing an zu weinen.

Automatisch griff ich in meine Tasche, holte die angebrochene Schachtel Pall Mall heraus, die ich als Talisman behalten hatte, steckte mir eine Zigarette in den Mund und zündete sie mit dem Feuerzeug aus der Schachtel an. Und hätte ich diese Schachtel nicht gehabt, hätte ich mir eine neue geholt. Es ist jedes Mal wieder die gleiche Erfahrung, es ist der verlockende Geschmack der Jugend und des Verbotenen, den ich mit meiner ersten Zigarette, einer HB, durch die halb geschlossenen Fensterläden meines Zimmers hinausgequalmt habe. Zwei tiefe Züge genügten, und das Schlimmste war vorbei.

»Ja, das ist sehr traurig. Ach, Mama.«

Sie fragte, ob ich überhaupt zur Beerdigung kommen dürfte. Ich würde es klären.

Zurück in der Klinik, ging ich zuerst in den Speisesaal, um zu schauen, ob ich dort eine von meinen Freundinnen finden würde. An unserem Gruppentisch saß Susanne, umringt von Janine, Tanja und Elvira, und weinte. Ich fragte leise, was denn los sei. Elvira flüsterte: »Ihr Vater ist heute gestorben.«

Was war denn das nun wieder für eine Nummer? Sie sprach nicht mehr mit mir, weil ich sie angeblich beleidigt hatte, und dann starb ihr Vater am selben Tag wie meiner? Ein seltsamer Zufall. Aber dass sie sich nicht mehr mit ihm hatte versöhnen können, tat mir dann doch leid. Ich ging allein zum Raucherpavillon.

Es kam mir vor, als hätte das Schicksal alle Register gezogen, um uns im Umgang mit schwierigen Gefühlen zu trainieren.

Natürlich durfte ich zur Beerdigung.

Beerdigung

Es gibt so Tage, da fällt es mir wie Schuppen von den Augen. Irgendein Auslöser sorgt dann dafür, dass mir alle Probleme meines ganzen Lebens auf einen Schlag klar werden.

Warum hatte ich mir meine Eins in Romanistik versaut? Statt mein Französisch aufzufrischen und mich auf die Prüfung vorzubereiten, hing ich mit Boettcher und Volkhardt in den Kneipen rum. Fing mit Max eine Beziehung an. Machte Urlaub in Italien. Reiste zwischen Frankfurt und Freiburg hin und her. Hing fast jeden Abend an einem Tresen. Und warum ließ ich mich danach ausgerechnet mit einem Typen ein, der mich verprügelte? Alkohol, wenn auch auf Sterne-Niveau. Warum klappte es mit dem beruflichen Aufstieg nicht? Weil ich es vorzog, mich vor den Augen der Geschäftsführer zu betrinken. Obwohl. Es lag auch an Didi, dem Drecksack. Meinem damaligen Chef. Er sorgte ganz gezielt dafür, dass ich nicht an ihm vorbeizog und Karriere machte.

Diese Erkenntnisse helfen mir zwar auch nicht weiter, und meine Klarsicht hält nicht unbedingt lange an. Manchmal auch nur drei Sekunden. Aber eine Sache nehme ich immer wieder daraus mit: Der Alkohol hatte mein Leben schon lange negativ beeinflusst, bevor ich auch nur entfernt an diese Möglichkeit gedacht hatte. Es dauerte sehr lange, bis mir das überhaupt bewusst wurde. Das geht übrigens allen Alkoholikern so. Im Grunde hat der Alkohol mein Leben schon beeinflusst, bevor ich überhaupt geboren war.

Dass einer meiner Großväter Alkoholiker war – geschenkt. Dass der Bruder meiner Mutter, nämlich Onkel Franz, ein Quartalssäufer war – alter Hut. Dass bei uns zu Hause der Trollinger in Strömen floss – abgehakt. Aber dass die Randale von Onkel Franz und unsere nächtliche Flucht zu den Nachbarn die wahre Ursache für mein Alkoholproblem sein sollten, konnte ich lange nicht begreifen.

Ständig mussten wir uns in der Therapie damit beschäftigen, wo, wann, warum und mit wem wir wie viel Alkohol getrunken hatten. Wie sollte man sich verflucht noch mal daran erinnern? Mühselig rekonstruierten wir manchmal nach dem Abendbrot gemeinsam die geschätzten Mengen.

Eine absolute Sisyphusarbeit war die Erarbeitung unseres sogenannten Suchtverlaufs. Den wollte ich eigentlich an einem Nachmittag zusammenschustern. Ein Ding der Unmöglichkeit. Viel schwieriger als eine Präsentation für Automobile. Wir alle schoben diese Aufgabe so lange wie möglich vor uns her, und manche drückten sich erfolgreich ganz davor. Allen voran Barbara, die noch nicht mal einsah, dass sie einen Rückfall hatte. Dabei stank sie wie ein Eichen-Barrique. Und natürlich die doofe Susanne, die von einem auf den anderen Tag nicht mehr mit mir sprach. Sollte sie doch, dieses Miststück.

Zur Beerdigung nahm ich einen Flug nach Stuttgart, Mama holte mich mit dem Auto ab. Sie war sehr blass, aber bei Katastrophen jeder Art läuft Mama zu Höchstform auf und regelt alles Notwendige absolut geschäftsmäßig. Thomas und Marie waren schon da.

Mama hatte dafür gesorgt, dass Papa bei uns zu Hause aufgebahrt werden würde und seine noch lebenden Geschwister und wir uns von ihm verabschieden konnten.

Ich bereitete Marie darauf vor. Spätestens, wenn man einem Kind den Tod erklären muss, kommt man um den Himmel oder das Weltall oder das Universum nicht herum. Wo sonst sollte die Seele, der Geist von Opa sein? Wir sprachen viel darüber, dass Opa sehr krank gewesen war. Das wusste Marie, denn seit seinem Schlaganfall vor zehn Jahren war mein Vater nicht mehr derselbe gewesen. Seitdem hatte er auch nicht mehr mit Marie gespielt, wie früher mit den Legosteinen oder mit den Lurchen, die er unter den Platten der Außentreppe gefunden hatte. Wir sprachen auch darüber, dass das Sterben zum Leben genauso dazugehöre und ebenso normal sei, wie geboren zu werden und auf die Welt zu kommen.

Daraufhin schrieb Marie ihrem Opa einen langen Brief, den sie ihm in den Sarg legte. Wir durften ihn nicht lesen, denn er war nur für ihn.

Als es so weit war, rief Marie durchs ganze Haus: »Ich mach auf, Opa kommt!«

Der Sarg wurde mit geschlossenem Deckel ins Wohnzimmer getragen. Nach ein paar Minuten der Vorbereitungen, die mich an Heiligabend erinnerten, durften wir hinein und ihn anschauen.

Wie friedlich er dalag. So glücklich hatte ich ihn schon sehr, sehr lange nicht mehr gesehen. Sie hatten ihm seinen besten schwarzen Anzug, ein weißes Hemd und eine rote Krawatte angezogen. In den gefalteten Händen hielt er eine rote Rose. Er sah genauso aus wie sonst, wenn er nachmittags auf dem Sofa sein Nickerchen machte. Nur noch entspannter. Für einen Augenblick meinte ich zu sehen, dass seine Brust sich hob und senkte. Aber es war eine Täuschung. Auch seine Finger bewegten sich nicht, wie ich für einen Moment geglaubt hatte. Er war wirklich tot.

»Darf ich ihn anfassen?«, fragte Marie.

»Ja«, sagte ich, »aber erschrick nicht. Er wird ganz kalt sein.«

»So kalt wie Eis?«

»Nein, aber vielleicht so kalt wie ein Stein.«

Papa war meine dritte Leiche. Abgesehen von denen, die ich im »Tatort« gesehen hatte.

Die zweite war Onkel Jürgen, der schwul war und mit neunundvierzig Jahren an Aids gestorben war, beides durfte keiner wissen.

Die erste war meine Großmutter. Mich bereitete damals niemand auf die kalten Hände vor. Als ich sie zum Abschied streichelte und die Temperatur von wenig mehr als null Grad Celsius spürte – es war im Januar, und man hatte sie direkt aus der Leichenhalle gebracht –, bekam ich einen Weinkrampf, der fünf Stunden dauern sollte. Während der gesamten fünf Stunden hielt mein Vater mich im Arm. Ich war fünfzehn Jahre alt. Zum Friedhof fahren. Schluchzen. In die Leichenhalle gehen. Schluchzen. Am Grab stehen. Schluchzen. Zusehen, wie der Sarg ins Grab gelassen wird. Schluchzen und Schütteln. Eine Rose ins Grab werfen. Schluchzen. Wieder zurückfahren. Schluchzen. Sehen, wie der Hefezopf für den Leichenschmaus auf den Tisch gestellt wird. Schluchzen. Die ganze Zeit. Bis es plötzlich aufhörte. Von einer Sekunde auf die andere. Danach setzte auch ich mich an einen Tisch und langte beim Hefezopf beherzt zu.

Marie weinte nicht, als sie meinem Vater die Hände streichelte.

Nach einer Weile fragte sie: »Kann er denn nie mehr sprechen?« Wir schauten sie an. Ich schüttelte langsam den Kopf. Erst da brach sie in Tränen aus.

Für mich war es ein Déjà-vu. Gleicher Ort, gleicher Friedhof, gleiche Leichenhalle. Nur, dass dieses Mal meine Mutter, meine Schwester und ich am Grab standen. Die Leute defilierten an uns vorbei, drückten uns die Hände und sagten ein paar Worte des Bedauerns. Ich erkannte meine Cousinen Rosi, Magda und Hermine. Onkel Heinrich und Tante Christa, unsere Nachbarin Uschi und ihren Mann, die anderen Nachbarn und noch ein paar mehr.

Plötzlich standen Tante Helga und Onkel Franz vor mir.

»Herzliches Beileid«, sagte Helga, während sie mir die Hand schüttelte.

»Herzliches Beileid«, sagte auch Franz und streckte mir die Hand entgegen. Ich starrte ihn an. Es war mir gar nicht in Erinnerung geblieben, dass dieser Kotzbrocken mindestens einen Meter neunzig groß war. Komisch, in dieser Familie gibt es doch sonst nur Pygmäen, inklusive meiner Wenigkeit. Mit seinem langen schwarzen Mantel, seinen grauen Haaren und der für Rothaarige typischen durchscheinenden Haut sah er aus wie ein SS-Scherge.

Ich wollte ihm eine Ohrfeige geben. Normalerweise habe ich dafür einen guten Reflex und eine blitzschnelle Reaktion. Doch mein Arm bewegte sich nicht. Ich war wie gelähmt. Ich starrte ihn so lange an, bis Rieke mir ihren Ellenbogen in die Seite rammte. Wie ein Automat gab ich ihm die Hand. »Danke.«

Später, beim Leichenschmaus – wieder gab es Hefezopf, dieses Mal im Hotel Zur Krone –, versuchte ich, ihm aus dem Weg zu gehen. Doch irgendwann setzte er sich dreist zu uns an den Tisch.

Am liebsten hätte ich ihm meine Wut ins Gesicht geschleudert. »Weißt du eigentlich«, hätte ich am liebsten gebrüllt, »dass ich deinetwegen in der Klapse sitze, du Arschloch? Dass ich deinetwegen jahrelang Psychoanalyse machen musste und keiner von den Spacken gemerkt hat, was mit mir los ist? Dass ich deinetwegen keine anständige Karriere gemacht habe? Dass ich deinetwegen eine Loserin bin? Und vor allem, dass ich deinetwegen Alkoholikerin geworden bin und nicht mal mehr so einen beschissenen Trollinger trinken kann wie du?« Und dann eine Ohrfeige. Klatsch. Das Glas genommen und ihm den Trollinger ins Gesicht geschüttet. Platsch.

Aber ich saß einfach nur da. Erst viel später wurde mir klar, dass er wahrscheinlich gar nicht wusste, warum ich ihn so hasste, weil er durch seinen Rausch einen Filmriss gehabt hatte und sich überhaupt nicht an die nächtlichen Szenen mit seiner Brüllerei und unserer Flucht zu den Nachbarn erinnerte.

»Sie sind getriggert worden«, sagte Frau Ehrlich, nachdem ich ihr die ganze Beerdigungsstory erzählt hatte. »Die reale Begegnung mit Ihrem Onkel, seine Gegenwart, seine Stimme, all das hat Sie getriggert. Das heißt, die unbewusste Erinnerung an die damaligen Erlebnisse wurde wachgerufen. Man nennt es auch das Körperbewusstsein. Sie sind erstarrt vor Angst. Genau wie damals.«

Ich konnte sie nur anschauen, vermutlich mit weit aufgerissenen Augen.

»Ja«, sagte sie, »das Unterbewusstsein gibt keine Ruhe. So lange, bis man ihm zuhört. Und das machen wir in unserer Therapie. Bis zum nächsten Mal.«

Ich weinte die ganze Nacht. Doch ich trauerte nicht nur um meinen Vater. Alles, was ich im Laufe meines Lebens verloren hatte, fiel mir jetzt wieder ein. Meine Oma. Meine Katze. Jeder Liebeskummer, einer nach dem anderen. Und das kleine Wesen, mit dem ich eine Fehlgeburt hatte. Auch wenn es nur ein ganz kleines, höchstens zwei Zentimeter großes Fleischklöpschen war. Denn das war es eben nicht. Es war viel mehr. Es hatte eine Haarfarbe. Ein Lachen. Und es wäre in diesem Jahr zwanzig Jahre alt geworden.

Die Trauer kam aus mir herausgestürzt wie das Blut bei einer angestochenen Halsschlagader. Sie wütete so lange, bis das Blut sich in einen klaren Gebirgsbach verwandelt hatte und sanft dahinplätscherte.

Bis dahin hatte ich nicht gewusst, dass ein Gefühl so wehtun kann. Kein körperlicher Schmerz, kein aufgebohrter Kiefer hatte je solche Wunden in meine Seele gerissen wie der Verlust dieser Menschen. Und ich hatte es immer schön verdrängt. Jetzt, ohne den Alkohol und mit der Therapie, brach sich die Trauer endlich Bahn.

Da ist es, eines dieser Gefühle, vor dem wir alle solche Angst hatten. Herrschaften, muss es denn immer um Gefühle gehen? Ja, muss es, denn Alkoholiker und übrigens alle Süchtigen müssen erst lernen, schwierige Gefühle zuzulassen und bewusst zu fühlen, anstatt sie abzuwehren oder mit einem Suchtmittel zu betäuben.

Der Igel

In meiner nächsten Einzeltherapiestunde wollte Frau Ehrlich von mir wissen, was genau mit diesem Onkel Franz vorgefallen sei, nicht neulich bei der Beerdigung, sondern damals, als ich noch ein Kind gewesen sei. Ob ich darüber sprechen wolle, fragte sie mich.

Nicht wirklich. Aber im Grunde war ich deshalb hier, außerdem hatte ich mir längst eine Geschichte zurechtgelegt, die ich nur abspulen musste wie eine Anekdote.

»Ich bin bei meiner Oma aufgewachsen, da meine Mutter sechs Wochen nach meiner Geburt wieder arbeiten musste. Sie brachte mich jeden Morgen um halb sieben zu meiner Oma und holte mich abends um fünf Uhr wieder ab, Tag für Tag und zu jeder Jahreszeit. Manchmal durfte ich am Wochenende bei meiner Oma übernachten, zum Beispiel wenn meine Eltern irgendwo eingeladen waren.

Im Haus meiner Oma wohnte auch noch der älteste Bruder meiner Mutter, Onkel Franz, mit seiner Frau Helga und ihrem kleinen Kind. Meiner Cousine. Susannchen. Ich nannte Franz immer nur Bams, weil ich das R lange nicht aussprechen konnte. Am Anfang mochte ich ihn. Aber Bams war wohl das, was man einen Quartalssäufer nennt. Ab und zu gab er sich die Kante und hat dann im Vollrausch übel randaliert. Meistens an Weihnachten, Ostern oder am ersten Mai. Man hörte ihn schon von Weitem schimpfen, zetern und fluchen, wenn er nachts aus der Kneipe nach Hause kam. Dann hatte ich immer große Angst vor ihm. Zweimal ist es passiert, dass wir aus dem Haus meiner Oma zu den Nachbarn flüchten mussten, weil er so getobt hat, dass wir Angst hatten, er würde uns umbringen. Einmal hat er sogar ein Messer nach meiner Oma geworfen. Das landete aber im Vorhang und hat dort einen Riss hinterlassen. Danach mochte ich ihn nicht mehr. Meine Eltern haben das erst viel später erfahren.«

Frau Ehrlich sagte mindestens eine Minute lang kein Wort.

Dann: »Wie alt waren Sie damals ungefähr?«

»Fünf bis sechs Jahre alt.«

Frau Ehrlich holte Luft.

»Und wie lief das ab, als Sie zu den Nachbarn flüchteten?«

»Es war mitten in der Nacht. Wir hatten alle Schlafanzüge oder Nachthemden und Hausschuhe an. Meine Tante war zu Besuch, ach so, und Jürgen, der jüngste Bruder meiner Mutter, wohnte auch noch im Haus. Wir haben uns schnell eine Jacke oder einen Mantel übergeworfen, sind dann einer nach dem anderen die Treppe runter- und aus dem Haus gerannt und haben bei den Nachbarn an die Tür gehämmert. Die machten sofort auf, weil sie das Theater schon gehört hatten.«

»Hat sich irgendjemand um Sie, also um das Kind Andrea, gekümmert?«

»Das nicht gerade. Aber ich hielt die ganze Zeit die Hand meiner Oma und ließ sie nur zum Anziehen der Jacke los. Bei den Nachbarn bekam ich dann einen Kakao und durfte mich auf das Sofa legen.«

»Und wie oft ist das passiert, Frau Noack?«

»Ich kann mich an zweimal erinnern. Einmal war das Baby, Susannchen, dabei. Und einmal nicht. Das muss dann vor ihrer Geburt gewesen sein, da war ich noch kleiner. Vielleicht vier.«

»Wurde denn am nächsten Tag darüber gesprochen, was passiert war?«

»Nicht wirklich. Das eine Mal besuchten wir Franz, als er noch im Bett lag. Er sei krank, sagte man mir. Ich fragte ihn, ob er jetzt wieder lieb sei. Daraufhin gab mir meine Oma einen kleinen Stüber, so nach dem Motto: Sag nichts! Aber Franz sagte ›Ja‹ und grinste dazu. Damit war die Sache erledigt.«

»Frau Noack, ich würde gern ein Experiment mit ihnen machen.« Frau Ehrlich sah sich in ihrem Raum um und suchte etwas. Schließlich nahm sie einen kleinen Plüsch-Igel, so groß wie eine Faust, zur Hand und setzte sich wieder.

»Frau Noack, ich würde gern diesen Igel auf einen Stuhl setzen. Und Sie stellen sich vor, das wäre ihr Onkel. Dann können Sie ihm alles sagen, was noch in Ihnen rumort. Wie wütend Sie auf ihn sind, dass Sie unter diesen Vorfällen bis heute leiden und so weiter. Was halten Sie davon? Trauen Sie sich das zu? Wir müssen es nicht machen. Es ist nur ein Vorschlag.«

Schon bei der Vorstellung, dieses kleine Stofftier wäre Franz, zog sich etwas in mir zusammen. Ganz klar, hier lag der Hase im Pfeffer. Jedenfalls einer der Hasen, die noch irgendwo in den Untiefen meiner Psyche begraben lagen.

Ich zog die Schultern hoch und überlegte. Ganz sicher war ich mir nicht. Was sollte das bringen? Andererseits hatte Frau Ehrlich mich bisher nicht enttäuscht. Sie machte einen sehr kompetenten und dabei freundlichen und empathischen Eindruck auf mich. Ihr konnte ich ja wohl vertrauen.

»Okay, versuchen wir es«, sagte ich.

Wir rückten die Stühle zurecht, sodass der Stuhl mit dem Igel mir gegenüberstand. Zwischen uns stand der Tisch, rechts von mir saß Frau Ehrlich.

»Also los«, sagte sie. »Fangen wir an. Das ist jetzt Ihr Onkel Franz. Oder Bams. Bitte schön.«

Ich starrte auf den Igel und stellte mir vor, es wäre Franz. Ich wollte ihn so richtig zur Sau machen. Aber in meinem Kopf herrschte gähnende Leere. Mir fiel nichts ein. Ich verkrampfte mich völlig. Ich fühlte mich wie kurz vor einer Präsentation, die ich aus Mangel an einer Idee überhaupt nicht vorbereitet hatte. Oder wie in einem Albtraum, in dem ich etwas ganz Wichtiges sagen muss, aus meinem Mund aber keine Worte kommen. Es wurde immer schlimmer. Die Zunge klebte mir am Gaumen. Ich musste schlucken. Schließlich fingen meine Hände an zu zittern. Ich schaute zwischen dem Igel und Frau Ehrlich hin und her.

»Nur Mut, Frau Noack! Lassen Sie es raus.«

Ich wand mich und versuchte es noch mal. Aussichtslos. Nach einer Weile sprang ich auf und stellte mich in die hinterste Ecke des Raumes, möglichst weit weg von diesem beschissenen Igel.

Frau Ehrlich nahm das Vieh in die Hand, dann öffnete sie das Fenster, schüttelte den Igel kräftig aus und quetschte ihn schließlich hinter ein paar Bücher in ihrem Regal. Danach nahm sie eine Stimmgabel zur Hand, schlug sie an und wedelte damit im Zimmer herum. Zu guter Letzt zündete sie noch ein Räucherstäbchen an und fächelte den nach Patschuli duftenden Rauch durch die Luft.

»So, er ist weg«, sagte sie und setzte sich wieder. »Sie können herkommen.«

Völlig verkrampft schlich ich aus meiner Ecke und setzte mich wieder auf meinen Stuhl.

»Was war das denn?«, fragte ich sie.

»Frau Noack, das muss sehr schlimm für sie gewesen sein. Sie sind vor Angst ja völlig erstarrt, obwohl der Mensch, der solche Gefühle in Ihnen auslöst, gar nicht hier im Raum war, sondern nur ein Stellvertreter.«

Frau Ehrlich erläuterte mir die Sache mit den drei Reaktionsmöglichkeiten, die wir in schlimmen Situationen haben: Flucht, Kampf oder Erstarrung. Da Kampf für mich nicht infrage gekommen sei damals, hätte ich mich automatisch für Erstarrung entschieden. Damit hätte ich mich als Kind geschützt, um nicht an meiner Angst zu sterben. Die Flucht sei erst später gekommen.

Dieser Mechanismus ist ein Überbleibsel aus der Evolution und nicht bewusst zu steuern. Wir sind ihm ausgeliefert. Die Erstarrung führt dazu, dass das Trauma nicht verarbeitet werden kann. Ein Hund würde sich einmal kräftig schütteln, und weiter geht's. Wir dummen Menschlein haben das nicht gelernt. Oder vielleicht auch verlernt. Die traumatische Erfahrung wird in deinem kleinen Gehirn gespeichert und fliegt dort weiterhin in Einzelteilen durch die Synapsen. Sobald einer dieser Teile getriggert wird, geht im Oberstübchen alles drunter und drüber. Fängt zum Beispiel ein Mann an zu brüllen oder auch nur laut zu sprechen, erstarrst du wie damals als Kind ganz automatisch wieder – ob du nun mit dem Kerl etwas zu tun hast oder nicht. Ist es dein eigener Partner, der dich anschreit, erstarrst du immer mehr, anstatt dich gegen ihn zu wehren, was die normale Reaktion wäre. Du lässt dir viel mehr gefallen und erträgst viel mehr Demütigungen und Verletzungen als ein selbstbewusster Mensch.

Das Problem ist nur, dass dir das nicht bewusst ist – bis es schließlich, in einer Therapie, erarbeitet wurde. Und bis es so weit ist – bei manchen kommt es auch nie dazu –, bietet es sich an, zur Betäubung dieser unguten Situation einen Schluck guten Bordeaux zu trinken oder auch einen Joint zu rauchen. Je nachdem, in welcher Gesellschaft du dich befindest.

Ich bekam eine diffuse Ahnung davon, warum ich so lange bei Volker geblieben war.

»Frau Noack, hat denn damals niemand etwas gegen diesen Onkel unternommen? Ging niemand zur Polizei?«

»Nein. Ich vermute, das wurde als gottgegeben hingenommen. Außerdem hatten alle Angst vor ihm. Bis heute. Jedenfalls meine Mutter und meine Tante.«

»Sie haben als Kind praktisch gelernt, dass man schreiende, tobende, betrunkene Männer ertragen muss.«

Ich schluckte. »Echt jetzt?«

»Ja, genauso kann man das sagen. Aber wir können etwas dagegen tun.«

Jedes Wochenende hacke

Meine Karriere als Vorzeigepatientin entwickelte sich glänzend.

Früher ein extremer Sportmuffel mit Sprüchen wie »Sport ist Mord« oder »Iiieehhh, Wasser, da ficken ja die Fische drin!«, nahm ich in der Reha jedes Sportangebot wahr, das in meinen Stundenplan passte. Anfangs war ich nach einer Minute außer Atem, nass geschwitzt und puterrot im Gesicht. Nach vier Wochen war ich immer noch puterrot im Gesicht, hielt aber wenigstens die fünfundvierzig Minuten halbwegs durch. Zumindest mit kleinen Pausen. Nach der Stunde trocknete ich mir das Gesicht ab, warf mir das Handtuch über die Schultern und fühlte mich wie Steffi Graf in Wimbledon.

Mit ein bisschen Jammern schaffte ich es, Physiotherapie, Fango und Massagen zu bekommen. Frau Hirthe, eine korpulente, sportliche Vierzigerin, die auch einen Sechzigtonner hätte fahren können, knetete mir so brachial den Rücken und den Nacken durch, dass ich mehrmals laut schreien musste. Hinterher fühlte ich mich wie neu geboren.

Mit meiner Zimmernachbarin Martina verstand ich mich immer besser. Sie war eigentlich eine verhuschte Mutti, doch in der Klinik blühte sie förmlich auf. Sie führte als Hausfrau ein völlig anderes Leben als ich. Wir liebten es, uns gegenseitig Anekdoten aus unseren Suchtkarrieren zu erzählen. Das war sogar Bestandteil der Therapie, hatte man uns erklärt.

Martina war medikamentenabhängig und machte einen schlimmen Entzug durch. Doch nach und nach stellte sich heraus, dass sie auch dem Alkohol fleißig zugesprochen hatte.

»Früher, als mein Mann und ich noch ausgegangen sind«, sagte sie, »waren wir jedes Wochenende hacke.« Darüber lachten wir uns kaputt. »Jedes Wochenende hacke« wurde zu unserem Running Gag, den wir bei jeglicher Gefahr eines Missbrauchs von Substanzen anwendeten. Zum Beispiel bei Schokolade. Gummibärchen. Kaffee. Kuchen. Sahne.

Wir weinten auch ab und zu und trösteten uns gegenseitig.

Als ich Martina fragte, wie ich mir ihren Tagesablauf vorstellen sollte, stellte sich heraus, dass sie den ganzen Tag von ihrer Schwiegermutter, die im gleichen Haus lebte, schikaniert wurde. Dass ihr Mann und ihre Söhne ihr in dieser Hinsicht keine Hilfe waren. Dass die Schwiegermutter eine falsche Schlange war, die Martina quälte und sich bei ihrem Mann und ihren Enkeln einschleimte. Und dass in Wirklichkeit dieser Hausdrachen der Grund war, weshalb Martina sich mit Tabletten zugedröhnt hatte.

Diese Erkenntnis erstaunte uns beide nicht schlecht. Denn bisher waren wir von einer anderen Ursache ausgegangen. Martina hatte mir nämlich gleich am zweiten Tag erzählt, dass sie mit sechzehn vergewaltigt worden sei. Und dass sie darüber noch nie mit jemand gesprochen habe. Und dass sie selbst erstaunt sei, dass ihr das jetzt gerade zum ersten Mal nach Jahren wieder eingefallen sei. Wir führten es auf ihre Nüchternheit zurück.

»Jetzt verstehe ich das endlich«, sagte Martina nach einer Weile. »Wenn du jung bist, erlebst du Gewalt, gegen die du dich nicht wehren kannst. Deshalb kannst du dich, wenn du älter bist, auch nicht gegen Gewalt wehren. Auch wenn sie nur verbal ist. Gewalt durch Worte ist genauso schlimm wie durch Schläge, oder?«

Ich dachte an Volker. »Auf jeden Fall.«

Frau Shapiro

Wenn ich gewusst hätte, wie wichtig Francine Shapiro einmal für mich werden würde, hätte ich gleich Psychologie bei ihr studiert. Immerhin lehrt sie in Palo Alto, das ist nicht die schlechteste Gegend.

Frau Shapiro machte eine revolutionäre Entdeckung.

Mithilfe von Augenbewegungen kann man traumatische Erlebnisse sortieren, verarbeiten, in einer Schublade des Gehirns verstauen, diese Schublade für immer abschließen und, wenn man will, auch noch den Schlüssel wegwerfen. Das muss man aber gar nicht. Man kann die Schublade auch ohne Angst und Schrecken öffnen, sich das ganze Elend anschauen und sie dann wieder schließen. Wie durch ein Wunder ist die gefürchtete Angst gebannt.

Vorbei die Zeiten, in denen man allein durch die Farbe Rot eine Panikattacke bekommt, weil sie an das rote Auto erinnert, in dem der Ex einen fast umgebracht hat. Wie bei Frieda. Schluss damit, dass der Geruch nach Linsensuppe für Schweißausbrüche sorgt, weil er an die Prügel erinnert, die man als Kind von seinem Vater bekommen hat. Wie bei Elvira. Schluss damit, dass eine laute Männerstimme dich erstarren lässt, weil anno dazumal dein betrunkener Onkel solche Randale veranstaltet hat, dass du vor Angst fast gestorben wärst.

Wie kann das sein? Ich weiß es nicht. Ist aber so.

Frau Shapiro war an Krebs erkrankt und darüber völlig verzweifelt. Weil sie sich so große Sorgen machte, ging sie im Wald spazieren. Und während sie sich beim Gehen viele Gedanken machte – Wird die Operation gut verlaufen? Werde ich die Chemo vertragen? Was ist, wenn ich sterbe? –, blickte sie immer wieder nach oben, wo die Sonne durch die Blätter der Bäume blinzelte. Wieder zu Hause, stellte Frau Shapiro fest, dass ihre Sorgen wie weggeblasen waren. Was war geschehen?

Frau Shapiro fing an zu forschen – und fand heraus, dass es an den Augenbewegungen lag, die gleichzeitig mit den Gedanken stattfinden. Sie erfand das »Eye Movement Desensitization and Reprocessing«. Kurz: EMDR. Man kann sich das Ganze in etwa so vorstellen, dass man das Trauma mithilfe der Augenbewegungen entsensibilisiert und überschreibt.

Diese Therapie wird heute sehr erfolgreich zur Behandlung Posttraumatischer Belastungsstörungen angewendet. Zum Beispiel bei aufgrund eines Einsatzes in Kriegsgebieten traumatisierten Soldaten. Oder eben bei Alkoholikerinnen, die einen randalierenden Onkel hatten. Oder die geschlagen wurden. Verletzt. Vergewaltigt. Fast umgebracht. In welcher Weise sie auch immer schreckliche Gewalterfahrungen machen mussten.

Manchmal fragte ich mich, ob ich einen solchen Aufwand überhaupt verdient hatte. Was war das schon, ein Onkel, der sich ab und zu besäuft und dann im Haus herumbrüllt, gegen, sagen wir mal, sexuellen Missbrauch in der Kindheit oder eine Vergewaltigung? Bisher war mir gar nicht bewusst gewesen, wie sehr Frauen leiden, die so etwas erlebt hatten.

Albträume. Panikattacken. Angst davor, überhaupt das Haus zu verlassen. Unkontrolliertes Zittern und Schweißausbrüche, wenn sie über Parkplätze laufen. Und so weiter. Eigentlich verständlich, dass man da irgendwann anfängt, vor lauter Verzweiflung Erleichterung im Alkohol- oder Drogenrausch zu suchen.

Frau Ehrlich schlug mir eine Behandlung mit EMDR vor. Frau Ladenhaus hatte es auch erwähnt und mir diese Klinik eigens aus diesem Grund empfohlen. Hier waren sie darauf spezialisiert.

Als Erstes bekam ich einen dicken Ordner. »Leitfaden für EMDR-Patienten« stand drauf. Den sollte ich durcharbeiten. Alles Weitere würden wir beim nächsten Termin besprechen, denn wir hatten die Stunde schon überzogen.

Frieda war auch zum EMDR angemeldet. Ebenso Tanja. Janine allerdings nicht, obwohl sie es gern machen würde. Zu riskant, sagte Frau Doktor Klenk. Vielleicht später. Für die Prozedur war eine ausführliche Vorbereitung erforderlich, an der wir schon seit sechs Wochen teilnahmen. In zahlreichen Übungen wurden wir darin geschult, auch angesichts unserer schlimmen Erfahrungen ruhig zu bleiben und nicht auszurasten. Zum Beispiel mit der Tresor-Übung. Wir sollten uns vorstellen, dass wir alles Schlimme, das uns ängstigt, in einen Tresor packen und diesen abschließen.

Als wir die Übung zum ersten Mal machten, fragte ich mich, ob die Kursleiterin noch ganz dicht ist. Aber da es sich um Frau Doktor Klenk handelte, immerhin unsere Chefärztin, ließ ich mich darauf ein.

Es war völlig verrückt, aber die Übung wirkte Wunder. Tatsächlich war es die Vorstellungskraft, die das Wunder bewirkte. Denn es passierte nichts weiter, als dass wir uns eine ganz bestimmte Situation vorstellten, während wir genauso wie vorher im Kreis auf unseren Stühlen saßen. Diese Situation war ganz und gar nicht real. Sie fand nur in unserem Kopf statt. Von diesen Übungen hatten wir jede

Menge. Zum Beispiel die Achtsamkeitsübung. Die Baumübung. Der innere Garten. Der innere sichere Ort. Und noch einige mehr.

Wir lernten, solche Übungen auch dann anzuwenden, wenn wir getriggert wurden. Zum Beispiel wenn irgendein aggressiver Vollidiot herumbrüllte. Tief durchatmen und sich, beispielsweise, den inneren Garten ins Gedächtnis rufen. Atmen. Sich klarmachen, dass der Typ gar nichts mit uns zu tun hatte. Atmen. Und dass die Situation, die den Trigger hervorgebracht hatte, lange vorbei ist. Atmen. Dass wir jetzt erwachsen sind und uns wehren können. Atmen. Dass wir in Sicherheit sind.

Da wir täglich unsere Übungen machten, wurden wir nach und nach ruhig und entspannt. Wir hatten nicht mehr so viel Angst, und nach ein paar Wochen waren wir so weit stabilisiert, dass wir die EMDR-Behandlung planen konnten.

Es gibt Bedingungen

In eine Traumakonfrontation spazierst du nicht einfach so hinein. Um an einer EMDR-Behandlung teilnehmen zu können, mussten deshalb mehrere Voraussetzungen erfüllt sein.

Die äußere Sicherheit musste gewährleistet sein, das heißt, es durfte kein Täterkontakt mehr bestehen. Was bei mir der Fall war – Bams war fast tausend Kilometer weit weg in seinem Schwarzwaldkaff. Volker war auch nicht mehr in der Nähe.

Des Weiteren: Abstinenz. Check.

Körperliche Stabilität, sprich Gesundheit im weitesten Sinne. Check.

Soziale Stabilität, das heißt in einem sozialen Gefüge eingebunden zu sein, was im Rahmen der Klinik ja gegeben war.

Psychische Stabilität. Eine akute Depression beispielsweise musste ausreichend behandelt sein, was bei mir der Fall war.

Folgende Stabilisierungsübungen mussten beherrscht werden: innere Helfer, innerer sicherer Ort, Tresor-Übung, Arbeit mit dem inneren Kind, erfolgreicher Einsatz eines Notfallkoffers, um Flashbacks und Dissoziationen unterbrechen zu können. Der Notfallkoffer war ein kleines Täschchen, in dem sich etwa zehn Dinge befinden mussten, die einen sofort aus einer Dissoziation herausholen konnten. Bei mir waren es eine Klapper, ein Geduldsspiel, ein Riechfläschchen mit Pfefferminzöl, ein kleiner Knetball, ein paar getrocknete Chilischoten, an den Rest kann ich mich nicht erinnern. Die Zusammenstellung und der Gebrauch dieser Gegenstände wurden in einem kleinen Seminar eingeübt.

Frau Ehrlich machte auf meinem Formular bei jeder Übung einen Haken.

Außerdem mussten folgende Fähigkeiten erlernt worden sein: die Fähigkeit zur Selbsttröstung; die Fähigkeit, belastende Gefühle auszuhalten ohne Suchtmittelkonsum und ohne zu dissoziieren; die Fähigkeit, das Ereignis grob zu schildern (schon das war für manche Frauen eine nahezu unüberwindliche Hürde), und die Fähigkeit, sich Hilfe zu holen. Auch hier bekam ich überall einen Haken. Ich hatte mich allerdings auch ganz schön angestrengt.

Frau Ehrlich und Frau Doktor Klenk erklärten mir, wie die Behandlung ablaufen würde. Frau Doktor Klenk würde mit ihren Händen langsame Bewegungen vor meinem Gesicht machen. Und zwar genau fünfundzwanzig Mal. Das Ganze in mehreren Durchgängen. Der Haken an der Sache war: Während sie vor meinem Gesicht herumfuchtelte – es war die gleiche Bewegung wie die eines Scheibenwischers –, musste ich die ganze Geschichte mit meinem Onkel noch mal erzählen. Und zwar vom Anfang bis zum Ende. Mit allen

Details, an die ich mich erinnern konnte. Und zwar nicht distanziert als Anekdote, sondern praktisch nacherlebt.

Die Ärztin wies mich darauf hin, dass nur ich selbst entscheiden könne, ob ich dem gewachsen sei. Es klang wie der Pflichttext bei den Werbespots für OTC-Produkte: »Zu Risiken und Nebenwirkungen fragen Sie bitte sich selbst.« Ich hatte zwei Tage Zeit, mir das zu überlegen.

Natürlich sagte ich zu. Wann hatte ich schon die Möglichkeit, mein Trauma mit ein bisschen winke, winke fortwedeln zu lassen? Außerdem war ich gespannt, ob dieses Zaubermittel überhaupt funktionierte. Womöglich war das Ganze nichts weiter als Hokuspokus.

Der große Tag

Ich saß in Frau Doktor Klenks Büro am Besprechungstisch. Mir gegenüber saß die Ärztin, neben ihr Frau Ehrlich. Frau Doktor Klenk klärte mich noch einmal darüber auf, was gleich geschehen würde. Es erinnerte mich an meinen Kaiserschnitt. *Ich möchte Sie darauf hinweisen, dass Sie sterben können.* Aber so schlimm würde es heute nicht werden.

»Es können schon sehr unangenehme Gefühle hochkommen, Frau Noack«, sagte sie. »Ärger. Wut. Angst. Ohnmacht. Trauer.«

Ich nickte.

»Sind Sie bereit?«

»Ich bin bereit.«

»Nun, Frau Noack, dann erzählen Sie mir bitte mal, was Sie damals mit Ihrem Onkel und den anderen Anwesenden erlebt haben. Machen Sie aus diesen Erlebnissen, wie wir es besprochen haben, auch wenn es an verschiedenen Tagen passiert ist, eine einzige Geschichte von Anfang bis Ende. Parallel dazu folgen Sie mit den Augen meinen Handbewegungen. Das wird Ihnen am Anfang schwerfallen, aber bitte machen Sie einfach weiter. Wichtig ist, dass Sie mit den Augen meiner Hand folgen. Okay?«

»Okay.«

»Dann mal los.«

Frau Doktor Klenk schaltete den Scheibenwischer ein. Ich schaute auf ihre Hand. Ich wollte sprechen, konnte aber nicht gleichzeitig schauen und reden. Sie nickte mir zu. Ich stotterte herum. Aber plötzlich ging es.

»Ich stehe im Treppenhaus, meine Oma hält meine Hand. Ich habe einen roten Anorak an. Neben mir steht Tante Ada. Sie sieht aus wie eine Säule mit Pelzkragen. Wir hören von oben das Brüllen von Onkel Franz. Ich verstehe immer nur ›Du Drecksau, ich mach dich kaputt!‹. Plötzlich kommt Onkel Jürgen die Treppe heruntergerannt. Er trägt Susannchen, meine kleine Cousine, sie ist noch ein Baby, mit beiden Händen über dem Kopf und ruft: ›Schnell raus hier!‹ Hinter ihm kommt Tante Helga. Wir hören Franz immer noch toben. Plötzlich klirrt es ganz laut. Wir rennen alle die Treppe hinunter. Dann stürmen wir aus dem Haus und rennen zu den Nachbarn rüber. Dort hämmern wir an die Tür. Sie lassen uns sofort rein. Dann sitzen alle um den Tisch. Tante Helga, die Mutter der kleinen Susanne, weint und schnieft in ein großes Taschentuch. Ich sitze auf dem Sofa und bekomme von unserer Nachbarin eine Decke.«

Jetzt hörte Frau Doktor Klenk auf zu winken. Frau Ehrlich hatte alles mitgeschrieben. Ich saß völlig steif auf dem Stuhl und konnte mich an nichts erinnern. Ich blickte zwischen Doktor Klenk und Frau Ehrlich hin und her.

»Was ist?«, fragte ich.

»Das war der erste Durchgang. Das machen wir jetzt so lange, bis Sie völlig entspannt sind. Aber jetzt erst mal zwei Minuten Pause.«

Es war, als wäre mein Kreislauf mit Zement ausgegossen worden. Du versuchst, einen Fuß vor den anderen zu setzen, aber der Fuß ist mit Pattex am Boden festgeklebt. Nach und nach spürte ich, dass wieder Blut durch meine Adern strömte.

»Darf ich aufstehen?«

»Ja bitte. Sie dürfen sich auch schütteln«, sagte Frau Ehrlich, »wie ein Hund.«

Ich stand auf und schüttelte mich. Tatsächlich. Es ging mir sofort besser.

»Okay, nächste Runde.«

Frau Doktor Klenk fing wieder an zu winken, Frau Ehrlich schrieb wieder mit wie im Stenografiekurs. Wieder konnte ich mich nach dem Durchgang an nichts erinnern, und wieder saß ich so steif da wie eine Gartenbank. Aber ganz so schlimm wie beim ersten Mal war es nicht mehr. Ich fühlte so etwas wie Ärger. Ich wollte Franz in die Fresse hauen.

»Ich möchte Franz in die Fresse hauen!«

Frau Doktor Klenk lächelte. »Sehr gut!«

Wieder stand ich auf und schüttelte mich.

Nach der nächsten Runde war ich richtig wütend. Ich hätte am liebsten einen Stuhl umgeworfen.

»Ich würde am liebsten einen Stuhl umwerfen!«

Frau Doktor Klenk war zufrieden.

So, nächste Runde. Obwohl ich nun zum vierten Mal die gleiche Story erzählte, fühlte ich jedes Mal etwas anderes. Dieses Mal hätte ich am liebsten geweint. Bevor ich den Gedanken zu Ende gedacht hatte, brach ich in Tränen aus. Nach einer Weile reichte Frau Ehrlich mir ein Taschentuch.

»Ich glaube, wir können jetzt die letzte Runde machen«, sagte Frau Doktor Klenk. »Bitte schließen Sie die Geschichte dieses Mal mit etwas Positivem ab. Was könnte das sein?«

»Ich bin mit dem Hund im Garten?«

»Wenn Sie sich dabei wohlfühlen, klar.«

Dann spulte ich zum fünften Mal meine Geschichte ab. Dabei fielen mir sogar noch neue Details ein, die vorher gar keine Rolle gespielt hatten. Ich erzählte, als hätte ich darüber in der Zeitung gelesen. Und ich konnte mich hinterher daran erinnern, was ich gesagt hatte.

»Merkt man denn einen Unterschied zu vorher?«, fragte ich.

»Und wie!«, rief Frau Ehrlich. »Nach dem ersten Mal waren Sie ja ganz erstarrt! Absolut bewegungslos, völlige Angststarre.«

»Und jetzt strahlen Sie!«, sagte Frau Doktor Klenk.

»Wie ein Honigkuchenpferd!«, sagte Frau Ehrlich und strahlte ebenfalls.

Ich fühlte mich, als hätte ich in dieser halben Stunde fünf Kilo abgenommen und schwebte zehn Zentimeter über dem Boden. Nun mussten wir zum Schluss kommen. Ich erfuhr, dass die Behandlung fast drei Stunden gedauert hatte.

Frau Doktor Klenk und Frau Ehrlich waren fix und fertig. Ich tanzte aus dem Büro hinaus und in ein neues Leben hinein.

Als ich nach meiner EMDR-Behandlung das Büro von Frau Doktor Klenk verließ, sah ich die Welt mit anderen Augen. Alles war neu, frisch und prall. Der Grauschleier war heruntergerissen. Auf dem Flur begegnete ich Frieda.

»Was ist denn mit dir passiert?«, fragte sie mit großen Augen.

»Wieso?«

»Du siehst aus, als hättste im Lotto gewonnen!«

»Echt?«

»Ja, oder den Traumprinz gefunden.«

»Jo, nee. Hab nur EMDR gemacht.«

»Das musste mir gleich erzählen.«

Aber ich musste erst mal ganz, ganz dringend eine rauchen. Ich versuchte zu spüren, was in mir los war. Dabei musste ich die ganze Zeit grinsen. Ich versuchte, an Onkel Franz zu denken. Ging nicht. Ich versuchte es noch mal. Ging immer noch nicht. Fast fand ich es schade, diese luftige Klarheit mit Zigarettenrauch zu vernebeln. Doch es musste sein. Ich zog den Rauch runter bis zum großen Zeh. Mehrfach. Doch das Glimmern in meinem Kopf ging nicht weg. Ich sprühte vor Glück und Energie. Jetzt kamen Frieda, Maike und Tanja dazu.

»Und, war es schlimm?«, fragte Maike.

»Nein, gar nicht. Aber, sorry, ich brauch erst mal meine Ruhe.«

Ich steckte mir noch eine Zigarette an und lief damit durch den Garten, obwohl es streng verboten war. Sollten sie mich doch rauswerfen. Mir konnte nichts mehr passieren. Meine Wahrnehmung war so empfindlich, als wäre ich nach Stunden, Tagen, Monaten, ach was, nach Jahren, aus einem dunklen Kellerloch gekrochen und sähe jetzt die Welt zum ersten Mal. Diesen üppigen, blühenden Garten im Juli. Auch hier Rosen und Lavendel, in dem die Bienen summten. Mit kleinen Kieswegen, in denen nicht das geringste Unkraut spross, weil die Patientinnen, die bei der Arbeitstherapie für den Garten eingeteilt waren, es sorgsam herausrissen. Ohne auch nur ein Hälmchen zu übersehen. Täglich. Außer am Wochenende. Die einzige Gartenarbeit, die eventuell am Wochenende gemacht werden musste, war gießen. Jedenfalls dann, wenn die Wettervorhersage weiterhin warme und trockene Sommertage ankündigte.

Was war mit mir passiert? Diese doofe Franz-Geschichte war – weg. Ja, ich erinnerte mich daran. Aber sie interessierte mich nicht mehr. Früher musste ich immer und immer wieder darüber sprechen. Mit Mama, weil es ihr Bruder ist. Mit Papa, weil er Franz nicht leiden konnte. Das schweißte uns zusammen. Mit Rieke, die sich bestens mit Susannchen versteht, die damals von Onkel Jürgen gerettet wurde. Die kann sich an den Vorfall natürlich nicht erinnern. Klar, sie war ja erst ein Jahr alt. Aber ihr Körper, der damals ganz klein und sensibel war, der weiß es noch. Irgendwo in Susannchens Körperbewusstsein ist das Erlebnis noch vergraben.

Wie oft saßen wir in unserem Haus bis tief in die Nacht am Esstisch oder auf der Couch, haben Rotwein getrunken und über die alten Geschichten gesprochen? Uns Fragen gestellt wie: Warum hat er das gemacht? Warum hat ihn niemand daran gehindert? Warum hat nie jemand die Polizei gerufen? Aus Liebe? Aus Angst? Aus Scham?

Plötzlich verstand ich es. Aber es interessierte mich nicht mehr. Es war vorbei. Franz und alles, was mit ihm zu tun hatte, war in die Schublade gepackt. Sie war schon zu. Aber jetzt schloss ich sie noch ab und warf den Schlüssel in hohem Bogen über den Gartenzaun.

Endlich war ich frei.

Ein paar Tage lang schwebte ich durch die Klinik wie frisch verliebt. In mich selbst. Denn Männer waren, außer dem Küchenchef, dem Hausmeister und dem Alibi-Therapeuten, keine da. Viele meiner Freundinnen haben sich schon den Therapieerfolg versaut, weil sie sich während ihrer Langzeittherapie verknallt haben. Sie hatten dann nichts anderes mehr im Kopf gehabt, als Tag und Nacht mit dem Objekt der Begierde zusammen zu sein, und das auch ausgelebt. Sex ist allerdings in jeder seriösen Klinik untersagt und kann ein Grund für den Rausschmiss sein. Diese Vorschrift machte den Wunsch danach nur noch stärker und die Leute noch geiler.

Matthias, der Rechtsanwalt aus dem AKH in Hamburg, flog mitsamt seiner neuen Freundin aus einer Klinik, weil man sie zusammen im Bett erwischt hatte. Danach dauerte die Beziehung noch genau eine Woche. Denn in Freiheit stellten die beiden Turteltäubchen fest, dass sie sich überhaupt nichts zu sagen hatten und ohne Verbot nicht mal mehr das Vögeln Spaß machte.

Alkoholiker sind es übrigens gewohnt, über solche Intimitäten jederzeit ganz offen zu plaudern wie über das Wetter und sie in jeder Gruppensitzung erneut zum Besten zu geben.

Ich fühlte mich jedenfalls so leicht und beschwingt wie nie zuvor. Meine Gruppenfreundinnen machten mir von früh bis spät Komplimente.

»Du siehst so toll aus!«

»Sag mal, bist du in einen Jungbrunnen gefallen?«

»Du strahlst wie ein Kupferkessel!«

»Was haben die mit dir gemacht? Ich will das auch haben!«

Ich erzählte immer wieder, wie es gelaufen war. Dass es bis auf die erste und zweite Runde, als ich vor Angst ein bisschen erstarrte, gar nicht schlimm gewesen war. Denn alle, die zum EMDR angemeldet waren, hatten schreckliche Angst davor. Das war mir genauso gegangen. Weil man keine Ahnung hatte, was auf einen zukam.

Abends setzte ich mich ab und zu wieder mit ein paar Mädels vor den Fernseher. Doch meistens war mir das zu langweilig. Außerdem stellten wir fest: Privatsender brauchst gar nicht erst einzuschalten, so gut der Film auch sein mag. In jeder Werbepause wirst du angeschrien, dass du jetzt Käse, Fruchtzwerge oder Lindor in dich hineinstopfen sollst, dass du eine Pizza in den Ofen schieben oder ein Bier trinken sollst, dass du deine Windschutzscheibe reparieren lassen oder Tropfen gegen Verstopfung nehmen sollst.

Doch die Öffentlich-Rechtlichen sind auch nicht viel besser. In jedem Tatort aus Ludwigshafen werden literweise Rotwein getrunken. Auch Charlotte Lindholm entkorkt erst mal eine Flasche und gießt sich einen schönen Humpen ein, damit sie die Akten, die sie mit nach Hause genommen hat, besser bearbeiten kann. Viele Kommissare brüten abends über ihrem Fall, gerne mit einer Flasche Bier in der Hand. Im Spielfilm klingelt der neue Nachbar und möchte eine Prise Salz. Was bekommt er? Ein Glas Rotwein. Einmal war ich davon so getriggert, dass ich nach zehn Minuten die Flucht ergriff und mich zu den Raucherinnen gesellte. Dort wurde wenigstens nicht getrunken.

Am nächsten Abend saß ich mit Frieda auf einer Bank im Garten. Obwohl es an dieser Stelle nicht erlaubt war, rauchten wir. Vor uns lag ein kleiner Teich, über dem die Mücken kreisten. Ab und zu kam eine Fledermaus – oder waren es mehrere? – lautlos herangeflattert und schnappte sich ihr Abendessen von der Wasseroberfläche. Es wurde langsam dunkel, die letzten Vögel sagten sich Gute Nacht.

Immer wieder hatte Frieda mich gefragt, wie es bei der EMDR-Behandlung gewesen sei. Schon dreimal hatte ich ihr die komplette EMDR-Geschichte vom Anfang bis zum Ende erzählt.

»Und es macht dir wirklich nichts mehr aus, darüber zu sprechen?«, fragte sie mich zum x-ten Mal.

»Nein, ehrlich. Das merkst du doch, oder?«

»Ja, schon. Ich hoffe, dass es bei mir auch so ist. Nur ist meine Geschichte noch brutaler.« Ich sagte nichts. Das hatte ich von meinen Therapeutinnen gelernt. Nach einer Weile fing Frieda an zu reden.

»Dass mein Ex mich verprügelt hat, habe ich dir ja erzählt.«

»Ja, ich erinnere mich«, sagte ich und dachte, es ginge bei ihrer Behandlung um diese Geschichte.

»Aber einmal«, sagte sie, »einmal hat er mich fast umgebracht.«

Ihre Stimme brach. Aber sie fing sich wieder und erzählte weiter. »Ich war abends noch schnell beim Einkaufen. Ich brauchte noch was zu trinken. Es war Dezember, also schon dunkel draußen.« Frieda schluckte und machte eine Pause. »Ich hatte vor, nicht mehr zu ihm zurückzugehen, sondern vorübergehend bei einer Freundin zu bleiben, bis ich eine Wohnung gefunden hätte. Er muss gesehen haben, dass ich ein paar Sachen mitgenommen hatte, mich schon bei der Arbeit abgepasst haben und mir bis auf den Aldi-Parkplatz gefolgt sein.«

Frieda fingerte eine Zigarette aus ihrer Packung. Ich sah, wie sehr sie zitterte, und gab ihr Feuer. Nach ein paar Zügen sprach sie weiter. »Mein Auto war das letzte auf dem Parkplatz. Er hat mir dahinter aufgelauert, sodass ich ihn nicht sehen konnte. Als ich die Fahrertür aufschließen wollte, stürzte er sich von hinten auf mich und würgte mich.«

Zitteriger Zug an der Kippe. Noch einer. Noch einer.

»Irgendwie schaffte ich es, ihm meinen Ellbogen in die Rippen zu rammen. Er ließ los. Ich schloss schnell die Tür auf, setzte mich in mein Auto und dachte schon, ich hätte es geschafft. Doch er riss die Tür wieder auf und zerrte mich an meinem Mantelkragen aus dem Auto. Dann schlug er mir so lange mit den Fäusten ins Gesicht, bis ich am Boden lag. Er trat mir in den Unterleib, ein ums andere Mal. Ich weiß nicht, wie oft. Irgendwann hörte er auf und ließ mich liegen. Vermutlich dachte er, ich wäre tot. Eine alte Frau, die mit ihrem Hund spazieren gegangen ist, hat mich gefunden und den Krankenwagen gerufen. Sie hatte sich gewundert, dass die Fahrertür offen stand, das Licht im Auto brannte und keiner zu sehen war.«

Jetzt zitterte ich auch.

Noch heute staune ich darüber, welches Ausmaß an Gewalt viele Frauen erlebt haben, die ich als Alkoholikerinnen oder Drogensüchtige in meinen Therapien getroffen habe. Wie lange diese Frauen dachten, dass sie an ihrem Elend selbst schuld seien, und es deshalb oft sehr lange erduldet haben.

Ich staune auch darüber, dass EMDR nicht längst zum Standard bei Psychotherapien gehört. Denn in vielen Fällen wäre das eine recht einfache Methode, traumatisierte Menschen von ihrem Leid zu befreien.

Mein Suchtverlauf

Einen großen Brocken – den Suchtverlauf – hatte ich jedoch noch immer vor mir. Nach fast drei Monaten in der Reha konnte ich es einfach nicht mehr aufschieben. Schon mehrfach war ich in den Einzelgesprächen gefragt worden, wo denn mein Suchtverlauf bleibe? Ob ich daran arbeite? Ja, ja, hatte ich Frau Ehrlich immer wieder

vertröstet. In Wahrheit hatte ich überhaupt nichts gemacht. Nun aber hatte ich einen festen Termin.
An einem Freitag erklärte mir Frau Ehrlich, am Mittwoch der folgenden Woche müsse ich meinen Suchtverlauf in der Gruppe vortragen, komme, was da wolle. Es gebe keinen anderen Termin, weil auch die anderen noch drankommen müssten und so weiter. Nun saß ich also am Wochenende an meinem Mini-Schreibtisch auf dem Zimmer, nagte an einem Bic-Stift und versuchte, etwas zu Papier zu bringen. Eigentlich hatte ich das ja in einer Stunde zusammenschustern wollen, aber mir fiel beim besten Willen nichts ein. Es herrschte flirrende Hitze, und ich wäre lieber ins Schwimmbad gegangen (ich hasse Schwimmbäder!), als diesen Suchtverlauf zu schreiben. Nun, es war ja erst Samstag, also machte ich mich auf zu einem kleinen Spaziergang. Ohne Zeitdruck kann ich sowieso nicht arbeiten, das war schon immer so.

Die Wiesen, an denen ich vorbeispazierte, erinnerten mich an die Wiesen hinter unserem Haus im Schwarzwald. Ein ohrenbetäubendes Zirpen erfüllte die heiße Luft. Ich setzte mich auf eine Bank, und nach und nach ploppten ein paar Erinnerungen hoch. Oma kam vom Zahnarzt und spülte sich den Mund mit Hennessy, weil sie schlimme Schmerzen hatte. Die Feuerzangenbowle an Silvester 1971, mit der ich meinen ersten Vollrausch erlebte. Mit dreizehn. Die Garagenparty zu meinem fünfzehnten Geburtstag.

Aber wie sollte ich das Ganze überhaupt in eine Form bringen? Meinen Laptop konnte ich nicht nutzen, und ein Drucker stand mir auch nicht zur Verfügung. Auf den letzten Drücker kam mir schließlich mein Texterinnenhandwerk zugute. Konzept und Text, fertig. Nach viel zerknülltem Papier – mein Briefblock war schon fast leer – brachte ich folgendes, acht Seiten langes, handschriftliches Gekritzel mit vielen Streichungen und Ergänzungen zustande:

SUCHTVERLAUF von ANDREA NOACK

»Bei meinen Eltern wurde früher viel und gern gefeiert, es war daher nichts Ungewöhnliches, sonntagmorgens ein paar Menschen in Bademänteln und mit Augenringen anzutreffen. Meine erste bewusste Wahrnehmung von Alkohol erlebte ich bei meiner Oma im Alter von etwa fünf oder sechs Jahren. Sie spülte sich den Mund mit einem großen Schluck Cognac, weil sie Zahnschmerzen hatte. Aber es musste schon der gute Hennessy sein, den sie zum Schluss beherzt runterschluckte.

Bis zu meiner Einschulung verbrachte ich die Tage bei meiner Oma, weil meine Mutter arbeitete. Gingen meine Eltern abends aus, durfte ich zu meiner großen Freude auch bei ihr übernachten. Allerdings tauchte dort von Zeit zu Zeit mein Onkel auf, der mit seiner Familie ebenfalls in diesem Haus lebte, und randalierte. [Hier musste ich die ganze Story noch mal erzählen, weil sie ja zur Entstehung meiner Suchterkrankung beigetragen hat.] Er schrie, tobte und bedrohte uns, sodass wir einige Male mitten in der Nacht zu den Nachbarn flüchten mussten. Am nächsten Tag wurde über die Sache nicht mehr gesprochen. Ich lernte, dass es wohl normal ist, wenn ein Mann ab und zu ausrastet und seine Familienangehörigen in Angst und Schrecken versetzt. Später bekannte meine Mutter freimütig, sie stamme aus einer Säuferfamilie. Denn auch ihr im Krieg gefallener Vater hatte mit seinen Alkohol- und Gewaltexzessen die Familie in Angst und Schrecken versetzt, sodass sie mehr als ein Mal bei den Nachbarn Schutz suchen mussten.

Für meinen eigenen Vater war es aufgrund dieser Negativbeispiele äußerst wichtig, sich beim Trinken an strikte Regeln zu halten – Grenzen einhalten, bloß nicht ausrasten. Er richtete sich, allerdings erst als Rentner, eine Existenz als Spiegeltrinker ein, ohne sich dessen jemals bewusst zu werden. Erst als er im vergangenen Jahr, also mit einundachtzig Jahren, erfuhr, dass seine beiden Töchter alkoholabhängig sind, begann er wohl zu ahnen, dass die von uns geschilderte Symptomatik auch auf ihn zutrifft.

Als ich selbst zum ersten Mal Alkohol konsumierte, war ich dreizehn Jahre alt. Wir feierten zu Hause bei meinen Eltern Silvester, und es gab Feuerzangenbowle, die mir ausgesprochen gut schmeckte. Und zwar so gut, dass ich trotz der Ermahnungen meiner Eltern, doch bitte weniger und langsamer zu trinken, noch vor Mitternacht über der Kloschüssel hing. So lernte ich, langsam zu trinken und rechtzeitig aufzuhören, bevor sich das Karussell in meinem Kopf zu drehen begann. Das ging immerhin zwölf Jahre lang gut.

Seit jeher verband ich Alkohol mit Medizin gegen Schmerzen, auch seelische, auf der einen Seite, aber auch mit Genuss, Freizeit, Feierabend und Partyvergnügen auf der anderen. Am Wochenende flossen bei meinen Eltern Bier, Wein oder, wenn Gäste kamen, auch Bowle – als verdiente Belohnung nach einer harten Arbeitswoche. Dennoch würde ich mein Trinkverhalten in jungen Jahren als normal bezeichnen – bis zu meiner ersten Trinkphase nach dem Studium mit fünfundzwanzig Jahren. Ich trennte mich damals von meinem langjährigen Lebensgefährten und fiel in ein tiefes Loch. Heute weiß ich, dass es eine Depression war.

[Ergänzung, von Frau Ehrlich gewünscht: Meine damalige Durchschnittsmenge betrug sechs- bis achthundert Milliliter, also drei bis vier Gläser Rotwein, nicht täglich, dafür am Wochenende manchmal mehr.]

Danach lernte ich eigentlich nur noch Alkoholiker kennen, die sich als Genussmenschen tarnten. Ich landete in einer Beziehung mit einem zehn Jahre älteren Mann [Volker, ihr kennt ihn schon], in der hoher Alkoholkonsum und Gewalt sich gegenseitig bedingten.

Erst gab es Champagner und Château Latour, danach setzte es Ohrfeigen. Obwohl ich wusste, dass die Beziehung mir nicht guttat, konnte ich mich lange nicht daraus lösen. Im Tausch gegen die seelischen und körperlichen Verletzungen erhielt ich ein angenehmes Leben und das Gefühl, es materiell geschafft zu haben. Der Klebstoff, der das ganze Elend zusammenhielt, war »König Alkohol«. [Ergänzung: Das wurde mir aber erst letzte Woche im Einzelgespräch mit Frau Ehrlich klar.] Im Alter von sechsunddreißig Jahren konnte ich mich endlich von Volker befreien. Zum Glück hatte ich noch meinen Job und mein eigenes Geld und konnte einfach ausziehen.

Nach der Trennung war erst mal Party angesagt. Ich entdeckte die Faszination des Nachtlebens, der elektronischen Musik und der Welt der Drogen. Bei mir kam fast alles auf den Tisch, was der Markt zu bieten hatte: Marihuana, Ecstasy, Amphetamine, Kokain und LSD. Nur von harten Drogen ließ ich konsequent die Finger. [Ergänzung auf Wunsch von Herrn Kaub: An einem Wochenende konsumierte ich im Durchschnitt zwei bis drei Gramm Speed, vier bis sechs Pillen, zwei Gramm Marihuana, zwei bis drei Flaschen Rotwein und zwischendurch noch ein paar Wodka Zitrone.] Ich erlebte Glücksgefühle, wie ich sie zuvor nicht gekannt hatte. Zum ersten Mal in meinem Leben brach ich aus dem Korsett von Pflicht und Disziplin aus und machte einfach, was ich wollte. Ich fühlte mich unabhängig, stolz und frei.

Mit dem Thema Kinder und Familie hatte ich innerlich abgeschlossen; nun wollte ich mich verstärkt auf meine weitere Karriere konzentrieren. [Der Leser dieses Buches weiß bereits, dass das in die Hose gegangen ist.] Doch mit achtunddreißig Jahren wurde ich überraschend schwanger. Gemeinsam mit dem Vater des Kindes, meinem heutigen Mann, beschloss ich, umzudisponieren und eine Familie zu gründen. Mit den Drogen und dem Alkohol hörte ich sofort auf, nur das Rauchen konnte ich auch während der Schwangerschaft nicht ganz sein lassen.

Nachdem ich unsere Tochter abgestillt hatte, fingen wir mit dem Feiern in »gemäßigter Form« wieder an. Nicht mehr jedes Wochenende, sondern alle paar Wochen »gönnten« wir uns einen kleinen Exzess. Irgendwann hatten wir auch davon genug, es wiederholte sich alles, und man wurde älter. Außerdem sollte unsere Tochter nichts von unseren Eskapaden mitbekommen.

Eigentlich war alles gut – Job, Wohnung, Familie. Aber irgendwas stimmte mit meinem Leben nicht. Häufig ging es mir ohne ersichtlichen Grund richtig schlecht, ich fühlte mich minderwertig und sah alles negativ. Im Jahr 2004 lag ich wieder einmal bei einer Psychoanalytikerin auf der Couch. Ich war akut suizidgefährdet und musste fünf Termine die Woche einhalten. Doch erst als ich der Analytikerin ankündigte, ich würde noch am selben Tag vom Goetheturm springen und meine Tochter gleich mitnehmen, schickte sie mich zum Psychiater. Dieser diagnostizierte eine schwere Depression und verschrieb mir Citalopram. Von diesem Tag an ging es mir schlagartig besser; meine Lebensqualität verbesserte sich zusehends. Ich war der Meinung, nun seien alle meine Probleme gelöst, genoss mein Leben und war glücklich und zufrieden. Am Wochenende und immer häufiger auch abends flossen Prosecco und der gute Rioja, im Sommer gern auch eisgekühlter Rosé oder Weißweinschorle – von uns als Schörlchen bezeichnet – mit Zitrone. Wir dachten uns nichts dabei, das gehörte einfach dazu. Jeder machte das.

Vor etwa zwei, drei Jahren stellte ich fest, dass ich immer mehr trank, als ich eigentlich wollte. Erste Filmrisse, wie ich sie nicht einmal unter Drogeneinfluss erlebt hatte, stellten sich ein. Manchmal hatte ich blaue Flecken, die ich mir nicht erklären konnte. Mein Mann erzählte mir dann von meinen Stürzen. Ich trank immer weiter, auch dann noch, wenn andere schon längst aufgehört hatten. Wenn mein Mann mich nachts um drei schlaftrunken aufforderte, ins Bett zu gehen, wurde ich aggressiv; ebenso, wenn er mir meine Getränke wegnehmen wollte. Inzwischen war ich dabei, auf harte Sachen umzusteigen, zum Beispiel auf Gin Tonic ohne Tonic. Mir wurde klar, dass es so nicht weitergehen konnte.

Nach einigen Abstinenzversuchen, von denen der längste sechs Monate dauerte, sah ich ein, dass ich es ohne Hilfe nicht schaffen würde, mit dem Trinken aufzuhören. Ich willigte in einen Qualifizierten Entzug ein. Danach war ich etwa drei Monate lang nüchtern. Wegen eines großen Projekts und viel Stress bei der Arbeit wurde ich jedoch rückfällig, und innerhalb von zwei Monaten war alles wie gehabt. Ich ging noch einmal zum Trockenschleudern und erklärte mich bereit, im Anschluss daran eine Langzeittherapie zu machen. Seither bin ich clean, und jetzt bin ich hier. Mittlerweile habe ich erkannt, dass Abstinenz für mich die einzige Möglichkeit ist, ein schönes Leben zu führen, und ich freue mich sogar darauf. [Das MUSS man in einem Suchtverlauf schreiben, sonst schlagen die Therapeuten Alarm.] In Hamburg werde ich weiterhin zu meiner Selbsthilfegruppe gehen, die mir viel bedeutet. Außerdem werde ich die Möglichkeit der Nachsorge bei meiner Suchtberatung in Anspruch nehmen.«

Nachdem ich das vorgelesen hatte, war ich fix und fertig und schweißgebadet. Die anderen aber auch. Ein paar Minuten lang passierte gar nichts. Dann sprach Frau Ehrlich.

»Frau Noack, vielen Dank für diesen Vortrag. Vor allem für Ihre Offenheit.« Pause. »Ich habe den Eindruck, dass Sie sich intensiv mit der Entstehung Ihrer Suchterkrankung beschäftigt haben. Damit sind Sie wieder ein gutes Stück in Ihrem Prozess der Gesundung vorangekommen.« Dann klatschten alle, und die Gruppenstunde war Gott sei Dank vorbei.

Teil IV

Neuer Versuch

Wieder zu Hause

Vier Monate war ich von zu Hause weg gewesen. Das Treppenhaus roch immer noch modrig. Auch in der Wohnung müffelte es ein bisschen. Yoda kapierte erst gar nicht, dass ich es war, und begrüßte nur Thomas. Erst nachdem er mir fünf Minuten lang die Beine ausgiebig beschnuppert hatte, drehte er vollkommen durch. Er drückte seinen Kopf an meine Schienbeine wie eine Katze. Sprang an mir hoch. Rannte um mich herum. Rannte um den Tisch herum und hüpfte wieder an mir hoch. So herzlich war ich in meinem ganzen Leben noch nicht begrüßt worden.

Klar, dass ich mir nach der Fahrt die Hände waschen wollte. Doch ich fand das Waschbecken im Bad nicht. Es war unter einem schwarzen Schmierfilm verborgen, ebenso wie die Badewanne. Am liebsten hätte ich den Schmutz heruntergerissen wie den Gilb von der Wäsche. Der Dreck machte mir unmittelbar schlechte Laune. Ich wollte aber auch nicht gleich in den ersten zehn Minuten herumnörgeln.

Wir beschlossen, eine Sauce bolognese aus dem Tiefkühlfach aufzutauen. Eine Spezialität von Thomas. Was ich nicht bedacht hatte: Beim Essen fehlte mir der Rotwein. Der Suchtdruck donnerte gegen die Tür. Die Bestie hatte Skistiefel an. Es war nicht zu überhören. Thomas und Marie merkten nichts. Sie stritten sich um das letzte Stückchen Parmesan.

»Gib her!«

»Nein, du!«

Thomas hatte schon einen riesigen Berg Käse auf seinen Teller geraspelt und wollte immer noch mehr. Ich kenne Marie. Es fehlte nicht mehr viel, und sie würde den Tränen nahe sein.

»Gib ihr doch einfach den Käse, Thomas.«

»Schnauz mich gefälligst nicht so an«, blaffte Thomas mich an. Mir war nicht bewusst, dass ich unfreundlich gewesen war. Wenigstens gab er Marie den letzten Krümel Parmesan. Es war kaum noch was an der harten Kruste dran. Marie bekam mit der Reibe nichts ab.

»Gib mal her«, sagte ich.

Sie gab mir die Reibe und den Käse, ich mühte mich ab und konnte ihr noch ein paar Fusseln davon auf den Teller zaubern. Ich ärgerte mich, dass Thomas sich den ganzen Parmesan auf den Teller gehauen hatte.

»Musste das sein?«, fragte ich. Meine Stimmung sank.

»Sorry«, sagte Thomas.

Der Suchtdruck donnerte immer noch an die Tür. Ich fühlte mich deplatziert. In der Klinik war alles so problemlos gewesen. Niemand hatte sich daran gestört, wenn ich mal einen schwachen Moment gehabt hatte. Jeder hatte Verständnis gehabt. Hier interessierte es keinen.

In der Klinik konnte ich jederzeit sagen: »Ich muss mal kurz raus, mir geht es nicht gut.« In neunundneunzig Prozent aller Fälle war es Suchtdruck. Weil man in der Therapie an ein schwieriges Thema gelangt war. Weil man einen blöden Brief von der Rentenversicherung bekommen hatte. Weil Sommerfest war und die Idioten mit Weingläsern eingedeckt hatten.

»Früher hatten wir bei diesem Essen immer eine Flasche Rotwein auf dem Tisch stehen«, sagte ich fast automatisch.

»Ja, und ich konnte wenigstens noch mein Bier dazu trinken«, antwortete Thomas verdrießlich.

»Mama, Papa, hört bitte auf.«

Endlich waren die Teller leer. Ich ging auf den Balkon, um eine zu rauchen. In den Blumenkästen spross Unkraut. Der Rosmarin und der Lavendel waren vertrocknet. Nach ein paar Zügen war der Suchtdruck weg. Ich hörte ihn nicht mehr. Wenigstens das.

In der Küche sah alles noch genauso aus, wie ich es verlassen hatte. Nur Marie hatte ihren Teller in die Spülmaschine geräumt. Ich nahm den Topf mit Sauce und schüttete die übrig gebliebenen Nudeln dazu. Der Herd war völlig verdreckt, mit Sauce verspritzt und einem Schmand verklebt, den ich nicht identifizieren konnte. Wie konnte man einen Herd so einsauen?

Die Spüle, eigentlich aus Edelstahl, war schwarz von Kaffeeresten. Ich war kurz davor auszurasten.

Zum Glück fiel mir ein, was ich in solchen Momenten tun musste.

STOPP sagen. Tief atmen. Zehnmal ein und aus. Mindestens. Und ruhig bleiben. Dann erst überlegen, wie ich die Situation lösen konnte. Statt weiter aufzuräumen, entschied ich mich dafür, alles stehen zu lassen und meinen Koffer auszupacken.

Marie saß in ihrem Zimmer. »Mama, spielen wir was?« – »Ja, gleich, ich will nur erst ein bisschen auspacken.«

Thomas saß auf dem anderen Balkon und rauchte. Als ich ihn fragen wollte, warum er nicht mit mir zusammen auf dem hinteren Balkon war, sah ich aus den Augenwinkeln, dass er eine Dose Bier unter den Stuhl stellte. Ich sparte mir die Frage.

Ich stopfte meine Wäsche in die Wäschetonne. Stellte mein Kosmetikzeug in das schmutzige Bad. Entschloss mich, doch erst morgen mit dem Auspacken weiterzumachen. Spielte drei Runden Mau-Mau mit Marie. Dann war es auch schon Zeit fürs Bett. Marie wollte stundenlang gekrault werden. Ist ein kleines Ritual von uns, das jetzt endlich wieder stattfinden konnte. Erst die Arme, dann die Beine, dann den Rücken. Marie rekelte sich wie eine Katze. Oder wie Yoda.

Nach einer halben Stunde brach mir fast der Arm ab.

Da ertönte der Jingle der Tagesschau. Zwanzig Uhr. Ich sagte Marie zehnmal Gute Nacht. Die Teller in der Küche waren abgeräumt, der große Topf ebenfalls. Die Spülmaschine lief. Immerhin. Der Herd sah noch genauso aus wie vorher.

Um zwanzig Uhr fünfzehn zogen wir uns irgendeine deutsche Krimiproduktion rein. Die Kommissarin trank mit ihrer Schwester und dem Hausmeister Rotwein. Thomas erklärte sich bereit, mit Yoda rauszugehen.

Ich ging ins Bett und freute mich auf die Leute in meinem Buch, in dem durch ein- und denselben Diamantring die unterschiedlichsten Menschen aus verschiedenen Zeiten miteinander verbunden sind. Thomas setzte sich noch mal vor die Glotze. Nach einer Stunde fielen mir die Augen zu, ich wollte das Licht ausmachen und schlafen. Ich rief nach ihm. Er kam nicht. Ich ging rüber ins Wohnzimmer. Thomas war eingeschlafen.

Zu Hause hatte sich nichts geändert.

Wie geht es weiter?

Die ganzen Jahre waren Thomas und ich wunderbar klargekommen. Doch seit ich nicht mehr trank, hatten wir unser erstes wirklich großes Problem. Früher nervte vielleicht manches, es war aber nicht schwer, im Zusammenleben dazu Kompromisse zu machen. Offene Zahnpastatuben. Pfandflaschen. Nicht korrekt verschlossene Marmeladengläser. So what. Aber für Thomas war es unmöglich, auf sein Bier zu verzichten. Mir wurde klar, dass das gemeinsame Trinken und Quatschen unser liebstes Hobby war. Vielleicht sogar unser einziges. Aber genau das konnten wir nun nicht mehr ausüben.

Einmal war ich so sauer über seine Fahne, dass ich ihn am nächsten Tag vor die Wahl stellte: Der Alkohol oder ich. Er entschied sich für den Alkohol, ohne mit der Wimper zu zucken. Packte seinen schicken Alukoffer und fuhr zu seinem Freund Carsten. Arschloch.

Nach ein paar Tagen kam er wieder. »Hab nichts mehr zum Anziehen«, war die Begründung. »Außerdem habe ich euch vermisst.« Das Ganze mit seinem Pennälergrinsen, gegen das sich keiner wehren kann. Ich jedenfalls nicht. Danach riss er sich zusammen. Mir zuliebe.

Thomas' Gehalt reichte nicht für den Lebensunterhalt einer Familie. Schon gar nicht, wenn diese in einer Großstadt lebte. Was heutzutage ja fast schon normal geworden ist. Trotzdem ärgerte es mich, dass er sich von seinem abgefuckten Scheißladen, der die beste Werbeagentur Hamburgs sein wollte, auspressen ließ wie eine Zitrone. Er schuftete mindestens zwölf Stunden am Tag und jedes zweite Wochenende. Trotzdem steckten wir knietief im Dispo. Während René Wolf und Moritz von Stetten, die Inhaber dieser Agentur, längst Millionäre waren und zwischen ihren Hütten auf Mallorca, im Tessin und in Zürich hin und her jetteten. WolfvonStetten, dass ich nicht lache.

Diese ewigen Geldsorgen machten mich fertig.

Warum buchte mich denn keiner? Doch schon in dem Moment, in dem ich das dachte, bekam ich Magenschmerzen. Ich? In eine Agentur? Zum Briefing? Ausgeschlossen.

Dieses Getue, dass alles so wichtig ist. Dass morgen die Welt untergeht, wenn aus dem Treatment nicht bis um vierundzwanzig Uhr ein Storyboard gemalt wird. Dass wir den Kunden verlieren, wenn wir die Kampagne nicht übers Wochenende fertig machen. Dass uns die Agentur um die Ohren fliegt, wenn wir nicht jetzt sofort eine Idee haben. Nein! Nein! Nein! Ich konnte das nicht mehr. Ich wollte es nicht mehr. Was sollte ich nur tun?

Endlich hatte ich die rettende Idee. Ich ging zu Doktor Gonzenheim und klagte ihm mein Leid. Kein Alkohol. Keine Arbeit. Depressionen. Alles schwierig. »Ich schreibe Sie erst mal vier Wochen krank, dann sehen wir weiter.« Ich erzählte ihm von meinen Geldsorgen. »Bekommen Sie denn kein Krankengeld? Klären Sie das doch mal.« Auf unseren üblichen Schnack mussten wir leider verzichten, weil meine Stimmung dieses Mal am Boden war.

Der Job in Berlin war meine Rettung. Dadurch hatte ich nämlich so viel bei der Künstlersozialkasse einbezahlt, dass ich ein Krankengeld in Höhe von 685,70 Euro im Monat erhielt. Nicht gerade mit meinem früheren Einkommen zu vergleichen. Aber besser als nichts.

Nachsorge

Das Hamburger Suchthilfesystem – erwähnte ich es schon? – hält noch weitere Segnungen für den armen Süchtigen bereit, der willens ist, seinen früher zur Entspannung oder zur Selbstmedikation gewählten Substanzen zu entsagen. Dazu gehört zum Beispiel die sogenannte Nachsorge nach einer Langzeittherapie, um die Abstinenz auch im Alltag zu festigen. Denn während die Patienten in der Langzeittherapie geschützt sind wie Käse vor Fliegen unter einer Käseglocke, gibt es im realen Leben zahlreiche Fallen und Stolpersteine, die als Ausrede geeignet sind, um einen Rückfall herbeizuführen.

Für den einen ist es schon der erste Kiosk, an dem sie bei der Abreise aus ihrer Klinik vorbeikommen. Der Nächste wartet vielleicht bis zum Bahnhof, wo er – weil er es früher immer so gemacht hat – eine Dose Bier holt. Die nächste Klippe ist das Bordrestaurant, das kennen wir schon.

Ich hatte das Glück, dass Thomas mich und meinen ganzen Krempel abgeholt hatte. Auch die vielen anderen Prüfungen hatte ich dank meiner Selbsthilfegruppe bestanden und war tatsächlich seit meinem letzten Entzug nüchtern geblieben. Zusätzliche Unterstützung bekam ich von meiner Suchtberatungs-Einrichtung, die ausschließlich mit Frauen arbeitet. Kluge Sache. Denn so kann es nicht passieren, dass eine Patientin zum Beispiel einen Flashback bekommt, weil sie von einer lauten Männerstimme getriggert wird, da ihr Vater sie früher immer angeschrien hat oder sie einen randalierenden Alkoholiker-Onkel hatte. Außerdem geht es in einer Einrichtung für Frauen kommunikativer und friedlicher zu als in den gemischten. Nichts für ungut, Männer.

Die Nachsorge bestand darin, einmal pro Woche zur Gruppentherapie zu gehen und alle vierzehn Tage mit einer Psychologin zu sprechen. Mal wieder Stuhlkreis also, die zentrale Therapieform. Wie üblich gab es zunächst eine Vorstellungsrunde. Ich ließ den anderen den Vortritt.

»Birgit Fernecker, neununddreißig Jahre. Ich komme gerade aus einer Langzeittherapie wegen meiner Alkoholabhängigkeit. Ich bin ursprünglich medizinisch-technische Angestellte, aber zurzeit arbeitslos. Mir geht es gut, ich bin nur sehr müde. Ich glaube, das kommt von meinen Tabletten.«

Frau Freising, die ältere der beiden Therapeutinnen mit den grauen Haaren und einem perfekten, glatt geföhnten Longbob, bedankte sich und gab das Wort an die Nächste weiter.

»Ich bin Carina Bernstein. Fünfunddreißig. Ja, was bin ich eigentlich. Ich habe alles konsumiert, was gerade da war. Alkohol, Pillen, Speed, Cannabis. Was mache ich beruflich? Ich arbeite an der Uni, in der Bibliothek. Wie geht es mir? Ich weiß es nicht. Ich habe so viele Baustellen, dass ich gar nicht weiß, wo ich anfangen soll.«

Dieses Mal bedankte sich die junge Therapeutin mit den langen blonden Haaren. Sie erinnerte mich an Frau Ehrlich.

»Karolin Kern, achtundzwanzig. Studentin. Alkohol. Pillen. Gras. Mir geht es gut.« Karolin war wohl schon länger hier in der Gruppe.

Als Nächste meldete sich eine Frau, die so bunt angezogen war wie ein Papagei. Selbst die Schuhe und die Plastikohrringe und die dicke Halskette hatten das passende Rot. »Rosemarie Kellner«, sagte sie. Ich schaute mich schnell um. Niemand lachte. »Ich habe ein Problem mit Alkohol. Dies ist meine erste Therapie überhaupt.«

»Johanna Kahler, vierzig Jahre alt. Chefsekretärin. Bei mir war es Kokain. Da es in den letzten Wochen immer mehr wurde und ich fast nur noch an die Drogen dachte, musste ich ›Stopp‹ sagen. Denn ich bin alleinerziehend und habe eine neunjährige Tochter. Und ich habe Erfahrung mit Drogen. Ich war zehn Jahre lang heroinabhängig.« Nie im Leben hätte ich das gedacht. Die Frau sah aus wie eine Studentin, total jung und gesund, hatte hellwache blaue Augen und war komplett durchtrainiert.

»Juliane Kehrer, sechsunddreißig. Mein Problem ist Alkohol. Ich mache diese ambulante Therapie hier anstelle eines Entzugs und einer Langzeittherapie. Im Moment trinke ich gar keinen Alkohol, das ist ja auch Bedingung für die Teilnahme hier.«

Das stimmte. Wir alle mussten einen Therapievertrag unterschreiben. Konsequente Abstinenz war Bedingung, um zur Therapie zugelassen zu werden. Hielt man sich nicht daran und verschwieg es auch noch, konnte man sofort rausfliegen. Wenn man allerdings einen Rückfall hatte, diesen ehrlich zugab und in der Gruppentherapie bearbeitete, durfte man bleiben.

Es kam noch eine Monique mit einem einjährigen Sohn, die gekifft hatte, und eine Silke mit sechzehnjährigem Sohn, die getrunken hatte. Dann war ich dran.

»Andrea Noack, zweiundfünfzig Jahre alt, freiberufliche Werbetexterin. Verheiratet, eine Tochter, dreizehn Jahre. Früher habe ich Partydrogen konsumiert, aber aus dem Ruder gelaufen ist es vor drei Jahren mit dem Alkohol. Ich war bis vor vier Wochen in einer Langzeittherapie in Glockenbach.« Die Klinik war allgemein bekannt.

Wie in solchen Gruppen üblich, machten wir nach einer Stunde eine Pause. Wir Raucherinnen rannten raus und qualmten. Nur zwei von uns rauchten nicht. Rosemarie, unser Papagei, hatte noch nie geraucht, und Johanna hatte vor ein paar Monaten damit aufgehört. Trotzdem stellten sie sich zu uns vor die Eingangstür.

Wir schnackten dies und das.

»Was machst du denn genau, in der Werbung?«, fragte mich Johanna.

»Ich bin Texterin.«

»Ah!« – »Oh!« – »Toll!«

»Welche Sprüche sind denn von dir?«

Das ist immer die erste Frage, wenn man sagt, dass man in der Werbung arbeitet. Jeder denkt dann, man würde die Anzeigen, Filme oder Plakate, die man kreiert hat, an jeder Ecke sehen. Dabei schreibst du nur Broschüren, die außer dem Kunden keine Sau interessieren. Außer für die Stars der Branche ist das alles viel weniger glamourös, als die Leute denken.

Ich redete mich raus. »Ich arbeite für alle möglichen Kunden.«

Karolin, die jüngste von uns, studierte Sinologie und arbeitete nebenher in einer Kneipe. Den Job musste sie jetzt aber aufgeben, weil das mit dem Alkohol viel zu verlockend war. Außerdem wurde sie total ausgebeutet und kam mit ihrem Minijob auf einen Stundenlohn von drei Euro.

»Ich höre mich mal in der Unibibliothek um, wir suchen oft Aushilfen«, sagte Carina.

Von Anfang an war das Gespräch total offen. Keine machte irgendein Gewese oder Geheimnis darum, wie es in ihrem Leben aussah. Es wusste sowieso jede. Alkoholikerin zu sein verbindet.

Die Pause war gleich um. Viel zu kurz, um sich vernünftig zu unterhalten. Da hatte ich eine Idee.

»Sagt mal, was haltet ihr davon, wenn wir uns mal privat treffen? Dann könnten wir uns in Ruhe unterhalten. Habt ihr Lust, zum Kaffeetrinken zu mir zu kommen?«

»Au ja, super Idee.«

»Finde ich toll.«

»Geht klar, machen wir.«

Ich freute mich, dass mein Vorschlag so gut ankam. Die Nummern würden wir später tauschen, jetzt ging die Stunde weiter.

Beim nächsten Mal kam eine neue Klientin, so nannte man uns hier, in die Gruppe. Wir waren gerade dabei, unsere Namen und Nummern in unsere Handys einzuspeichern, als sie zur Tür hereinkam. Mein erster Gedanke war: »Oh nein, bitte nicht …« Sie hatte ein buntes Tuch um den Kopf gewickelt, trug tausend klimpernde Armreifen, und dazu trug sie so eine Art Sannyasin-Kluft in Rot-Orange. Was sollte ich jetzt machen? Wir konnten doch die Neue nicht gleich ausschließen. Und wie sollten wir nachher beim Rauchen unseren Plan besprechen, wenn sie dabei war? Sie schaute sich Hilfe suchend um und fing meinen Blick auf.

»Ist dieser Stuhl noch frei?«, fragte sie zaghaft.

»Ich glaube schon«, sagte ich.

Die anderen sahen ratlos zu mir herüber. Ach, was soll's. Ich fasste mir ein Herz, ging zu ihr, streckte die Hand aus und begrüßte sie.

»Hallo, ich bin Andrea. Herzlich willkommen in unserer Gruppe.«

Ein schüchternes Lächeln verzauberte ihr Gesicht.

»Danke, Andrea«, sagte sie und nahm meine Hand. »Ich bin Irma.«

Das Eis war gebrochen. Wenn ich in meiner bisherigen Abstinenzkarriere eines begriffen habe, dann die Tatsache, dass der erste Eindruck nie der richtige ist. Selbst die merkwürdigsten oder unsympathischsten Zeitgenossen stellen sich beim näheren Kennenlernen oft als herzensgute, jedoch leider misshandelte und getretene oder emotional vernachlässigte Menschen heraus. So würde es auch bei ihr sein.

Heute hatten unsere Therapeutinnen etwas Besonderes mit uns vor. Wir sollten uns in Dreiergruppen aufteilen und so tun, als wären wir die Redaktion einer Frauenzeitschrift, die einen Artikel verfassen sollte. Natürlich ganz ohne Druck. Sonst würde ich ja gleich zusammenklappen. Nein, es war nur ein Spiel. Überschrift: »Wie stärkt man sein Selbstwertgefühl?«

Selbstwertgefühl. Ein Thema, über das wir in den letzten beiden Stunden gesprochen hatten. Denn was uns neben vielen weiteren Gemeinsamkeiten einte: Die meisten von uns hatten keins. Oder unser Selbstwertgefühl war am Boden. Wir fühlten uns total mies. Nicht gut genug. Zu dick. Zu dünn. Zu hässlich. Zu erfolglos. Zu schlecht als Mutter. Unfähig für eine Beziehung. Eine Versagerin auf der ganzen Linie.

»Halt!«, rief Frau Freising. »Das sind nichts als alte Glaubenssätze, die Sie aufgrund Ihrer persönlichen Geschichte als Wahrheit betrachten. Doch die Wahrheit ist: Sie sind gut genug. Sie sind in Ordnung, wie Sie sind. Merken Sie sich das.«

Indem wir uns immer wieder sagten, dass wir gut genug seien, sollte unser Gehirn die alten Glaubenssätze mit dieser neuen Botschaft überschreiben.

In der Pause gingen wir wieder runter zum Rauchen.

Ich erklärte Irma, dass wir uns auch mal privat zum Kaffeetrinken treffen wollten, und fragte sie, ob sie Lust habe dazuzukommen.

»Ach, das ist ja nett. Ja, sehr gern. Vielen Dank für die Einladung. Wann wollt ihr denn das machen?«

Wir verabredeten, uns am Samstag in einer Woche bei mir zu treffen.

Als wir wieder nach oben kamen, fühlten wir uns wieder mal wie eine Schulklasse. Wir teilten uns in Gruppen auf und fingen mit unseren Artikeln an. Dank der Gewissheit, dass nichts davon jemals veröffentlicht werden würde, war das genau mein Fall. Ich schlug vor, erst mal Ideen zu sammeln. Super. Wurde gemacht. Zum Schluss hatten wir ganz passable Artikel verfasst und wurden gelobt, nachdem wir sie vorgelesen hatten.

So etwas hatte ich in fünfundzwanzig Jahren als Texterin noch nie erlebt.

Alle wurden gelobt. Denn alle hatten ganz vernünftige Beiträge geschrieben.

So machte arbeiten Spaß.

Kann das nicht immer so sein? Ohne Konkurrenz, ohne Intrigen und ohne Angst vor dem Versagen?

Trockenes Kaffeekränzchen

Von unserer Nachsorgegruppe ist noch ein harter Kern von sechs Frauen übrig geblieben.

Birgit, Irma, Johanna, Carina, Juliane und ich.

Rosemarie hatte irgendwann keine Lust mehr auf uns und kündigte uns die Freundschaft. Warum, haben wir alle nicht so richtig verstanden.

Karolin ist, soweit ich das auf Facebook verfolgen kann, wieder fleißig am Feiern und daher als Gast für alkohol- und drogenfreie Treffen ungeeignet. Vielleicht findet sie auch, dass wir eine Gruppe alter Schachteln sind. Am Anfang habe ich immer zu ihr gesagt: »Komm, lass uns doch mal zusammen feiern gehen.«

»Au ja, in die Prinzenbar.«

»Okay, sobald ich mir zutraue, ohne Rückfall wieder aus dem Laden rauszukommen«, sagte ich dann.

»Oder im Fundbureau.«

»Hm.«

»Oder wir fangen im Moloch an und gehen dann zum Südpol.«

»Meinst du, ich könnte eine Pille nehmen? Nur eine einzige?«

»Aber Alkohol geht gar nicht!«, sagte Karolin daraufhin.

»Auf keinen Fall.«

Irgendwann war das Bedürfnis, feiern zu gehen, plötzlich weg. Einfach weg.

Ich hatte keine Lust mehr darauf, mich mit irgendwelchen Drogen künstlich wach zu halten und die ganze Nacht durchzutanzen oder, noch schlimmer, frisch aus dem Bett und noch halb verschlafen, morgens um vier in einen verqualmten Laden mit abartig lauter Musik und zugedröhnten Leuten reinzugehen.

Eines Tages erzählte Markus aus der Selbsthilfegruppe etwas Ähnliches.

»Letzte Woche war ich seit längerer Zeit mal wieder im Clochard auf der Reeperbahn. Relativ früh, so um zwanzig Uhr. Ein paar meiner alten Freunde waren auch schon dort und hatten ihr Bier vor sich stehen. Ich bestellte eine Cola, aber wir hatten uns nichts zu sagen. Es stank grauenvoll nach Hefe, und die Typen lallten sinnloses Zeug vor sich hin. ›Ey, Alda, Digga, lange nicht gesehen, wie geht's?

Alda, Digga, boah, ey, alles cool, ey?‹ Ich hielt es nicht mal eine halbe Stunde aus. Auf so was habe ich einfach keinen Bock mehr.«

Deshalb sind unsere Kaffeekränzchen Kaffeekränzchen und keine Prosecco-Orgien.

Zuerst trafen wir uns immer abwechselnd sonntagnachmittags, bei einer von uns zu Hause. So lange, bis wir alle Wohnungen kannten.

- Die winzige von Karolin auf Sankt Pauli.
- Die künstlerische von Irma in der Schanze.
- Die edle von Johanna in Blankenese.
- Die niedliche von Carina in Rahlstedt.
- Die riesige WG von Birgit am Rotherbaum.
- Die mit den zwei Katzen von Juliane.
- Und meine Bude in Eimsbüttel.

Dann haben wir versucht, uns zum Abendessen zu verabreden. Wir haben es gerade einmal zum Türken geschafft. Dort wurden natürlich Tabletts mit Rotwein, Weißwein und Bier eifrig durch den Saal balanciert. Noch bevor unser Essen serviert war, hatten wir alle heftigsten Suchtdruck. Die Bestie saß mit am Tisch. Freudlos schlangen wir unser Essen hinunter und flüchteten dann ganz schnell zur Eisdiele.

Jetzt frühstücken wir meistens irgendwo in der Stadt. Das Frühstück ist eine unverfängliche Sache, da kann mit Alkohol nicht viel passieren.

Wir treffen uns einmal im Monat und haben uns dann immer jede Menge zu erzählen.

Bei Birgit geht es meistens darum, ob sie noch mit ihrem Kerl zusammen ist oder nicht. Der hat zwar eigentlich auch aufgehört zu trinken, wird aber immer wieder rückfällig. Im Moment ist er nüchtern, und alles ist okay.

Juliane hat einen ganz guten Job, was den Verdienst angeht, aber die Arbeit nervt sie. Sie überlegt immer wieder, ob sie aufhören soll, traut sich aber dann doch nicht, weil sie Angst hat, es würde ihr so gehen wie Birgit.

Birgit ist nämlich arbeitslos. Ebenso wie Irma. Und ich. Deshalb haben wir drei jede Menge Zeit, uns auch außerhalb unseres Kaffeekränzchens zu treffen.

Einmal haben wir einen wunderbaren Ausflug ins Wendland gemacht. Irma kannte dort supernette Leute, die einen alten Bauernhof gekauft hatten und bei denen wir wohnen konnten.

Wir verbrachten eine tolle Zeit, saßen im Garten in der Sonne, Yoda tobte mit dem Hofhund, einer Hovawart-Hündin, durch das hohe Gras. Wir besichtigten Kunstschreinereien und Fotoausstellungen. Wir fuhren nach Gorleben und guckten uns den Zaun an. Wir kauften »Atomkraft-Nein-Danke«-Aufkleber und fühlten uns wie Revolutionäre. Ganz ohne Alkohol.

Seither wünsche ich mir ein kleines Haus im Wendland.

Inzwischen sind auf dem Hof von Irmas Freunden neue Leute eingezogen. Sie haben Katzen, die überall herumlaufen und Vogelnester plündern dürfen. Die Hunde müssen jetzt auf dem ganzen Grundstück an die Leine.

Das macht keinen Spaß mehr.

Nasses Kaffeekränzchen

Auch früher hatte ich ein Kaffeekränzchen. Mit Kerstin und Simone. Jedenfalls nannten wir es so. Aber wir waren weit davon entfernt, nur ein Kaffeekränzchen zu sein.

Mit Kaffee und Kuchen fing zwar alles an. Dann wurde es Latte macchiato und Streuselkuchen vom Biobäcker. Kerstin und Holger hatten sich so ein Geschoss von Kaffeemaschine zugelegt, bei der man nur einen Schlauch in die Milch hängen und einen Knopf drücken musste, damit der perfekte Latte macchiato rauskam. Damals noch brandneu und astronomisch teuer.

Irgendwann brachte Simone eine Flasche Prosecco mit. Weil uns das so gut gefiel, brachte beim nächsten Mal jede von uns eine Flasche mit. Von Mal zu Mal überboten sich Kerstin und Simone in ihren prachtvollen Altbauten mit neuen Köstlichkeiten. Der Kuchen wurde plötzlich selbst gebacken, oder es gab selbst gemachte Waffeln mit Eis. Die Kinder waren begeistert.

Ich war die Hippiebraut in dieser Welt von Investmentbankern und Wirtschaftsprüfern. Aber eine stilvolle Altbauwohnung hatte ich auch zu bieten. Irgendwann hatte ich die Nase voll davon, das Aschenputtel zu geben. Ich kaufte zwei Flaschen Champagner und bestellte Schnittchen im Feinkostladen. Die eine Hälfte auf Weißbrot, die andere auf Vollkornbrot. Mit Lachs, Pariser Schinken, Entenpastete und französischem Käse. Den Kuchen bestellte ich gleich mit. Ich entschied mich für eine Tarte Tatin, die ich im Ofen aufwärmte und mit Walnusseis servierte. Das war also geklärt.

Abgesehen davon waren Kerstin und Simone meine besten Freundinnen.

Was uns in erster Linie verband, waren die Kinder, die sich heiß und innig liebten; und ich war froh, dass ihre Mütter so nett und intelligent waren. Mit denen konnte man sich wenigstens auch über andere Dinge als Kindererziehung, Sonderangebote und Hausarbeit unterhalten.

Wir liebten es, freitagnachmittags unseren Prosecco zu trinken, manchmal auch nur eine Flasche. Die freitäglichen Treffen wurden zum Ritual. Immer abwechselnd, mal bei Kerstin, bei Simone oder bei mir.

Es ging uns gut.

Doch irgendwann, und das ganz plötzlich, hatte ich keine Lust mehr auf diese Treffen. Es war mir zu anstrengend, Kuchen zu besorgen oder Prosecco einzukaufen. Es war mir sogar zu anstrengend, mit Marie eine Straße weiter zu gehen und mich einladen zu lassen. Ich bekam Angst vor Menschen. Ich wollte nicht mehr aus dem Haus. Ich schaffte es gerade noch, Marie vom Kindergarten abzuholen und vorzugeben, ich hätte einen wichtigen Job.

Plötzlich konnte ich Kerstin und Simone nicht mehr leiden. Auch ihre Männer fand ich zum Kotzen. Es kam so weit, dass ich Kerstin und Simone regelrecht hasste und in ihnen versnobte, arrogante Schicksen sah.

Die beiden konnten sich überhaupt nicht erklären, was los war.

Ich auch nicht.

Heute weiß ich es. Es war ein freundlicher Gruß von meiner Klatsche.

Ganz langsam war ich in eine handfeste Depression mit den klassischen Symptomen hineingerutscht: Desinteresse an allem und jedem, Gereiztheit, Jammern und Klagen, ständige Traurigkeit, Verzweiflung, Bedürfnis nach Rückzug und Alleinsein und schließlich Suizidgedanken. Das war die Zeit, als ich zum ersten Mal Antidepressiva verschrieben bekam.

Medikamente

Ich bin ein bekennender Fan von Psychopharmaka – sofern es die richtigen sind und sie unter fachmännischer Aufsicht und Kontrolle verschrieben werden. Ich kann jedem, der an Depressionen leidet, nur empfehlen, es mal mit einem geeigneten Medikament zu probieren. Sicher sollte die medikamentöse Behandlung durch eine Therapie begleitet werden, denn die Beseitigung des Symptoms allein reicht auf Dauer nicht aus. Antidepressiva können eine große Hilfe sein und dafür sorgen, dass man wieder Spaß im Leben hat. Ehrlich!

Deshalb verstehe ich überhaupt nicht, warum viele Leute sich vehement dagegen sträuben, Psychopharmaka zu nehmen. Da erzählen sie zum Beispiel Woche für Woche, Monat für Monat, manchmal jahrelang, dass es ihnen so schlecht gehe, dass sie kurz davor seien, sich einen Strick zu nehmen. Fragt man sie dann, ob sie es mal mit Medikamenten probiert hätten, folgt postwendend der Aufschrei: »Waaaas? Um Gottes willen, ich nehme doch keine Psychopharmaka!« Oder: »Ich sitze doch nicht total belämmert in der Gegend rum!« – »Ich lasse mir doch meine Persönlichkeit nicht verändern!« – »Ich will doch nicht sediert werden!«

Alles Unfug. Die meisten Leute haben keine Ahnung. Weil sie sich nicht richtig informiert haben. Weil sie irgendwann, anno Tobak, von irgendwem irgendwas gehört haben, was sie nun für bare Münze nehmen. Weil irgendein Freund ein einziges Mal eine Tablette genommen und die nicht vertragen hat. Weil es bei der Oma ja auch nichts gebracht hat. Über Psychopharmaka sind die größten Vorurteile im Umlauf, die ich je gehört habe. Aber bitte schön. Sollen sie doch weiterhin ihr trostloses Leben führen, rumheulen und jeden Tag an Selbstmord denken, anstatt es wenigstens mal zu versuchen und ihrem Gehirn ein wenig Serotonin zu gönnen.

Ich habe jedenfalls mit Antidepressiva sehr gute Erfahrungen gemacht und würde ohne diese Segnung der Pharmaindustrie (deren Freund ich sonst gewiss nicht bin) vermutlich nicht mehr leben. Ja, es gibt Nebenwirkungen. Aber die gehen in der Regel weg, wenn der Körper sich an das Medikament gewöhnt hat. Und sind bei Weitem nicht so schlimm wie die Symptome einer schweren Depression.

Nur mein Abenteuer mit Lithium ging in die Hose. Nach der Reha bekam ich es verordnet, um manischen Phasen vorzubeugen. Man munkelt, auch Cäsar habe Lithium verabreicht bekommen, dieses Gerücht konnte ich jedoch nicht verifizieren. Trotzdem. Die Vorstellung, dass der Größenwahn des römischen Kaisers einfach manisch war, ist bizarr, hat er doch immerhin ein Weltreich aufgebaut. Ich vertrug das Lithium jedenfalls nicht. Ich bekam davon Heißhungerattacken und wurde unglaublich träge. Unerklärlicherweise hatte ich auch Schluckbeschwerden. Ständig hatte ich das Gefühl, mir wäre ein Bonbon im Hals stecken geblieben. Meine Hände fingen an zu zittern – Tremor. Schließlich war auch noch mein Gleichgewichtssinn gestört, und ich taumelte manchmal wie betrunken durch die Gegend. Am schlimmsten aber waren die Schmerzen in den Füßen – eine durch das Medikament verstärkte oder sogar erst hervorgerufene Polyneuropathie. Da hatte ich genug. Ich sagte mir, lieber manisch als ganz bekloppt, und setzte das Lithium wieder ab. Ich musste dann eine Weile öfter zu Doktor Gonzenheim. Aber mit seiner Hilfe habe ich es auch ohne Lithium geschafft, nicht mehr in eine Manie zu rutschen. Ausreichend Schlaf, ein langweiliges Leben und konsequente Abstinenz schützen anscheinend auch vor manischen Phasen.

Wie vielen Patienten, die Antidepressiva verordnet bekommen, ging es mir nach einiger Zeit mithilfe dieser Medikamente wieder richtig gut. Und wie die meisten dachte auch ich nach ein paar Monaten: »Nun, dann brauche ich die Dinger ja jetzt nicht mehr.« Und setzte sie trotz aller Warnungen viel zu schnell wieder ab. Bereits nach wenigen Tagen verschlechterte sich meine Stimmung merklich. Natürlich dachte ich zunächst, das liege an meinem beschissenen Leben. Nach ein paar Wochen saß ich nur noch vor dem Computer und kam aus dem Heulen gar nicht mehr heraus. Da schlug Thomas Alarm und schickte mich zu Doktor Gonzenheim. Der schüttelte freundlich den Kopf und sagte: »Machen Sie doch so etwas nicht, Frau Noack. Es kann sein, dass wir die Dosis jetzt sogar noch erhöhen müssen.« Und so war es auch. Von zwanzig auf dreißig Milligramm Citalopram. Im Laufe von etwa zehn Jahren habe ich diesen Quatsch dreimal probiert. Und jedes Mal lief es auf das Gleiche hinaus: Nach ein paar Wochen ging es mir schlechter als je zuvor. Mein Gehirn braucht einfach diese Unterstützung, damit das Serotonin nicht durchrauscht wie bei einer Klospülung, und das habe ich mittlerweile eingesehen. Natürlich reichen Tabletten alleine nicht, um glücklich und zufrieden zu sein. Deshalb habe ich sehr lange eine Therapie gemacht und mein Leben so gestaltet, dass es mir gefällt. Das habe ich wirklich durchgezogen, und es ist mir weitgehend gelungen. Dafür kann ich mir ruhig mal selbst auf die Schulter klopfen.

Handkantenschlag

Einmal sollten wir in der Therapie eine für uns besonders peinliche Geschichte erzählen, die wir ohne unser Suchtmittel so vermutlich gar nicht erlebt hätten. Das Schlimme daran war: Nachdem ich mich erst einmal damit beschäftigt hatte, fielen mir jede Menge solcher

Geschichten wieder ein, die ich bis dahin anscheinend erfolgreich verdrängt hatte. Eine davon ist diese:

In vielen Agenturen gab es früher regelmäßig lockere Treffen für die Mitarbeiter. So auch in meiner. Serviert wurden leckeres, warmes Essen und jede Menge alkoholischer Getränke. Die Veranstaltungen waren ursprünglich zur Motivation und zum Kennenlernen der Mitarbeiter untereinander gedacht, endeten aber regelmäßig in einem kollektiven Besäufnis. Solange alle daran beteiligt waren, war das kein Problem. Die Schwierigkeiten fingen erst an, wenn man die Einzige war, die betrunken war.

Ich erinnerte mich an einen Abend, nachdem wir mehrere Wochen an einer wichtigen Präsentation gearbeitet hatten. Unser Team hatte gute Arbeit abgeliefert, und ich war zufrieden mit mir. Thomas war zu Hause und passte auf unsere Kleine auf. Also konnte ich mir ja an der Bar noch ein Gläschen genehmigen.

Es war üblich, gleich eine ganze Flasche Wein mit an seinen Platz zu nehmen, damit man nicht alle zwei Minuten aufstehen und nachschenken musste. Ich hatte mir gerade ein Glas eingeschenkt und die obligatorische Zigarette angezündet (damals durfte man in geschlossenen Räumen noch rauchen), als zwei der sechs Geschäftsführer heranschlenderten und sich zu mir an den Tresen setzten.

Der eine, Gerhard Brenner, war einen Meter fünfzig groß, Chef der Abteilung »Food & Beverage« und extrem selbstbewusst. Der andere war normal groß und schlank, gut gebräunt, der Finanzchef des ganzen Ladens und ebenfalls schwer von sich überzeugt. Sein Name war Friedrich Oppermann, aber wir nannten ihn aufgrund seines Aussehens »Arpad der Zigeuner«. Er war außer unserem Chairman der Einzige, den man konsequent siezte. Mit Gerhard war ich längst per Du. Ich wunderte mich, dass die beiden Eggheads sich ausgerechnet zu mir setzten.

Vielleicht besetzte ich auch nur ihren Stammplatz am Tresen, und sie hofften, mich mit ein paar Floskeln loszuwerden. Aber da kannten sie die Andrea schlecht. Ich schenkte mir ein Glas nach dem anderen ein, rauchte unzählige Zigaretten, öffnete später noch eine zweite Flasche, und wir sprachen über Gott und die Welt, das heißt über die Agentur. Darüber, was alles gut lief, und darüber, was alles nicht so optimal lief. In die kritischen Themen steigerten wir uns etwas hinein, denn es ist ja klar, dass eine einfache Texterin, ein Management Supervisor und ein Controller nicht immer der gleichen Meinung sein können.

Plötzlich knallte mir eine gusseiserne Bratpfanne mitten ins Gesicht, gleichzeitig sauste ein Handkantenschlag in mein Genick. Meine Zunge war mit einem Mal so dick wie eine Kartoffel. Es fiel mir unendlich schwer, das Wort »Präsentation« auszusprechen. »Bräjentassjong.« Scheiße. Ich war komplett voll. Also am besten auf Autopilot stellen und so tun, als wäre nichts. Auf die Uhr schauen.

»Oh, schon sso sspät? Ich musss nach Hausse. Sschönen Abend nnoch!«

Arpad der Zigeuner und Brenner schauten sich vielsagend an.

Ich rutschte vorsichtig vom Barhocker und schaffte es gerade so, nicht lang hinzuschlagen. Wir verabschiedeten uns herzlich, und ich wankte von dannen, direkt in die Tiefgarage. Leider bekommt man ja nicht mit, was die anderen über einen reden. Denn die nun folgende Unterhaltung von Gerhard und Arpad dem Zigeuner wäre für mich bestimmt sehr aufschlussreich gewesen.

Ich hielt es für völlig legitim, mit dem Auto zu fahren, denn die anderen machten das ja auch. Wir fuhren alle total betrunken Auto. »Die blaue Kolonne« nannten wir das. Die Polizei hatte davon glücklicherweise keine Ahnung.

Als ich unten ankam, war dort schon großes Hallo.

Bernhard Steinjäger, genannt Börnie, war gerade dabei, mit seiner Harley die Ausfahrtsrampe hochzufahren. Es war etwas tricky, denn er musste den ÖFFNEN-Knopf drücken, sich zurückrollen lassen und dann direkt losfahren, damit er unter dem Gitter durchkam. War er zu langsam, ging das Gitter wieder zu. War er zu schnell, ging es gar nicht erst auf. Er hatte das wohl schon ein paarmal probiert, denn hinter ihm standen drei Autos.

Ich erkannte Mertesheimer, Heckner und Kling. Vermutlich alle komplett dicht. Sie lachten sich über Börni kaputt. Ich bekam gerade noch mit, dass er es dieses Mal schaffte. Nach dem Gitter wurde die Ausfahrt steiler, Börni wurde langsamer. Noch langsamer. Plötzlich fiel er mitsamt seiner Harley in Zeitlupe auf die Seite. Er gab noch mal Gas, sodass der Hinterreifen richtig durchdrehte. Gleichzeitig rollte das Gitter in aller Gemütlichkeit herunter.

Mertesheimer, der im ersten Fahrzeug saß – er gab gern den Vernünftigen –, stieg sofort aus, drückte auf den Knopf, sodass das Gitter wieder hochfuhr, und rannte hinaus zu Börni, der immer noch unter seinem Moped lag. Hätte die Polizei sich auch nur ein einziges Mal nach einem solchen Treffen vor diese Garagenausfahrt auf die Lauer gelegt und eine Alkoholkontrolle gemacht, wären wir alle unseren Führerschein los gewesen.

Aber wie immer war nichts passiert. Börni sah ein, dass er die Harley lieber stehen lassen sollte, und rief sich ein Taxi.

Währenddessen kam ich unfallfrei nach Hause, fand wie von Zauberhand einen Parkplatz vor der Haustür und stolperte drei Stockwerke hoch in unsere Wohnung. Ich schlich leise hinein, soweit mir das noch möglich war. Außer meiner Schlagseite bereitete mir dabei auch das knarrende Parkett Probleme. Im Kinderzimmer herrschte tiefer Friede, und ich wurde von einer fast schmerzhaften Liebe zu meinem Kind erfasst, das völlig arglos in seinem Bettchen lag. Ich ging weiter zum Wohnzimmer, in dem leise der Fernseher lief. Dort war Thomas auf dem Sofa eingeschlafen. Dabei war es gerade mal kurz nach neun Uhr abends.

So plätscherten die Jahre dahin.

Suchtdruck, ein ungezogener Hund

Gegen die Sucht helfen nur eine klare Linie und hundertprozentige Konsequenz.

Es ist wie mit einem Hund. Bist du nicht konsequent, tanzt er dir auf der Nase herum. Er weiß zum Beispiel ganz genau, dass er nicht aufs Bett darf. Aber von Zeit zu Zeit probiert er es wieder – es wäre doch so schön, mit dem Chef auf Augenhöhe zu schlafen. Lässt du es ihm auch nur ein einziges Mal durchgehen, wirst du so schnell keine Ruhe mehr finden. Immer wieder springt der Hund aufs Bett, und du musst ihn runterschmeißen. Hättest du es gleich beim ersten Mal gemacht, hättest du dir den ganzen Aufwand sparen können.

Genauso verhält es sich mit dem berühmten Glas Wein oder dem ›einen Bier‹. Gibst du dem Verlangen nach und trinkst es, hast du in den darauffolgenden Tagen nur Stress. Ständig klopft der Suchtdruck wieder an und begehrt Einlass. In null Komma nichts ist die Bestie hellwach. Da braucht es nur einen schwachen Moment, und schon hast du dir eine Flasche Wein gekauft. Was dann kommt, wissen wir.

Also. Klare Kante zeigen. Nein heißt Nein und außerdem: Wir trinken nicht mehr. Basta.

Aber wie willst du anderen Menschen klarmachen, dass du eine tödliche Erkrankung hast, wenn du blendend aussiehst? Und noch dazu eine chronische Klatsche, die nie wieder aus deinem Leben verschwinden wird? Wer will schon wissen, wie viele Alkoholiker an ihrer Krankheit sterben, nachdem sie über Jahre ihren Körper damit malträtiert und zerstört haben? Statistiken tun hier nichts zur Sache. Ich kenne die Einzelschicksale. Und ich warte auf den Tag, an dem auch die Nikotinabhängigkeit gegen den erbitterten Widerstand der Tabakindustrie offiziell zur Suchterkrankung erklärt wird, wie anno 1968 die Alkoholabhängigkeit.

Über solches Zeug dachte ich nach, während ich mit Yoda in dem kleinen Park hinter unserem Haus Gassi ging.

Spannende Dinge geschahen dort. In einem großen, nagelneuen Lieferwagen waren zwei Arbeiter vorgefahren. In den Kleinlaster war eine richtige Werkstatt eingebaut, mit zahlreichen Schubladen für verschiedene Schrauben – ich dachte an meinen Vater – und Hängevorrichtungen für Werkzeug und Maschinen. Mit großer Sorgfalt schraubten die beiden Männer ein Schild an das Geländer zum Kanal mit der Aufschrift BITTE NICHT FÜTTERN. In der Corporate Identity Schrift der Stadt war dazu noch eine Erklärung aufgedruckt. Brotkrümel sänken auf den Boden des Kanals und verfaulten dort. Dieser chemische Prozess benötige Sauerstoff, der dann den Fischen fehle und dem Wasser, um sich selbst reinigen zu können. Nur mit großem Aufwand wie zum Beispiel Ausbaggern könne die Sauerei dann noch beseitigt werden. Außerdem führe das Füttern der Schwäne, Enten, Vögel, Gänse und Blesshühner zu einer Überbevölkerung, die zu Konflikten unter den Tieren führe. Das konnte ich bestätigen, denn ich hörte nachts immer, wie die Enten und Schwäne sich zur Unzeit lauthals um die besten Schlafplätze stritten. Der ganze Text wurde noch illustriert durch eine hübsche Zeichnung, die den Fäulnisprozess von Brot erklärte.

Obwohl es hier schwarz auf weiß zu lesen war und jeder halbwegs gebildete Mensch seit Langem weiß, dass es nicht ratsam ist, die Tauben und Enten zu füttern, wird es trotzdem gemacht. Die Oma mit ihrem kleinen Enkelkind stand direkt neben dem Schild und warf ganze Brote, die sie vorher in kleine Krümel zerbrach, in den Kanal. »Schau mal, die Enten, wie hungrig die sind!«, erklärte sie dem Enkel, der sich mit beiden Händen am Geländer festhielt und dem Spektakel sprachlos zusah. Er konnte nämlich noch gar nicht sprechen, da er höchstens ein Jahr alt war. Und ich traute mich wieder nicht, der Alten die Leviten zu lesen.

Im Prinzip müsste in jeder Kneipe ein solches Warnschild für uns Menschen hängen. Oder an den Weinregalen im Supermarkt. »BITTE NICHT SAUFEN. Alkohol greift die Nervenverbindungen im Gehirn an, Ihr Organismus gerät aus dem Gleichgewicht. Bei häufiger Wiederholung wird Ihr Körper von der Substanz Alkohol abhängig. Also Vorsicht. Trinken ist tödlich. Bitte nur in Maßen genießen.« Ts, ts.

Depri, mal wieder

Warum musste ich eigentlich für jeden die Mutti sein?

Bei jeder interessanten Neuigkeit dachte ich zuerst an andere. Wem könnte dies nützen? Wer könnte das gebrauchen? Das wäre doch was für den und den. Ach, das könnte ich dieser schenken. Und das könnte jener gefallen.

Stieß ich auf ein Angebot für eine hübsche Wohnung, dachte ich zuerst an Birgit. Sie suchte doch was, oder nicht? Die Wohnung würde zu ihr passen. Sollte ich ihr den Link schicken? Ach nein, sie bekam das Angebot doch sicher auch selbst. Hatte doch auch einen Suchagenten eingerichtet. Oder? Zum Glück hatte die Wohnung keinen Balkon, sodass sich das Ganze erübrigte.

Auch bei Leito hatte ich immer die Mutti gespielt. Er war ja auch erst vierundzwanzig. Bald würde er fünfundzwanzig werden. Da würde ich ihm natürlich gratulieren. Ich unterstützte ihn gern. Schickte ihm ab und zu ein Buch. Eine Mütze. Oder ein paar Handschuhe. Ging ja direkt über Amazon.

Für manche hörte sich das dann so an: »Mach dies, mach das.« Nicht so bei Leito. Er hatte sich wirklich zu Herzen genommen, was ich ihm gesagt oder, besser, geschrieben hatte. Was er wohl macht? Wie es ihm geht?

Seit meinem letzten Entzug verbringe ich die Nächte nicht mehr am Computer, saß nicht ein einziges Mal nachts am Rechner. Du kannst nüchtern nicht bis morgens um vier vor dem Bildschirm sitzen und Techno hören. Die Musik erinnerte mich sofort an früher. Ans Feiern. Ans Trinken. An die Drogen. Da geht es ganz schnell, und die Bestie hat ihren Fuß in der Tür.

Meine Tage waren inzwischen eher langweilig. Das ist heute noch so. Ich gehe früh ins Bett. Lese noch. Zu der Zeit Anna Karenina. Das darf ich auch keinem erzählen, dass ich dieses Buch bis dahin noch nicht kannte. Es ist eine neue Übersetzung, und ich freue mich jeden Abend darauf.

Ganz klar, die Frau war manisch-depressiv. Es geht damit los, dass sie sich in Wronski verknallt. Manische Phase. Höhenflug. Sehnsucht. Sexuelles Verlangen. Immer mehr. Heimlichkeit. Schließlich funkt es. Sie hält es nicht mehr aus. Trennung von Karenin. Mit Wronski zusammen, aber ausgestoßen aus der Gesellschaft. Einsamkeit. Verzweiflung. Niemand zum Reden. Depression. Plötzlich bildet sie sich ein, Wronski liebe sie nicht mehr. In diese Wahnidee steigert sie sich immer mehr hinein. So lange, bis sie sich vor den Zug schmeißt.

Das ist so, so traurig. Ich musste weinen. Anna war für mich zu einer Freundin geworden. Jeden Abend verbrachte ich meine Zeit mit ihr. Mit ihr und ihren Leuten. Ich war mitten unter ihnen, habe mit ihnen gelebt und gelitten. Und jetzt war sie tot.

Manchmal fühlte ich mich für alles zu schwach.

Lange Zeit gab es in meinem Alltag Momente, in denen nichts mehr ging. Oder fast nichts. Und wenn du drei, vier Tage lang in deiner Wohnung nichts machst, gewinnt der Grind die Oberhand. Das war ja bei mir nun schon mehrfach so gewesen.

Der Körper sagt mit Macht, so, jetzt ist aber Ruhe im Karton. Und nun holt er sich die Ruhe, indem er dich so flachlegt, dass du keinen Meter mehr vor die Tür schaffst und in deinem Grind verrottest. Der Körper signalisiert sein Bedürfnis nach Ruhe aber schon lange vorher. Zum Beispiel mit einer latent schlechten Laune. Dir passt dieses nicht, dir geht jenes auf den Wecker. Der Nachbar kotzt dich an. Alles, was du kaufen wolltest, ist im Supermarkt gerade aus. Der Friseur hat erst nächste Woche wieder einen Termin. Eine schnippische Alte drängelt sich in der Schlange an der Kasse vor. Beim Bäcker sind noch fünf Brote da, sechs Leute stehen an, und wer ist es wohl, die kein Brot mehr bekommt?

Ein großer Fehler ist es nun, diese kleinen Botschaften des Körpers – und der Seele – zu missachten und einfach weiterzumachen. Sehr beliebt, wenn man einen anstrengenden und vermeintlich wichtigen Job hat. Wie, zu Hause bleiben? Geht nicht. Die Präsentation muss heute fertig werden. Ganz gleich, was es auch sein mag, es gibt immer einen Grund, mit einer brachialen Willensanstrengung genau das zu tun, was in dieser Situation falsch ist: weitermachen und nicht auf seinen Körper und seine Seele hören.

Was dabei hervorragend hilft, ist Alkohol. Bekanntlich das beste Antidepressivum der Welt. Schon nach dem ersten Glas ist alles nicht mehr so schlimm. Nach dem zweiten Glas steigt die Laune erheblich, und nach dem dritten ist ohnehin alles egal. Ab nach Hause, komatös ins Bett gefallen, und weiter geht's. Nach diesem Abend kann man im Büro erst recht nicht fehlen. Wäre ja peinlich. Also mit dickem Kopf und schlechter Laune wieder ins Büro gefahren und weitergemacht. Das kann auf Dauer nicht gut gehen. Jeder hat eine andere Schmerzgrenze, bei der nichts mehr geht.

Bei klarem Verstand hätte ich spätestens nach fünf Jahren sagen müssen, Moment mal, das ist nicht das Leben, das ich wollte. Stattdessen habe ich fünfundzwanzig Jahre lang mitgespielt.

Permanente Selbstvergewaltigung, fast jeden Tag. Meistens ganz und gar unbewusst. Hohe Identifikation mit der Arbeit. Mithilfe meines starken Willens, eiserner Disziplin und fortwährenden Überschreitens meiner Grenzen habe ich es also geschafft, endlich Alkoholikerin zu werden.

Rückfällchen

Neulich erfand ich das Mini-Rückfällchen. Es bestand aus drei Schlückchen Rotwein, die ich während einer Hochzeitsfeier aus dem Glas von Thomas stibitzte, das stundenlang vor mir stand, während er auf der Tanzfläche abrockte. Kontrolle … Stopp … ich hatte es geschafft und diese drei Schlucke nicht nur aus der Kategorie der Rückfälle gestrichen, sondern sie mir auch nach Tagen schlechten Gewissens verziehen.

Ansonsten bin ich Expertin des Rückfällchens. Ein Rückfällchen heißt für mich, einen Abend zu trinken, aber am nächsten Tag sofort und konsequent wieder damit aufzuhören. Ich habe großes Glück, dass ich das kann, denn das bedeutet, dass bei mir die Krankheit noch nicht so weit fortgeschritten ist, dass ich körperliche Entzugssymptome nach dem Absetzen von Alkohol bekomme.

Ja, ich hatte einen Kater. Aber nach einem Tag war die Sache ausgestanden.

Dieses Wissen beinhaltet jedoch auch eine große Gefahr. Es verlockt zu sagen, och, heute Abend könnte ich ja mal wieder ein Glas trinken, was jedoch fatal wäre.

Abgesehen davon, kann so ein Rückfällchen völlig unterschiedlich ablaufen und mir nichts, dir nichts zu einem ausgewachsenen Rückfall werden.

Einmal hat mir der Fusel überhaupt nicht geschmeckt, obwohl es angeblich Champagner war.

Ein anderes Mal wurde mir nach dem Genuss einer einzigen Flasche Rotwein so schlecht, dass ich in der Nacht kotzen musste. Das war mir nicht mehr passiert, seit ich fünfzehn war.

Hast du einmal aufgehört zu trinken, ist es nie wieder so lässig und entspannt wie früher. Also, ich meine, wenn du richtig aufgehört hast. Wenn du tatsächlich die Entscheidung getroffen hast, wirklich nicht mehr zu trinken. Gar nicht. Nicht einen einzigen Schluck. Dann kannst du das Wissen, dass du alkoholabhängig bist, nicht mehr vergessen. Der Glimmer ist unwiederbringlich verloren.

Wonach du dich als trockener Alkoholiker sehnst, ist gar nicht der Alkohol, sondern die Illusion, die verklärte Vorstellung davon, wie wunderbar das Leben doch mit Alkohol war. Genau wie in der Werbung. Zwei Gläser Rotwein vor dem Sonnenuntergang, ein Glas Cognac vor dem prasselnden Kamin – diese Bilder gaukeln dir Gemütlichkeit und ein Heimatgefühl vor, was beides reine Erfindung ist.

In nahezu jedem Krimi trinken die Ermittler abends ein Glas Rotwein. Entweder zu einem leckeren Spaghettigericht oder eingehüllt in eine kuschelige Decke auf der Couch. Es wird damit ein Bild geschaffen, dass ein ›gepflegtes Glas Rotwein‹ zum täglichen Leben gehört. Geht's noch?

Mein letzter Rückfall war eine schlimme Sache.

Wir feierten Maries bestandenes Abi und hatten ein paar Leute zum Essen eingeladen. Die beiden Großmütter, Thomas' Schwester Sandra mit ihrem Freund Karl, Maries Freundinnen Alina, Luisa und Jasmin. Alle außer Maries Freundinnen wissen, dass ich Alkoholikerin bin. Sie fragten mich, ob es mir etwas ausmache, wenn sie sich zum Essen eine Flasche Wein bestellten. »Kein Problem!«, sagte ich generös.

Zuerst ging alles gut. Ich bestellte mir eine Rhabarberschorle. Als die leer war, trank ich Mineralwasser ohne Kohlensäure. Mein Lieblingsgetränk. Irgendeiner aus der Selbsthilfegruppe hatte mal gesagt: »Wasser macht sexy.« Weil es gesund ist und nicht dick macht. Aber beim Hauptgang, zu dem ich mir ein schönes Lammfilet mit Kartoffelgratin und grünen Bohnen bestellt hatte, packte es mich plötzlich. Die Bestie hatte sich als Mäuschen getarnt, und ich bekam Lust auf einen Schluck Rotwein. Niemand merkte, dass ich mir ein halbes Glas einschenkte.

Der Wein war sensationell. Ein Hochgenuss. Irgendein edler Tropfen aus Südafrika. Ich nahm mir noch ein Glas. Und noch eins. Und noch eins. Thomas freute sich und bestellte eine Flasche nach der anderen. Marie war alles schrecklich peinlich. Sie schnappte sich direkt nach dem Dessert ihre Freundinnen und zog mit ihnen ab. Mama war entsetzt, sagte aber nichts.

Als ich am nächsten Morgen aufwachte, hatte ich einen entsetzlichen Durst. Nach Rotwein. Er ging den ganzen Tag nicht weg und wurde am Abend unerträglich. Jetzt war die Bestie zu ihrer Hochform aufgelaufen. Der Suchtdruck donnerte mit einem Holzbalken an die Tür und war kurz davor, sie in ihre Einzelteile zu zersplittern. Er wütete, ich zitterte. Und zwar drei Tage lang. Dann war es vorbei. Seither habe ich nie wieder auch nur einen einzigen Schluck getrunken.

Ich habe endgültig die Schnauze voll vom Saufen. Jedenfalls bis zum nächsten Mal, wenn ich glaube, unbedingt und sofort einen Schluck Alkohol zu brauchen. Aber dann werde ich das erste Glas stehen lassen.

Es war interessant zu erfahren, welche Situationen das sind, und einer der Gründe, warum ich Therapie machte und versuchte, das mithilfe meiner Therapeutin herauszufinden. Ich war gerade mit dem Auto unterwegs zu ihr, weil die Strecke mit dem Rad zu weit war.

Jetzt ließ das Arschloch hinter mir mich wieder nicht rein. Typisch Hamburg. Selbst in Frankfurt, wo sogar der älteste Rentner noch mit durchschnittlich achtzig Sachen unterwegs ist, lassen sie dich rein, wenn du die Spur wechseln musst. Nicht in der Hansestadt. Sie haben alle ein Schild am Auto: DAS IST MEINE SPUR. Bekommt man diese Denke hier in der Fahrschule beigebracht?

Jedenfalls drückte der Typ hinter mir aufs Gaspedal, um von zwanzig auf dreißig Stundenkilometer zu beschleunigen, und schnitt mich.

Ich musste herausfinden, was das für Leute waren. Der Fahrer hatte einen glatthaarigen Igelbart wie Petterson, neben ihm saß eine schlecht gelaunte Mittfünfzigerin mit Fielmann-Brille und Funktions-Outdoorjacke.

»Na warte, Bürschchen!«

Mein Auto war zwar an allen vier Ecken verbeult und ziemlich verrostet, auch funktionierte die Klimaanlage nicht, und beim digitalen Außenthermometer, dem einzig digitalen Bauteil an dieser einundzwanzig Jahre alten Karre, war der Geber kaputt. Kostenpunkt hundertzwanzig Euro, wenn Sie noch so viel in dem Auto versenken wollen. Brauchen Sie das denn? Ja, ich brauchte es, denn ich wollte wissen, wie warm oder kalt es draußen war. Außerdem fuhr ich einen Mercedes, genauer gesagt, den legendären W124, 6-Zylinder mit

Vollausstattung, wozu nun mal das digitale Außenthermometer gehört, anstatt eines popeligen Golf inklusive schlecht gelaunter Alter mit Funktions-Outdoorjacke und Ferrari-Aufkleber hintendrauf.

»So, und jetzt halt bloß die Klappe und fahr hin, wo der Pfeffer wächst!« Nachdem ich das Gaspedal durchgetreten und es meinem Widersacher ordentlich gegeben hatte, fühlte ich mich gleich besser. So weit kommt's noch. Mir von einem hergelaufenen Hamburger Jung die Laune verderben zu lassen.

Doch kaum hatte ich diese Herausforderung gemeistert, nahm ein Cayenne mit einer sonnenbebrillten, blond bezopften Bohnenstange, die wohl aus Germany's Next Top Desaster entsprungen war, mir die Vorfahrt. Ich musste voll in die Eisen steigen. Hallo, wir sind hier auf einer Vorfahrtsstraße! Wenn diese Hamburger Schnepfen in ihren Hausfrauenpanzern wenigstens Auto fahren könnten. Egal, ich ließ sie ziehen.

An der Praxis meiner Therapeutin fuhr ich zunächst versehentlich vorbei, und plötzlich wusste ich nicht mehr, wo ich war. Die Straße war zu Ende. Aha, zu weit. Ich wendete und fand nur noch einen illegalen Parkplatz. Ein Zeichen, dass es mir schlecht ging. Normalerweise finde ich mit traumwandlerischer Sicherheit Parkplätze direkt vor dem Haus, ob das nun in der Stadt oder in den Außenbezirken ist. Ich schloss das Auto ab und hoffte, dass keine Ordnungsbeamten unterwegs waren.

Therapiestunden sind wie Pflöcke, die zu beiden Seiten deines Weges als Orientierung eingehauen werden. Aber gehen musst du den Weg selbst.

Manie und Drogen

Alle meine Therapeuten haben mich gefragt, warum ich mit sechsunddreißig Jahren noch angefangen hätte, Drogen zu konsumieren, und das nicht zu knapp. In diesem Alter müsse doch ein Mensch reif genug sein, um zu erkennen, dass Drogen absolut schädlich seien, krank und das Leben kaputt machten, dass Drogen im Gehirn alles durcheinanderbrächten. Dazu kann ich nur sagen: Ihr wisst vermutlich nicht, wie geil es ist, auf Drogen zu sein. Warum sonst gibt es wohl so viele Süchtige? Und darüber hinaus: Ich wusste wirklich nicht, wie schädlich Ecstasy und Speed sind.

Zu jenem Zeitpunkt hatte ich noch nichts davon gehört, dass achtzig Prozent aller jugendlichen Psychiatriepatienten aufgrund von Drogenkonsum in der Klapse landen, insbesondere wegen exzessiven Cannabiskonsums. Gras hielt ich für ein Heilkraut. Ich war der Meinung, wenn die Israelis und Palästinenser öfter zusammen kiffen würden, wäre der Nahostkonflikt schnell gelöst. Die Leute, die ich kannte, sahen das ganz genauso. Und wenn ich ehrlich bin, denke ich es immer noch.

Trotzdem ist es ungewöhnlich, dass eine sechsunddreißigjährige Frau, die mit beiden Beinen im Leben steht und einem einträglichen Beruf nachgeht, plötzlich auf exzessiven Drogenkonsum steht.

Es gab nur eine Ärztin, die dafür eine Erklärung hatte. »Frau Noack, sehr wahrscheinlich haben Sie damals eine intensive manische Phase ausgelebt.« Paff.

Ibiza

»Sie verherrlichen ja immer noch Ihre Sucht!«

Frau Spengemann-Kaminski war richtig böse auf mich. Hulda Spengemann-Kaminski, meine Therapeutin. Ich durfte aber »Frau Spengemann« sagen. Allerdings musste ich vor dem Patientenzimmer immer meine Schuhe ausziehen, damit der Teppich nicht schmutzig wurde.

Ich liebte Frau Spengemann, aber an jenem Tag war sie sehr streng mit mir. Ich würde meine Sucht immer noch bagatellisieren, war ihre Ansicht. Ob ich überhaupt akzeptieren könne, dass ich nicht nur alkoholabhängig sei, sondern an einer Polytoxikomanie litte?

Dabei hatte ich nur ein wenig von Ibiza erzählt.

Nach Maries Geburt hatten wir oft Urlaub in sogenannten Anlagen gemacht. Das sind Hotels oder Clubs, die möglichst direkt am Meer liegen, über ein großes Kinderplanschbecken und im Idealfall auch Kinderbetreuung verfügen, wozu in der Regel auch ein kindgerechtes Abendprogramm für die Kleinen gehört. Morgens oder nachmittags werden die Blagen von Animateuren betreut, die mit ihnen malen oder basteln, damit die Eltern mal ihre Ruhe haben oder ihren Kater ausschlafen können.

Die erste dieser Anlagen besuchten wir auf Menorca. Kinderbetreuung ab einem Jahr, das war für uns das Kriterium. Marie war damals zwei Jahre alt. Sie war begeistert von dem Abendprogramm für Kinder, bei dem die Animateure mit den Kindern im Kreis tanzten, angeführt von einem menschengroßen Huhn namens Kiko, und dazu Lieder sangen wie »Veo veo, que ves, una cosita y que cosita es … no no no eso no no no eso no no no es asi…« Marie sprach noch jahrelang von Kiko, und die mitgebrachte CD lief in Dauerschleife. Doch die Anlage war so grauenvoll, dass wir nach zehn Tagen das Handtuch warfen und ich verzweifelt in unserem Reisebüro in Frankfurt anrief. Die nette Mitarbeiterin schaffte es, uns einen Flug nach Ibiza zu buchen. Unsere besten Freunde Frank und Nicole waren schlauer gewesen als wir und hatten dort mit ihrer kleinen Tochter Jenny eine Finca gemietet.

Ibiza. Das neue Land, wo die Zitronen blüh'n. Wir waren sofort infiziert. Nicole und Frank hatten einen kleinen Snack vorbereitet, mit Manchego, Serrano-Schinken, Ziegenkäse, Oliven und Tomaten. Es war das köstlichste Essen, das wir seit Jahren bekommen hatten. Marie stopfte sich voll wie ein Bauarbeiter. Jenny und Marie gluckste vor Vergnügen und wollten in den Pool. Thomas war so freundlich, wir saßen auf der Terrasse, rauchten und schauten zu.

Am nächsten Tag packten wir die Badeklamotten und fuhren nach Benirras – in die Bucht, in der Nina Hagen geheiratet hat, und ich verstand sofort, warum. Der wahre Zauber kommt in den Abendstunden, wenn die Sonne untergeht. Thomas und Frank spielten stundenlang Beachball, zwischendurch holten sie für sich und uns ein Bier vom Kiosk, wir lümmelten auf der Liege und rauchten einen Joint, die Kinder buddelten im Sand, planschten und waren glücklich. Weil Vollmond war, kamen von der ganzen Insel Hippies und Trommler angereist, und es gab ein Trommelfestival erster Klasse. Der Kiosk machte das Geschäft seines Lebens.

Danach war es eine kleine Herausforderung, die Serpentinen wieder hochzufahren und den Weg zur Finca zu finden, zumal die ganze Insel bis auf die kleine Hauptstadt stockfinster war.

Einmal gingen Thomas und Frank in einen Club und kamen erst am nächsten Nachmittag zurück. Sie glühten noch vor Begeisterung und waren breit wie die Flundern. Sie lachten die ganze Zeit und erzählten von dem Laden namens »Space«, von der wahnsinnig geilen Musik, von zwei Wahnsinns-DJs namens Moguai und Paul van Dyk, wir konnten ihnen überhaupt nicht böse sein. Nur, dass wir zwei Frauen zu Hause sitzen und auf die Kinder aufpassen mussten, das ärgerte uns schon.

Dafür versprachen sie, mit uns nach Es Salines in den »Jockey Club« zu fahren. Dort buchte man nicht nur eine Liege und einen Sonnenschirm wie an den meisten anderen Stränden, sondern konnte essen und trinken und sich direkt an der Sonnenliege bedienen lassen. Das Besondere daran war, dass dazu den ganzen Tag und den ganzen Abend bis zum Sonnenuntergang elektronische Musik gespielt wurde – ein First-class-DJ gab dem nächsten die Plattenteller in die Hand.

Wir parkten die Autos und gingen bepackt mit Taschen voller Handtücher und Spielzeug einen sandigen Weg entlang, der von Pinien beschattet wurde. Nach hundert Metern öffnete sich der Blick auf eine türkisgrüne Bucht mit einem weißen Sandstrand. In der Karibik könnte es nicht paradiesischer sein. Wir hörten schon von Weitem die Musik und fingen wie auf Kommando an zu grinsen. Wunderschöne Kellnerinnen und Kellner gingen mit Tabletts voller Früchte, Cocktails und leckerem Essen zwischen den Liegen herum. Wir fanden sogar zwei Liegen nebeneinander, in der ersten Reihe, direkt am Wasser. Wir fläzten uns unter dem weißen Sonnenschirm auf die Liegen mit den weißen Polstern, ließen uns ein Glas Viñasol nach dem anderen bringen, das Glas perfekt beschlagen und der Wein eisgekühlt, es gab Pizzabrot mit Tomaten, Oliven, Früchte, Salate und Nudeln für die Kinder. Wir liebten uns, und das Leben war schön.

Drei Jahre später starteten wir in unseren nächsten Ibiza-Urlaub.

Wir buchten drei Wochen in einer Ferienanlage in San Carlos. Marie war begeistert. Sie wurde diesen Sommer fünf Jahre alt, und ihr Geburtstag sollte im Urlaub gefeiert werden. Schon in den ersten beiden Tagen lernte sie schwimmen. Ein Meilenstein der Urlaubsgestaltung. Es ist schon beruhigend, wenn du keine Angst mehr haben musst, dass dein Kind in einer Pfütze von Planschbecken ertrinken könnte. Wieder hatten wir uns ein Auto gemietet, und nach ein paar Tagen begannen wir, in der Gegend herumzufahren. Erst mal nach Benirras, war ja klar. Es war immer noch sehr schön, doch wir vermissten Nicole, Frank und Jenny.

Schon vor unserer Abreise in Deutschland hatten wir mitbekommen, dass einer unserer absoluten Lieblings-DJs in einem bekannten Club auflegen würde. Wir hatten darüber gesprochen, und auch unsere Freundin Karla hatte angedeutet, dass sie gern nach Ibiza kommen und mit uns zum Feiern gehen würde. Das war noch vor der Scheiße mit dem Geld, das sie und ihr Freund uns geklaut haben. Doch wir verfolgten den Plan nicht ernsthaft weiter, bis Karla anrief und erklärte, sie habe sich einen Flug gebucht und sei vier Tage auf der Insel.

Von diesem Moment an war unsere entspannte Urlaubszeit zu dritt beendet. Als Erstes mussten wir entscheiden, wer mitgeht. Zehn Pillen und ein Beutelchen Speed hatte ich vorsichtshalber in meinen Kosmetikbeutel gesteckt, man weiß ja nie. Das wäre nicht das Problem gewesen. Aber natürlich hatte Karla kein Auto gemietet. Derjenige von uns, der mitkommen würde, müsste fahren.

Irgendwann sagte Thomas: »Du, kein Problem, ich bleibe hier bei Marie. Geht ihr beiden feiern und macht euch einen schönen Abend.« Ich nahm das Angebot sehr gern an.

Noch drei Tage. Von jetzt an war ich mit meinen Gedanken immer häufiger bei der bevorstehenden Party. Was war das für ein Club? Welche Art von Leuten traf man dort? Nahmen die Drogen? Wie war es, in einem Club im Ausland zu sein?

Karla meldete sich auf meinem Handy und gab durch, dass sie uns auf die Gästeliste setzen lassen werde. Sie hatte mal in einem Club bedient, deshalb konnte sie das. Das war natürlich der Hammer. Kein Anstehen, kein Hoffen auf Einlass, stattdessen an der Schlange vorbeigehen und die neidischen Blicke genießen. Doch es kam noch besser.

Gerade als wir zum Eingang kamen, sahen wir unseren DJ herauskommen. Karla ging direkt auf ihn zu, machte Bussi, Bussi, schnackte dies und das, da sagte der Typ: »Geh doch mal zu Susi und lass dir ein VIP-Bändchen geben. Ist das deine Freundin?« Er schaute mich an, und ich blickte in hellgrüne Augen, die mich bis zu meinem großen Zeh durchleuchteten. »Ja, das ist Andrea.« Er gab mir die Hand. Ich war völlig elektrisiert. Komisch, der Kerl war nicht viel größer als ich, hatte aber ein Charisma wie Jesus. »Freut mich, Andrea! Dann viel Spaß heute Nacht!« Er schnippte noch zu einem höchstens zwanzigjährigen, zwei Meter großen Mädchen mit einer Wahnsinnsfigur und langen dunklen Haaren hinüber und rief: »Zwei VIP-Bändchen, Susi!« Sie nickte nur, schlug die Augen nieder und bediente weiter die anderen Gäste, die in der Schlange standen.

Wir zahlten für den ganzen Abend keinen Pfennig. Eintritt, Getränke, alles frei. Wahnsinn. Trotzdem wollte der Funke nicht so richtig überspringen. Für meinen Geschmack war der Laden viel zu groß, das Ganze eine zu perfekte Unterhaltungsmaschine, auch wenn die Musik nicht schlecht war. Ich kam nicht in Stimmung. Ich fragte Karla, ob sie Lust auf eine Pille habe. Sie war einverstanden, wir spülten die Dinger mit einem Bier runter.

Nach einer halben Stunde gefiel es mir langsam ein wenig. Auch die Musik wurde besser. Wir wurstelten uns durch schöne und spärlich bekleidete Körper auf die Tanzfläche. Der DJ war wahnsinnig weit weg, auf einer Kanzel, die zehn Meter über dem Boden schwebte. Man konnte ihn gar nicht richtig erkennen. Ich warf heimlich noch eine zweite Pille ein und wartete darauf, dass sie zündete, aber es passierte nichts. Irgendwann kam Karla an und sagte: »Komm, lass uns abhauen, es gibt noch eine Afterhour im ›Space‹.« Im »Space«! Das war doch der Laden, in dem Frank und Thomas vor Jahren versackt waren … Da würden wir auf jeden Fall hinfahren. Ich musste nur schnell irgendwo ein bisschen Speed ziehen, sonst würde das nichts mit dem Fahren. Ich ging auf die Toilette, hackte das Zeug mit meiner Kreditkarte auf dem Spülkasten von Roca klein, der dummerweise nicht ganz eben war, sondern an den Ecken abgerundet, und zog mir zum ersten Mal auf einer öffentlichen Toilette was durch die Nase. Igitt. Eigentlich fand ich mich selber zum Kotzen. Aber schon nach zwei Sekunden ging es mir besser. Spiegelkontrolle. Lippenbalsam. Man sah mir nicht das Geringste an.

Wir trafen uns alle noch mal im VIP-Bereich, ich ließ mir von einem jungen Schönling erklären, wo das »Space« war. Ein paar Kilometer in Richtung Santa Eularia, nach fünf Kilometern in Richtung Platja d'en Bossa fahren. Dann sei es schon ausgeschildert. Man brauche höchstens eine Viertelstunde.

Als wir zum Auto gehen wollten, trafen wir zwei Jungs aus Hannover wieder, die wir schon auf der Tanzfläche kennengelernt hatten. Sie fragten, ob wir sie vielleicht mit zum »Space« nehmen könnten. Klar doch. Es war zehn Uhr vormittags, Dienstag, normaler Betrieb auf den Straßen.

Begegnung mit der Polizei

Wir waren kaum drei Minuten gefahren, als wir von einem elegant gekleideten Polizisten mit einem schicken Barett auf dem Kopf herausgewinkt wurden. Wir fuhren rechts ran, da kam der nächste

Polizist herbeigeschritten wie ein spanischer Grande in einem Mantel- und Degenfilm. Er hatte auch so ein schnittiges Ding auf dem Kopf, allerdings in Dunkelblau. Sie waren von der Guardia Civil, trugen ihre Uniformen, dunkelgrüne Hose und hellgrünes Hemd, mit höchstmöglicher Würde und dufteten nach dem Rasierwasser, das alle spanischen Männer benutzten.

Der Dunkelblaue beugte sich zu mir herunter.

»Holà!«, sagte er.

»Buenos dias, Señores!«, antwortete ich.

Ein Lächeln. »Holà, hablan español!«, rief er erfreut.

»Un poquito«, lächelte ich zurück.

Beim nächsten Satz verstand ich nur »Barrdi? Barrdi?« *Party* und »Bailar? Bailar?«, *tanzen.*

»Sí, sí, bailar, bailar!« Ich hüpfte auf meinem Fahrersitz hin und her. Doch das war genau die falsche Reaktion.

»Tienen drogas?«

»Drogas? Que drogas?« Ich versuchte, so naiv und ehrlich auszusehen wie möglich. Aber keine Chance.

»Bajarsen del coche, todos!« *Alle aussteigen.*

»Por favor, Señor? No entiendo!« *Bitte, mein Herr? Ich verstehe nicht!*

»Sí, sí, entiendes mui bien, muchacha! Bajarsen, inmediato!« *Doch, doch, du verstehst mich sehr gut, Mädchen, aussteigen, sofort!*

Ich schaute rüber zu Karla. Sie zuckte nur mit den Schultern und öffnete ihre Tür. Auch ich öffnete die Tür und stieg aus. Bei der Autovermietung hatten wir uns nicht lumpen lassen und wegen Marie einen Fünftürer genommen. Die beiden Typen aus Hannover konnten hinten aussteigen.

Aus den Augenwinkeln sah ich gerade noch, wie einer der beiden ein kleines Päckchen neben einen Baumstamm warf. Erst in diesem

Moment fiel mir ein, dass ich ja noch sieben Pillen in der Hosentasche hatte. Oh fuck! Was sollte ich jetzt machen? Mir wurde heiß und kalt, meine Hände fingen an zu zittern. Eine solche Menge Drogen bedeutete in Spanien Knast. Und zwar ohne jeden Zweifel. Scheiße! Schnell auf Autopilot schalten, so tun, als wäre nichts. Was blieb mir anderes übrig?

Der mit dem dunkelgrünen Barett filzte die beiden Typen, und das äußerst gründlich, wie ich fand. Doch er fand nichts. Ich zwang mich, nicht zu dem Baumstamm zu schauen.

Uns Frauen durften sie nicht abtasten.

»Vaciar los bolsillos, por favor!«, *Taschen ausleeren, bitte*, sagte der Dunkelblaue. Er schien der Jefe zu sein, denn er machte die Ansagen und sonst nichts. Karla und ich kippten den Inhalt unserer Handtaschen auf das Autodach. Nichts. Der Dunkelblaue nahm die Taschen und untersuchte sie akribisch. Nichts. Genauso wie in meinem Gehirn, in dem sich nur noch eine weiße Wand befand.

»Los bolsillos del pantalón tambien!« *Die Hostentaschen auch!* Oh, mein Gott … Ich stellte mich doof. Doch er zeigte mir seine Hosentaschen.

»Bolsillos del pantalón! Inmediato!« Oh Gott, oh Gott!

Ich weiß nicht wie, aber irgendwie gelang es mir, die Hosentasche nach außen zu stülpen, ohne dass die Pillen herausfielen. Die waren in der kleinen Five-Pocket-Tasche, die für das Kleingeld gedacht ist. Ich zog die Hosentaschen bis auf den letzten Zipfel heraus, aber sie waren offensichtlich leer.

»Yo se que tienen drogas, yo lo se!« Der Dunkelblaue war sich sicher, dass wir irgendwo Drogen versteckt hatten, und ärgerte sich, dass er sie nicht fand.

Er taxierte uns noch mal alle einzeln, von oben bis unten. »Yo lo se!« *Ich weiß es!* Trotzdem. Nichts zu finden. Schließlich musste er uns fahren lassen und entschuldigte sich sehr freundlich für die Unannehmlichkeiten.

»De nada, Señor, de nada!«, rief ich ihm noch zu und fuhr ganz langsam und zivilisiert los.

Nach hundert Metern fingen meine Knie derart an zu schlottern, dass ich fast den Motor abwürgte. Das war mehr als knapp gewesen; fast wäre ich im Gefängnis gelandet, denn die Guardia Civil ist da überhaupt nicht zimperlich. Ich schaute in den Rückspiegel, doch unsere beiden Polizisten hatten schon das nächste Fahrzeug angehalten.

Jetzt mussten wir uns erst mal fangen. Wahnsinn, was für ein Glück wir gehabt hatten. Typ eins aus Hannover hatte ein Gramm Gras und zwei Gramm Speed weggeworfen. Schade drum. Typ zwei war merkwürdig ruhig. Nach fünf Kilometern sagte er: »Zum Glück haben sie das Speed in meinem Schuh nicht gefunden.«

Die Pillen in meiner Hosentasche erwähnte ich lieber nicht.

Wir sollten zusehen, dass wir von der Straße verschwanden und das »Space« in Platja d'en Bossa erreichten. Im letzten Moment sah ich noch ein kleines, windschiefes Schild mit dem Palmenlogo, einem Pfeil nach links und der Aufschrift »500 m« am Straßenrand. Wir bogen in eine schmale Einfahrt, landeten auf einem der üblichen Sandparkplätze und wirbelten eine beachtliche Staubwolke auf. Parkplätze gab es jede Menge, ich parkte irgendwo ein und stellte den Motor ab. Dann ließ ich meinen Kopf auf das Lenkrad sinken und alle Energie, die noch in mir drin war, fahren. Ich würde den Golf jetzt keinen Meter mehr bewegen. Ich brauchte ganz dringend was zu trinken.

Das »Space«, eine Legende

Das »Space« sah aus wie eine mexikanische Finca. Seit 2016 gibt es diesen legendären Club nicht mehr. Karla zahlte den Eintritt für mich, wir kamen ohne Probleme rein und gingen direkt auf die Terrasse, wo unser DJ schon den Kasper machte und anscheinend ein Brett nach dem anderen spielte. Es sah aus wie bei meinen Eltern hinter dem Haus, nur, dass hier keine Gartenmöbel aus Holz, sondern kleine Bambussessel standen, die locker um kleine runde Tische gruppiert waren. Die ganze Fläche war von dem typischen Strohdach, wie man es auch auf vielen Parkplätzen findet, überdacht. Auf der linken Seite raschelten ein paar Oleanderbüsche in einem leichten Lüftchen. Das DJ-Pult war in der Mitte und auf gleicher Höhe wie die Tanzfläche platziert, man hätte dem DJ praktisch in den Ausschnitt schauen können, wenn er sein Shirt nicht schon ausgezogen gehabt hätte. Rechts davon befand sich die Bar, die ich nun schnellstens ansteuern musste. Karla kam mit, und wir bahnten uns zielstrebig einen Weg, vorbei an schönen, braun gebrannten Menschen in sehr leichter Kleidung, sehr knappen Oberteilen und sehr kurzen Röcken oder Shorts. Kein Gramm Übergewicht auf der ganzen Terrasse. Alle hatten beste Laune. Alle tanzten. Alle strahlten. Der Barkeeper war direkt einem Model-Katalog entsprungen.

Strahlend kam der große, schlanke Schöne zu uns und fragte, was wir trinken wollten.

»Wodka?«, fragte ich Karla.

»Wodka!«, antwortete sie.

»Wodka, por favor!«, sagte ich zu dem spanischen Topmodel.

»Con helado, sin helado?«

»Mit oder ohne Eis?«

»Ohne.«

»Sin helado, por favor.«

Der Junge, höchstens zwanzig Jahre alt, holte zwei eisgekühlte Longdrinkgläser unter dem Tresen hervor und kippte jeweils einen halben Liter Wodka rein. Ich war es schon gewohnt, dass sie es hier mit den Mengen nicht so genau nahmen, aber Karla staunte nicht schlecht. Wir kippten das Ding auf ex runter.

Dann fragte ich Karla, ob sie ihre Pille gleich wolle oder später. »Ach, ich glaube, ich brauche jetzt nichts. Lass mal.« Was war denn mit der los? Sonst die größte Drogenschlampe, die man sich vorstellen kann, die für ein paar Gramm Speed selbst ihren missratenen Sohn verkaufen würde. Und jetzt plötzlich so etepetete?

Ich gab vor, aufs Klo zu müssen, und erkundete die Lage.

Ein Schild wies mir den Eingang zum Main Room. Aus Neugier und um später zu wissen, wo es langging, öffnete ich eine schwere Feuerschutztür. Eine Wand aus Dunkelheit und Kälte schlug mir entgegen. Aha, climatisacion. Höchstens dreiundzwanzig Grad, während draußen mindestens dreißig herrschten. Ein hoher Sirenenton, ähnlich einer Alarmanlage, heulte durch die Luft. Dann durchschnitten plötzlich rote Laserstrahlen die Dunkelheit, und ein gigantischer Bass schlug ein. Ich fiel fast um davon. Ich ging einmal durch den Raum und schaute mir das Ganze an. Ein absoluter Hammer. Aber im Moment war mir eher nach Sonne und Wärme. Also ging ich wieder raus und suchte die Toiletten, obwohl ich gar nicht musste. Ich stellte fest, dass der Wodka seine erste Wirkung zeigte, und fand plötzlich alles cool.

Die Toiletten für Caballeros und Señoras fand ich am Ende eines schmalen Flurs, sie waren ganz ordentlich und mit dem üblichen Roca-Porzellan ausgestattet. In der Kabine holte ich mein Beutelchen aus der Hosentasche. Es waren tatsächlich noch sieben Pillen drin. Unfassbar. Eine davon steckte ich mir direkt in den Mund. So eklig. Ich schluckte sie am Waschbecken mit Wasser runter. Das wäre geklärt, und jetzt könnt ihr mich alle mal am Arsch lecken.

Ich ging wieder auf die Terrasse und war sofort gefangen von der Atmosphäre. Der DJ hatte es schon wieder geschafft, dass alle ihm zu Füßen lagen und ihr komplettes restliches Leben vergessen hatten.

Er war der unangetastete Meister, er ließ uns tanzen und fliegen, er schickte uns auf Reisen, und trotzdem waren wir mitten im Hier und Jetzt, nirgendwo sonst. Ich tauchte ein in die schwappende Crowd und ließ mich tragen. Er donnerte uns ein Brett nach dem andren um die Ohren. Ich weiß gar nicht, wie ich das schaffte, aber meine Beine hatten auf Automatik gestellt und tanzten selbsttätig, sie fanden den perfekten Rhythmus ohne mein Zutun.

Plötzlich tippte mir jemand auf die Schulter. Eine fremde Frau fragte mich: »Andrea, wann willst du denn fahren?«

»Fahren? Wohin? Woher kennst du meinen Namen?«

»Andreeeaaa!!! Ich bin's, Kaaarlaaa!«

Oh, fuck. Jetzt erkannte ich sie. »Fahren? Jetzt schon?«

»Es ist sechs Uhr abends«, antwortete Karla. »Ich würde fahren.«

Ich schaute mich um. Der DJ packte gerade seine Plattentaschen zusammen, ein junger Typ stand daneben und hatte offenbar schon die Decks übernommen. Ich konnte mich nicht entscheiden.

»Andrea!«, sagte Karla. »Willst du noch bleiben? Eine Frau könnte mich zu meiner Unterkunft mitnehmen, dann würde ich jetzt bei der mitfahren.«

Sollten sie doch fahren, wohin sie wollten. Ich wollte bleiben. Plötzlich fielen mir Thomas und Marie ein. Aber Thomas kannte das ja. Er wusste genau, dass es auch mal länger dauern konnte, wenn die Musik gut war. Man vergaß einfach die Zeit. Doch die Luft war raus. Ich holte den Autoschlüssel aus meiner Handtasche und gab ihn Karla.

Als sie bei ihrem Appartement ausgestiegen war, zog ich mir vom Armaturenbrett noch eine kräftige Line Speed, damit ich fahren konnte.

Dieses Mal ging alles gut. Ich fand sogar einen Parkplatz direkt vor dem Hotel. Thomas und Marie waren gar nicht auf dem Zimmer. Wahrscheinlich beim Abendessen. Brauchte ich sowieso nicht. Ich nahm die Pillen aus der Hosentasche und zählte nach. Was, nur noch drei Stück? Ich steckte sie in meinen Kosmetikbeutel, setzte mich auf den Balkon und machte Musik an.

Wenn ich mir diese Story heute in Erinnerung rufe, bekomme ich noch im Nachhinein eine Gänsehaut. Kein Wunder, dass meine Therapeutin erbost war. Ich habe allen Ernstes riskiert, in den Knast zu kommen. Als Mutter! Völlig naiv, mit den Taschen voll illegaler Drogen und ohne jedes Bewusstsein dafür, wie gefährlich das war. Aber damals fand ich mich unglaublich cool. Schwachsinn. Man nennt es ein Drogenproblem, so einfach ist das.

Wenn die Seele Rollstuhl fährt

Eine körperliche Erkrankung ist leicht zu verstehen, da sie in aller Regel zu sehen ist. Gebrochenes Bein, Operationen, Chemotherapie – der Patient liegt im Krankenhaus oder zu Hause im Bett, bekommt Blumen geschenkt und hofft auf baldige Genesung.

Sitzt jemand nach einem schweren Unfall im Rollstuhl, wird zu Hause die ganze Bude umgebaut, und jeder hat Verständnis für das schwere Los.

Bei einer psychischen Erkrankung sieht das ganz anders aus.

Sie ist von außen nicht zu sehen, und es fängt womöglich zunächst ganz harmlos und schleichend an.

Die betroffene Person hat schlechte Laune, ist gereizt oder wird aggressiv. Frauen brechen gern bei jeder Gelegenheit in Tränen aus. Wenn im Fernsehen ein Hund getreten wird. Wenn sie Verliebte sehen. Wenn sie an ihren Ex denken. Wenn sie zum Fenster hinausschauen. Die Mitmenschen wissen nicht, was plötzlich los ist. Sie merken nur, dass etwas nicht stimmt.

Das ist der Moment, in dem die Seele beginnt, an Krücken zu gehen. Die Krücken sieht man nicht, aber man spürt sie. Sie sind da als eine unsichtbare Seltsamkeit, die durch den Raum wabert. In aller Regel wird diese Verletzung der Seele weder von der Person selbst noch von ihrer Umgebung als solche erkannt. Niemand würde auf die Idee kommen, einen Arzt aufzusuchen, bloß weil der oder die so schlecht drauf ist.

Man macht also weiter, geht arbeiten, sofern man noch einen Job hat; bleibt weiter mit der Partnerin oder dem Partner zusammen, geht wie immer am Sonntag zu den Eltern zum Kaffeetrinken. Man funktioniert irgendwie, die Seele ächzt und jammert, aber niemand hört sie.

Irgendwann ist es so weit, dass die Krücken nicht mehr reichen. Die Seele braucht jetzt einen Rollator. Die Person hat mittlerweile vielleicht Schlafstörungen und Magenprobleme oder andere psychosomatische Symptome. Je nachdem, an welcher psychischen Erkrankung sie leidet, zählt sie Treppenstufen, hört Stimmen oder will sich umbringen. Das erzählt sie natürlich keinem, weil sie denkt, sie sei bekloppt. Das ist sie ja auch, kann aber nichts dafür, denn sie ist krank.

Verzweifelt schleppt sich die Seele mit ihrem Rollator weiter durchs Leben. Aber irgendwann kann sie auch das nicht mehr. Dann braucht sie einen Rollstuhl. Bald hat sie Pflegegrad fünf. Nur leider ist kein Pfleger in Sicht. Wenn die Person jetzt nicht die Möglichkeit bekommt, mit einem Arzt, Psychologen oder Psychiater zu sprechen, wird es eng. Dann kann man nur hoffen, dass das nächste Hochhaus nicht direkt um die Ecke steht und dass es keine Wäscheleine gibt, sondern die Wäsche wenig umweltfreundlich in den Trockner gesteckt wird.

Das Zusammenleben mit besagter Person wird immer unerträglicher. Sie ist nur noch ein Schatten ihrer selbst. Unfähig zu kommunizieren, unfähig zu arbeiten, unfähig, ihre Wohnung sauber zu halten. Sie geht ihrer Umgebung tierisch auf den Wecker, weil keiner versteht, was mit ihr los ist. Hat sie mehr Glück und jemand sagt zu ihr, dass sie Hilfe brauche, und sie nimmt diese Hilfe dann auch an, besteht die Chance, dass sie für ihre Erkrankung die richtige Behandlung bekommt. Doch auch dann liegt noch ein ganzes Stück Arbeit vor ihr.

Wohnt der psychisch Kranke in der Stadt, hat er Glück, denn dort tummeln sich viele Leute, die sich mit Klatschen auskennen. Wohnt er auf dem Land – Pech gehabt. Denn dort gibt es nicht nur keine Therapeuten, sondern wer zum Therapeuten geht, ist auch noch unten durch. Der muss ja bekloppt sein.

Fast alle Alkoholiker*innen, die ich im Laufe der Zeit kennengelernt habe, haben zusätzlich zu ihrer Suchterkrankung eine weitere psychische Erkrankung, meist entweder eine Depression oder eine Posttraumatische Belastungsstörung. Gar nicht so selten liegen aber auch ADHS oder eine Bipolare Störung vor. Häufig wird der Alkohol eingesetzt, um die Stimmung aufzuhellen oder Ruhe im Kopf einkehren zu lassen. Die zusätzliche Behandlung dieser »Zweit-Erkrankungen« (Komorbidität) ist deshalb mit ausschlaggebend dafür, ob der Patient nüchtern bleiben kann oder nicht. Umgekehrt werden diese Erkrankungen auch manchmal durch maßlosen Alkoholkonsum ausgelöst. Weshalb bei manchen Alkoholiker*innen die Depressionen wie weggeblasen sind, sobald sie mit dem Trinken aufhören. Letztlich kann man das nur herausfinden, indem man es versucht – und trocken wird und bleibt.

Noch ein Entzug

Wir saßen im Hörsaal.

Nein, ich hatte nicht wieder angefangen zu studieren.

Wir wollten nur aufhören zu rauchen. Es war, schätzungsweise, mein elfter Versuch.

Vor zwei Monaten hatte ich mit demselben Programm den zehnten Versuch durchgezogen. War aber nach drei Wochen rückfällig geworden. Die blauen Pall Mall von Thomas lagen so unschuldig auf dem Balkontisch herum, da habe ich mir einfach eine genommen. Nach drei Wochen. Drei Wochen nicht geraucht. Und dann doch wieder eine Zigarette angezündet. Wie dämlich kann man sein?

Nun also der nächste Versuch.

Früher habe ich mir immer Eselsbrücken gebaut. Vor allem, was den Zeitpunkt des Aufhörens betraf. Es musste immer ein symbolträchtiger Tag sein. Zum Beispiel der Montag. Oder der Erste eines Monats. Oder der 07.07.2007. Der 08.08.2008. Der erste Januar. Bei Vollmond. Bei Neumond. Hat alles nichts genützt.

Dieses Mal war es der 5. Juli 2013. Nicht der Hauch einer Symbolik.

Der Saal war voll. Wir befanden uns im Fachbereich Orthopädie des AKH. Neben mir saß Juliane aus meinem Kaffeekränzchen. Auch den letzten Versuch hatten wir zusammen gestartet, und es hatte auch bei ihr nicht geklappt.

Vor uns an der Tafel hampelte ein Kerl herum, der aussah wie Kojak. Komisch, warum gibt es diesen Typus so oft? Jedenfalls erzählte er genau das Gleiche wie beim letzten Mal. Wortwörtlich.

Dass ein Raucher mit jedem Zug mehr als viertausend Giftstoffe inhaliere. Blausäure, E605, Zyankali und Arsen eingeschlossen. Warum? Durch die Verbrennung. Selbst wenn eine Zigarette nicht ein Milligramm Nikotin enthalten würde, würdest du dich damit vergiften. Es ist etwa so, als steckte man einen Schlauch an den Auspuff eines Diesels und atmete diese Abgase ein.

Kojak erzählte weiter.

Dass man von Nikotin schneller abhängig werde als von Heroin.

Dass allein in Deutschland jedes Jahr über hunderttausend Menschen an den Folgen des Rauchens stürben.

Dass achtzig Prozent der Menschen, die an Lungenkrebs stürben, geraucht hätten.

Dass Rauchen das Zahnfleisch und den Kiefer zerstöre.

Dass das Risiko, Krebs zu bekommen, bei Rauchern doppelt so hoch sei wie bei Nichtrauchern. Bei starken Rauchern sogar viermal so hoch.

Wir rutschten immer tiefer in unsere Sitze.

Nach sechzig Minuten machten wir Pause. Es war uns nicht nur gestattet, sondern wir wurden sogar dazu aufgefordert, unbedingt eine zu rauchen.

»Macht ein Ritual daraus! Lasst es eure letzte sein.«

Nach der Pause sahen wir, vollgepumpt mit Qualm und Nikotin, die Sache schon gelassener. Der ganze Saal stank nach Rauch.

Jetzt berichtete Kojak von den Vorteilen des Nichtrauchens. Wie toll unser neues Leben werden würde. Dabei wiederholte er immerzu: »Denkt dran, Leute. Es ist nicht die erste Zigarette, die euch rückfällig werden lässt. Es ist der erste Zug. Hört ihr? DER ERSTE ZUG. Tut euch den Gefallen: Lasst es sein.«

Während er weitersprach und seine Powerpoint-Präsentation abspulte, gingen wir der Reihe nach an die Seite des Hörsaals zu einem kleinen Tisch. Dort saß der ärztliche Leiter des Programms, Doktor Hock. Er spritzte uns eine Kochsalzlösung oder so etwas in die

Akupunktur-Punkte am Ohr. Neuraltherapie nannte sich das. Das sollte die Gier nach einer Zigarette, dieses Brennen in der Brust und in der Kehle, also den Suchtdruck, dämpfen.

Gab es das nicht auch für Alkoholabhängige? Beim letzten Mal glaubte ich tatsächlich, einen Unterschied zu meinen sonstigen Versuchen bemerkt zu haben. Während ich bei meinen früheren Versuchen, mit dem Rauchen aufzuhören, am liebsten schreiend gegen die Wand gerannt wäre, und zwar einmal pro Sekunde, dachte ich dieses Mal nur alle fünf Minuten: »Oh, ich rauche ja gar nicht.« Bis Thomas' Zigaretten unbeaufsichtigt auf dem Tisch lagen.

Doktor Hock war ein ausnehmend freundlicher, herzlicher Mann.

»Sie sind …?«, fragte er mich mit einem offenen Blick.

»Andrea Noack.«

»Glückwunsch, Frau Noack, dass Sie hierhergekommen sind. Heute beginnt Ihr neues Leben.«

»Das haben Sie beim letzten Mal auch gesagt. Trotzdem bin ich nach drei Wochen rückfällig geworden.«

»Das macht nichts, Frau Noack. Rauchen ist die schwerste Suchterkrankung, die wir kennen. Einfach immer wieder versuchen. Irgendwann klappt es. Wie oft haben Sie es denn schon probiert?« Er hatte inzwischen mein linkes Ohr desinfiziert und die Spritze aufgezogen.

»Mindestens zehnmal.«

Doktor Hock spritzte mir jetzt das Zeug rein. Es pikste fünfmal.

»Das ist ganz normal. Die wenigsten schaffen es gleich beim ersten Mal. Meiner Meinung nach sind das meistens Legenden. Beim ersten Mal gleich aufgehört, völlig mühelos … ist meistens gelogen. Drehen Sie sich bitte um?«

Er hatte noch die halbe Spritze übrig. Dann desinfizierte er mein rechtes Ohr. Fünfmal piksen. Fertig. Handshake.

»Viel Glück, Frau Noack! Sie schaffen das.« Dann laut in den Saal rein: »Der Nächste bitte!«

Auf halbem Weg kam mir Juliane entgegen. Wir grinsten uns an. Ich fühlte mich ein bisschen wie nach dem Jawort auf dem Standesamt. Oder nach dem ersten Zungenkuss. Oder nach der Zeugnisvergabe. Nach der Präsentation. Irgendwas war anders. Nie mehr so wie vorher.

Dieses Mal zog ich alle Register, um durchzuhalten. Thomas musste seine Kippen immer wegräumen, was er aber meistens vergaß. Ein gefährlicher Streitpunkt.

Als Erstes ging ich zu Doktor Gonzenheim und berichtete ihm von meinem Erfolg. Er strahlte mich an und machte mir wieder Komplimente.

»Frau Noack, Sie sind so eine tolle Frau. Sie schaffen das. Sie haben schon so viel geschafft. Wie lange sind Sie jetzt abstinent?«

»Zwei Jahre, elf Monate und zehn Tage.«

»Dann können Sie ja bald Dreijähriges feiern. Ohne Alkohol natürlich.«

»Und ohne Zigaretten …«

»Frau Noack, wenn Rauchen gesund wäre, würde ich qualmen wie ein Kamin. Aber es ist nicht gesund. Deshalb habe ich schon vor Jahren aufgehört. Und jetzt bin ich froh darüber. Das wird Ihnen ganz genauso gehen.«

Ich fragte ihn, ob er mir Akupunktur verschreiben könne.

»Normalerweise nicht«, sagte er. »Akupunktur ist keine Kassenleistung.«

»Und wenn ich in die Institutsambulanz gehe?«

»Gute Idee. Sie sind zu intelligent für mich.«

So ging das die ganze Zeit. Ein Besuch bei Doktor Gonzenheim, und mein zerrüttetes Selbstwertgefühl war wiederaufgerichtet. Ich verließ die Praxis mit einem Rezept für die PIA – die Psychiatrische Institutsambulanz im AKH. Dort kennt man mich, und ich kenne sie. Und ich war willens, zur Unterstützung dieses Entzuges jede Krücke anzunehmen, auf die ich mich ohne zusätzliche Kosten stützen konnte.

Nicht dazugehören

Früher fühlte ich mich nichts und niemandem zugehörig. Höchstens bei einer Technoparty. Aber nun ... Den Sozis? Im Prinzip schon, aber die sind mittlerweile doch genauso verspackte Machtpolitiker geworden wie der politische Gegner. Außerdem haben sie uns unsere prekären Lebensumstände beschert.

Den Grünen? Kaum sind sie in einer Regierung, gibt es plötzlich Sachzwänge, und sie ändern ihre Meinung.

Der Antifa? Irgendwie sind die auch teilweise schräg drauf. Außerdem sind sie zu jung für mich und zu naiv, was ja gleichzeitig das Sympathische an ihnen ist.

Auch während der vielen Jahre in der Werbebranche hatte ich oft das Gefühl, nicht dazuzugehören. Im Grunde meines Herzens wusste ich, dass das, was ich tue, nicht nur völlig unbedeutend, sondern ein großer Bullshit ist. So geht es vielen Leuten in der Branche. Deshalb wird auch fleißig getrunken, gekifft und gekokst, weil man es anders ja gar nicht aushalten kann.

Mein großer Traum ist, dass eines Tages alle Leute aus der Werbebranche von jetzt auf gleich ihre Arbeit niederlegen, die Agenturen besetzen, keinen Handschlag mehr arbeiten, mit markigen Sprüchen beschriftete Plakate – das können sie schließlich – aus den Fenstern hängen und große Happenings veranstalten. Eine Forderung der Agenturleute an die Konzerne wäre, endlich sinnvolle

Produkte herzustellen, die wir wirklich gebrauchen können, die uns nicht krank machen und nicht die Umwelt verschmutzen. Der ganze Mist, den die Industrie für uns produziert, würde in den Regalen liegen bleiben und vergammeln. Ha, da wäre was los.

Das Problem ist nur, dass kaum jemand in der Werbung bereit wäre, das Spektakel zu unterstützen. Ganz ehrlich, bei hundertzwanzigtausend Euro im Jahr würde ich mir das auch überlegen. Wie heißt es doch? Die Hand, die einen füttert, beißt man nicht, und darum wird es weitergehen wie gehabt.

Und der Nachwuchs geht nie aus. Es finden sich immer wieder junge Leute, die sich ausbeuten lassen und bereit sind, nahezu alles zu tun, weil sie in der Branche Fuß fassen und vorankommen möchten. Sie sind gierig nach Ruhm und Ehre, nach Bewunderung, nach schicken Anzügen oder einer Kelly Bag von Hermès, nach einem Porsche, nach einer wichtigen Position, nach Geld, nach viel, viel Geld. Und die Bosse nutzen das aus. Deshalb lassen sich die aufstrebenden Berufseinsteiger mit knirschenden Zähnen ausbeuten, um irgendwann durch eine Nische hindurchzuschlüpfen in die heiligen Hallen der oberen Etagen. Leider ist diese Nische bereits hermetisch abgeriegelt von denen, die dort schon sitzen. Deshalb kann das Hindurchschlüpfen lange dauern und ist eine schwierige Angelegenheit. Meistens jedoch klappt es überhaupt nicht.

Dazugehören

Seit ich Alkoholikerin bin, weiß ich endlich wieder, wie sich Zugehörigkeit anfühlt.

Wenn ich in meine Selbsthilfegruppe gehe, steht zweifelsfrei fest, dass ich dazugehöre. Das war nicht von Anfang an so. Im ersten

Jahr – erinnert ihr euch? – dachte ich noch: »So schlimm, wie die drauf sind, ist das bei mir noch lange nicht. *Das* sind richtige Alkoholiker, aber ich doch nicht. Die haben körperliche Entzugserscheinungen, Tatterich und so, womöglich schon Krampfanfälle gehabt, die fangen schon morgens an zu trinken, der trinkt ja zwei Flaschen Wodka am Tag, ich aber trinke höchstens Wein, die bauen ständig Rückfälle und können dann nicht mehr aufhören, ohne ins Krankenhaus zu gehen, aber *ich* … Ich weiß noch gar nicht, ob ich *überhaupt* eine *echte* Alkoholikerin bin.«

Kein Gedanke mehr daran, dass ich schon nervös wurde, wenn um achtzehn Uhr kein Wein im Haus war. Vergessen, dass ich immer gleich zwei Flaschen kaufte, weil eine nicht genug war. Verdrängt, dass ich jeden Abend getrunken hatte, und das trotz des am Morgen gefassten felsenfesten Vorsatzes, heute mal *nichts* zu trinken. Doch diese Zeiten sind vorbei. Heute gehöre ich definitiv dazu.

So wie bei der Akupunktur im AKH. Die Nadeln wurden gestochen, es war ruhig, es herrschte eine angenehme Atmosphäre. Da saßen Leute, die ich noch nie zuvor gesehen hatte. Der Patient neben mir zitterte so sehr, dass er die Packung der Akupunkturnadeln gar nicht öffnen konnte. Er sah total fertig aus. Ich fragte ihn: »Bist du neu hier?« Dankbar schaute er mich an. »Dritter Tag heute.«

Jetzt kam Frau Löhrmann, um ihm mit den Nadeln zu helfen. Dann stellte sie die Musik an, machte das Licht aus, ging hinaus und schloss hinter sich die Tür.

Es gibt keine intimere Situation, als wenn ein paar nüchterne, entzügige Alkoholiker mit Akupunkturnadeln in den Ohren und geschlossenen Augen zusammen in einem Raum sitzen, selbst wenn sie sich kaum kennen. Spätestens wenn du hier angekommen bist, weißt du, dass du dazugehörst.

Schmalhans

Heute macht es mir nichts mehr aus, wenig Geld zu haben. Aber ich hatte das Sparen nicht gelernt. Sosehr meine Eltern auch versucht hatten, es mir beizubringen, es nützte nichts. Ich konnte mit Geld einfach nicht umgehen. Aber bislang war meistens in letzter Sekunde irgendwoher Nachschub gekommen.

Darauf warteten wir nun wieder. Ich hatte schon ziemlich lange nichts mehr verdient. Meine Reserven waren längst aufgebraucht.

Deshalb verwendete ich in diesen Tagen von allem so wenig wie möglich. Nur ein Tropfen Duschbad, aufgeschäumt mit so einem Puschel, den es jetzt überall als Werbegeschenk gab. Beim Abwaschen wischte ich das Spülmittel mit dem Lappen von der Flasche ab, das musste genügen. Wenn die Flasche fast leer war, füllte ich sie mit Wasser auf. Das reichte noch mal zwei Wochen. Ich dachte an meine Oma. Die konnte sparen. Beim nächsten Kuchenbacken mit Marie legte ich die frische Butter in die Butterdose und fettete mit dem Butterpapier die Backform ein. Die alte, schon leicht ranzige Butter nahm ich zum Backen. Die hätte ich früher weggeworfen.

Zum Glück war es Sommer, und wir mussten nicht heizen. Ich wurde Stammkunde bei Aldi. Früher hätte ich noch die Nase darüber gerümpft, beim Discounter einzukaufen. Insbesondere wenn die Kollegen aus der Geschäftsleitung mit ihren Porsches bei Aldi vorfuhren. »Warum machst du denn Werbung für Markenartikel, wenn du die Produkte selbst gar nicht kaufst? Dann funktioniert doch die Werbung gar nicht!«, gab ich zu bedenken. »Mir doch egal«, war die Antwort, »gespart ist gespart.«

Tatsächlich kam am Ende des Monats der Einkommensteuerbescheid vom Finanzamt. Viertausend Euro Erstattung. Die nächsten vier Mietzahlungen waren gerettet. Mehr aber auch nicht.

Wir gehen in Rente

Rettung nahte in Form eines Schreibens von der Deutschen Rentenversicherung.

Sie fragten vorsichtig an, ob ich denn überhaupt noch arbeiten könne, nachdem ich schon so lange krankgeschrieben sei. Ich verneinte, und sie schickten mich in Rente. Das ist im Grunde die ganze Geschichte.

Doch so einfach ging das nicht. Der DIN-A4-Umschlag der Rentenversicherung war fünf Zentimeter dick. Er enthielt ein Anschreiben, das ich nicht verstand, und einen Stapel Papier mit vielen Kästchen zum Ankreuzen.

»Kürzlich haben Sie Ihre Leistung zur medizinischen Rehabilitation« – damit meinten sie wohl die Nachsorgetherapie – »bzw. zur Teilhabe am Arbeitsleben beendet, die der wesentlichen Besserung oder Wiederherstellung Ihrer Erwerbsfähigkeit dienen sollte. Nach Beurteilung der Ärzte, die Sie dort betreut haben, hat bei Abschluss der Leistung eine nicht unerhebliche Minderung Ihrer Leistungsfähigkeit vorgelegen, sodass das Vorliegen von verminderter Erwerbsfähigkeit im rentenrechtlichen Sinn nicht ausgeschlossen werden kann.«

Nach mehrtägigem Studium dieses Anschreibens wurde mir klar, dass man herausfinden wollte, ob ich krank genug für eine Rente wegen teilweiser oder voller Erwerbsminderung war. Ich verstand: *Möglicherweise sind Sie so krank, dass Ihnen eine Rente zusteht.* Heilige

Scheiße. So weit war es schon mit mir, dabei war ich gerade mal vierundfünfzig.

»Ob Sie tatsächlich vermindert erwerbsfähig sind und Ihnen eine Rente zusteht, kann nur in einem Rentenfeststellungsverfahren geprüft werden. Hierzu übersenden wir Ihnen die erforderlichen Antragsvordrucke.«

Ich kenne nicht wenige Alkoholiker, die schon nach diesen beiden Passagen zum Büdchen gerannt wären und sich eine Zündkerze, einen Flachmann oder gleich eine Flasche Wodka geholt hätten. Nicht so Andrea Noack, die coolste Abstinenzlerin von Hamburg. Ach was, von Deutschland. Tapfer wühlte ich mich durch die Fragebögen. Vereinbarte einen Termin in der Rentenberatungsstelle. Nur drei Monate Wartezeit. So viele Anfragen? Herrje. Ich besorgte Steuerbescheide von anno dazumal. Verfasste eine Begründung, warum ich nicht mehr arbeiten konnte. Besorgte die Sterbeurkunde meines Urgroßvaters. Die Entnazifizierungsbestätigung meines Großvaters. Legte einen DNA-Test und einen abgebrochenen Fußnagel bei als Beweis, dass ich auch wirklich die Person war, die Rente beantragte.

Schließlich war der Antrag fertig. Ich gab ihn persönlich am Postschalter ab und hatte ein Gefühl wie bei der Bewerbung um einen Studienplatz.

Nach zwei Monaten kam der Bescheid.

»Sehr geehrte Frau Noack,

auf Ihren Antrag vom 24.04.2012 erhalten Sie von uns

Rente wegen voller Erwerbsminderung.

Die Rente beginnt am 01.04.2012.«

Nun hatte ich es schwarz auf weiß. Ich bin für den Arbeitsmarkt nicht mehr zu gebrauchen. Die Werbung und der Alkohol haben mich kaputt gemacht.

Ich bekam einen Rentnerausweis und 637,05 Euro im Monat.

Die Höhe dieser Rente war natürlich eine Katastrophe. Und das nach fünfundzwanzig Jahren Schufterei auf den Galeeren dieser Marketingwelt. Doch ich bin selbst schuld. Hätte ich nicht drei dumme Fehler gemacht, stünde ich jetzt besser da.

Fehler Nummer eins: kündigen, weil mir die Arbeit auf den Wecker ging. Ich hatte die Nase gestrichen voll vom ewigen Genörgel des Kunden, den Tausenden von Änderungen auf einem einzigen Storyboard, dem popeligen Herumgeschiebe von Copystrategien wie »Schmeckt gut, tut gut«. Also: Kündigung. Einen Tag lang großartig gefühlt. Danach dumm aus der Wäsche geschaut. Der Agentur zwei Gehälter geschenkt. Weihnachtsgeld und Bonus. Wie blöd kann man sein?

Fehler Nummer zwei: ein Kind bekommen. In diesem Moment war das, was man vielleicht irgendwann »Karriere« hätte nennen können, definitiv an die Wand gefahren. Da können mir die weich gespülten Parolen der Politiker zum Thema Gleichberechtigung auch nichts vormachen.

Fehler Nummer drei: das Kind bekommen, als ich selbstständig war. Null Absicherung, null Mutterschaftsurlaub, null Möglichkeit, in eine Firma zurückzukehren, null Unterstützung vom Staat bis auf ein bisschen Erziehungsgeld, damals sechs Monate, soweit ich mich erinnere.

Denn als sogenannte Einzelunternehmerin lässt dich der Staat nicht nur am ausgestreckten Arm verhungern, sondern du hast bei den Leuten auch noch ein Bonzenimage. Die hören einmal »Tagessatz fünfhundert Euro«, und schon halten sie dich für reich. Obwohl ich zu diesem Tagessatz nicht mal die Hälfte des Jahres gebucht wurde. Und obwohl ich die ganze Arbeit selber machte. Oder hatte ich als Einzelunternehmerin vielleicht Angestellte, die mir die Buchhaltung abnahmen? Nein. Hatte ich eine Oma in der Nähe, die auf das Kind aufpassen konnte? Nein. Gab es eine Krippe für Kinder unter drei Jahren? Nein. Musste ich mir einen Babysitter suchen und privat bezahlen? Ja. Aber wann hätte ich dieses Geld verdienen sollen?

»Du kannst doch von zu aus Hause arbeiten.«

Hat schon mal jemand probiert, eine Idee zu entwickeln oder einen Text zu schreiben, während ein Kleinkind um einen herumwuselt?

»Wieso? Die schlafen doch die ganze Zeit.«

Schlafen? Mein Kind lernte mit neun Monaten gleichzeitig sitzen und krabbeln. Kind mit Spielzeug auf eine Decke setzen und nebenher arbeiten? Kannst du knicken.

»Aber du wolltest doch das Kind.«

Natürlich wollte ich das. Aber nicht, dass mein Berufsleben damit zu Ende ist.

»Und wer soll sich deiner Meinung nach sonst um das Kind kümmern?«

Eine Tagesmutter oder ein Babysitter wären nicht schlecht. Aber ich finde keinen.

»Wie, du hast keinen Babysitter? Ich besorge dir jemand!«

Egal wer, Hauptsache, er nimmt das Kind. Nebenher kann er gleich die Wohnung ausrauben.

»Du, nächste Woche ist Präsentation. Da brauchen wir dich schon in der Agentur!«

Ja, ja.

»Unternehmerin« ist ein großes Wort. Der Kleinkram im Alltag dieser Unternehmerin sieht anders aus. Entweder, sie hat zu viel zu tun oder zu wenig. Ständig leidet sie unter Existenzängsten. Hat sie endlich einen größeren Auftrag an Land gezogen, weiß sie nicht, wohin mit dem Kind. Ein Teilzeitjob in der Werbung? Kannst du vergessen. Ein Teilzeitjob als Führungskraft? Wo lebst du? Das ganze Zeug muss jetzt, hier, sofort und unter allen Umständen fertig werden. So sitzt du auch hochschwanger noch zehn Stunden täglich am Schreibtisch, um eine Reserve zu schaffen. Die nach drei Monaten aufgebraucht ist. Rechne ich meinen Verdienst auf das ganze Jahr um, komme ich auf einen Stundenlohn von höchstens fünf Euro. Sage ich, mein Stundensatz beträgt achtzig Euro, heißt es: »Boah, du trägst ja eine Mörderkohle nach Hause!« Davon, dass ich als Freiberuflerin weder bezahlten Urlaub habe noch bei Krankheit Geld bekomme, ist keine Rede. Arbeitslos? Dein Problem. Insolvent? Wohl schlecht gewirtschaftet. Kunde zahlt nicht? Wird schon seine Gründe haben.

Aufträge oder nicht – die Steuererklärung muss gemacht werden. Wenn das Finanzamt dann die Steuer für das Geld in Rechnung stellt, das du vor drei Jahren verdient und längst für Miete, Essen und den ganzen Kram ausgegeben hast, musst du sofort bezahlen. Ohne Wenn und Aber. Nur wovon?

Trotzdem. »Ich bin Unternehmerin« oder »Ich bin selbstständig« hört sich immer noch besser an als »Ich bin arbeitslos«. Wenn ich aber gewusst hätte, wie hart diese Selbstständigkeit würde, hätte ich mich niemals dafür entschieden. Sondern wäre Lehrerin geworden, wie ich es ursprünglich mal vorhatte. Zumal der Beginn meiner Selbstständigkeit ziemlich genau mit dem Ende des Werbebooms zusammenfiel. Und ein, zwei Jahre später, nach 9/11 sowieso, waren die fetten Jahre ein für alle Mal vorbei.

Erst denkst du noch: »Gut, dass ich während der Saure-Gurken-Zeit im Sommer nicht im Büro sitzen muss.« Und gehst mit deinem kleinen Kind ins Schwimmbad. Ich hasse Schwimmbäder! Dann denkst du: »Die Saure-Gurken-Zeit dauert dieses Mal aber lang. Fliegen wir halt eine Woche nach Ibiza.« Auf dem Weg zum Flughafen ruft dich dein Bankberater an und erklärt dir, dass dein Dispo mit sofortiger Wirkung gekündigt und die EC-Karte gesperrt sei.

Hast du dann nach Weihnachten immer noch keinen Job, weißt du: Jetzt herrscht Rezession. Aussprechen darf man dieses größte aller Tabus aber nicht.

Vor ein paar Jahren, es herrschte wieder einmal finanzielle Flaute bei uns, saßen Thomas und ich am Küchentisch und überlegten, wo neue Kohle herkommen könnte.

»Es ist total fies, dass Leute, die verheiratet sind, viel weniger Steuern zahlen müssen«, sagte ich.

»Echt?« Thomas hatte mal wieder keine Ahnung.

»Ja, das nennt sich Splitting.« Ich komme schließlich aus einem Steuerberaterhaushalt.

»Wie viel wäre das wohl bei uns?«

»Moment.« Ich suchte im Internet einen Gehaltsrechner und tippte unsere Zahlen ein. Einmal mit Steuerklasse zwei, wie wir es damals hatten. Und einmal mit Steuerklasse drei und fünf für Verheiratete. Nicht zu fassen. Ich rannte zurück in die Küche.

»Siebentausend Euro.«

Thomas stand auf und warf sich vor mir auf die Knie.

»Willst du meine Frau werden?«

»Ja, du Vollidiot.«

Am neunundzwanzigsten Dezember heirateten wir.

Der neue Hund

Ich hatte schon immer von einem großen Hund geträumt – einem Altdeutschen Schäferhund, wie Bär, der Hund meiner Oma. Der beste Freund in meiner Kindheit.

Wenn ich auf der Hundewiese den Mops einfangen musste, weil er sich wieder mit einem großen Rüden angelegt hatte, sagte ich: »Beim nächsten Mal nehme ich einen rückenfreundlichen Hund.«

Irgendwann saßen wir vor der Website dieser Tierschutzorganisation.

Marie und ich klickten die Bilder durch.

Wir verliebten uns in eine größere schwarze Hündin. Aber sie war schon vergeben.

Wir versuchten es mit einer braun-weißen Hündin. Auch die war schon weg. Was machten die denn? Die falschen Hunde inserieren?

Und plötzlich waren da diese neun Welpen. Sechs schwarze, drei helle.

»Ein Welpe? Marie, weißt du, was das bedeutet?«

»Aber die sind so süß, Mama.«

»Kannst du dich noch daran erinnern, wie anstrengend das mit Yoda war?«

»Das war doch nicht anstrengend.«

»Ja, weil ich ihn erzogen habe, und nicht du. Du hast dich nach zwei Wochen nicht mehr für ihn interessiert.«

»Aber dieses Mal kümmere ich mich um den Hund. Versprochen!« Okay. Immerhin war sie gerade achtzehn geworden.

Wir schickten eine E-Mail und fragten nach den Welpen.

Zwei Stunden später klingelte das Telefon. Wir erfuhren, dass die Mutter eine Mallorquinische Schäferhündin sei. Nie gehört. Ein Perro de pastor mallorquin. Oder, auf Katalanisch, ein Ca de Bestiar. Ausgesetzt, vermutlich weil sie trächtig gewesen sei. In der Perrara, der Tötungsstation, habe sie neun Welpen geworfen. Dass diese Tiere sehr anspruchsvoll seien. Dass sie viel Beschäftigung und am besten Haus und Hof zum Bewachen bräuchten, weil sie sehr gute Wachhunde seien. Dass einmal am Tag eine Stunde Waldspaziergang nicht ausreiche um diese Hunde zu beschäftigen. Man bläute uns ausführlich ein, dass diese Hunde sehr konsequent erzogen werden müssten, weil sie ansonsten nicht zu bändigen seien.

Doch es war bereits um uns geschehen.

Am dreiundzwanzigsten November holten wir Kleopatra am Flughafen ab. Sie war schwarz und hatte einen weißen Fleck in Form eines Engels auf der Brust.

Jetzt hatte ich meinen rückenfreundlichen Schäferhund.

Job im Flüchtlingscamp

Plötzlich war in allen Medien nur noch von Flüchtlingen die Rede.

Lange Schlangen von Menschen, die ihr bisschen Hab und Gut in Plastiktüten verstaut hatten, wanderten über die Balkanroute nach Deutschland. Mich erinnerten sie an die Trecks gen Westen. Viele von ihnen kamen auch nach Hamburg. Die ehrenamtlichen Helfer überschlugen sich. Auch ich wollte etwas tun, am liebsten mit Kindern. Nach wenigen Wochen stiegen die ersten Helfer schon wieder aus, weil sie ein Burn-out hatten. Was sollte ich da erst sagen? Das hatte ich bereits nach drei Tagen.

Ich glaube, dass die Leute so gern helfen, weil sie damit endlich etwas Sinnvolles tun können. Warum sonst sollte man freiwillig nach der Arbeit noch viele Stunden in den Messehallen verbringen und Klamotten sortieren? Oder seinen Jahresurlaub opfern, um gemeinsam mit den neuen Mitbürgern Straßenfeste zu organisieren?

Fröhlichkeit und Aufbruchstimmung herrschten in der Stadt, wie ich sie zuvor noch nie erlebt hatte. Die Hamburger wurden plötzlich nett. Fühlte ich mich etwa neuerdings zu Hause hier?

Da traf ich zufällig einen Freund, der einen Catering-Service leitet. Er berichtete mir, dass in seiner Firma, die in den großen Erstaufnahmezentren die Geflüchteten verköstigte, die Hölle los sei. Er meinte, dass er nicht genug Leute habe für die Essenszubereitung und -ausgabe.

»Wolltest du nicht was mit Flüchtlingen machen? Fang doch bei uns an. Da verdienst du sogar ein bisschen was. Wir zahlen einen Euro mehr als den Mindestlohn. Überleg's dir.«

Erst dachte ich, so ein Quatsch. Aber für Marie wäre das doch ein super Ferienjob.

Schließlich arbeiteten wir beide dort. So hatte ich plötzlich einen Minijob. Mehr darf ich aus gesundheitlichen Gründen sowieso nicht arbeiten. Zweiundfünfzig Stunden im Monat. Machte vierhundertfünfzig Euro im Monat. Ich schwamm mit einem Mal im Geld.

Ich lernte, was Schichtarbeit bedeutet und in zwei Stunden zwölfhundert meist junge Leute mit Essen zu versorgen, neunzig Prozent davon Männer zwischen zwanzig und dreißig Jahren. Ein paar Familien mit kleinen Kindern waren auch darunter. Sie durften das Essen mit auf ihr Zimmer nehmen. Ich lernte neue Menschen kennen, die ich sonst nie getroffen hätte. Ich musste nur machen, was die Schichtleiterin sagte. Nicht denken. Nicht entscheiden. Einfach machen. Wie herrlich. Ich liebte diesen Job.

Nach jeder Schicht hatte ich das Gefühl, etwas Gutes getan zu haben. Tausendzweihundert Menschen waren vorher hungrig gewesen, jetzt waren sie satt. Hatten sich über mein Lächeln gefreut, eine Extraportion Salat, etwas Süßes. Letzteres war natürlich verboten, aber wir steckten ihnen trotzdem manchmal etwas zu.

Manche hatten vor Angst flackernde Augen. Manche sprachen überhaupt nicht, sondern deuteten nur mit dem Kinn auf das, was sie haben wollten. Dazu schnalzten sie mit der Zunge. Erst nach Wochen kapierten wir, dass einmal schnalzen *Ja* und zweimal schnalzen *Nein* bedeutet. Fortan schnalzten wir Kollegen uns nur noch an bei der Arbeit und lachten uns kaputt darüber.

Es waren auch ein paar Aggros dabei. Vermutlich Traumatisierte. Oder Arschlöcher. Oder beides. Ist ja meistens so. Die wurden dann von den Securitys hinauskomplimentiert.

Einmal schnauzte mich ein ganz junger Typ an und sagte, er wolle nur Salat. Ich gab ihm nur Salat. Er verlangte: »Mea!« Ich gab ihm mehr. Er sagte noch mal: »Mea!« Ich gab ihm noch mehr. Und wieder: »Mea! Mea!« Ich sagte: »Sorry, die anderen wollen auch noch was.« Da riss er mir den Teller mit dem Salat aus der Hand und kippte ihn mir über den Kopf. Zum Glück noch ohne Sauce und nur auf einem Pappteller.

Im ersten Moment war ich total sauer und hätte ihm am liebsten eine gescheuert. Doch dann musste ich lachen, weil alle mich blöd anglotzten. Der Salatwerfer lachte auch, aber er wurde trotzdem rausgeworfen. Am nächsten Tag war er fromm wie ein Lämmchen. Und ich stellte fest, dass ich mich über so etwas gar nicht mehr aufregte. Das musste von der Nüchternheit kommen.

Nach ein paar Monaten kamen immer weniger Geflüchtete. Aber in einem anderen Camp wurden dringend Helfer gebraucht. Es war ein Camp nur für Frauen und Kinder, die allein gereist waren und sowohl in ihrem Heimatland als auch auf der Flucht viel Gewalt, Terror und Angst erlebt hatten. Sie schliefen in einer notdürftig hergerichteten Kfz-Halle, die Küche und die Essensausgabe befanden sich in einem Zelt.

Es sollte die schönste Arbeit werden, die ich je gemacht hatte.

Die Frauen waren so dankbar, dass sie in Sicherheit waren, die Kinder tauten auch langsam auf. Wir verstanden uns gut mit den Typen von der Securityfirma. Es waren lauter nette Kerle und auch die eine oder andere Frau. Omar. Schwarz und zwei Meter groß. Kerem. Hamid. Natascha. Auch sie bekamen von uns heimlich Essen zugeschoben.

Unsere Verträge waren befristet, und irgendwann kamen kaum noch neue Geflüchtete nach Deutschland. Aber ich hatte neue Freunde gefunden. Sammy aus Ghana, Azadeh aus dem Iran, Farid aus Afghanistan und viele Syrer. Eine Familie ist christlichen Glaubens, zwei junge Männer sind muslimisch. Mohamed ist allein, Rami hat Familie. Sie laden mich immer wieder zum Essen ein und servieren solche Mengen an Fleisch, Hummus, Salat und gefülltem Gemüse, dass sich die Tische biegen. Der große Vorteil ist: Sie trinken keinen Alkohol. Zum Essen werden Wasser, Cola und Fanta serviert, und ich muss nicht erklären, warum ich keinen Wein und kein Bier trinke.

Ich habe schon oft versucht, sie zu uns zum Essen einzuladen. Sie kommen aber nicht, weil sie Angst vor den Hunden haben. In Syrien sind Hunde wilde Tiere.

Als Majad einmal zum Kaffeetrinken bei mir war, musste ich den Mops an die Heizung binden, so große Angst hatte sie vor ihm. Er winselte die ganze Zeit, weil er bei uns sein wollte. Unseren großen schwarzen Hund hatten wir damals noch gar nicht. Während Majad und ich versuchten, uns gegenseitig Arabisch und Deutsch beizubringen, saß sie starr vor Angst auf ihrem Stuhl. Ähnlich wie ich, als Frau Ehrlich die Nummer mit dem Igel als Onkel Franz durchgezogen hat.

Seither war Majad nie wieder hier.

Psycho

Am liebsten hätte ich jemand zusammengeschlagen. Oder das Autofenster runtergelassen und laut rausgebrüllt, dass Hamburg nur aus Arschlöchern besteht und aus Leuten, die nicht Auto fahren können. Oder ich wäre gegen einen Baum gefahren. Hätte ein paar Mülltonnen umgetreten. Oder den Hund einfach erwürgt. Aber nein, der Hund konnte doch gar nichts dafür. Es war alles meine Schuld.

Es war meine Schuld, dass der Hund unerzogen war, überhaupt nicht auf mich hörte und sich bei mir losriss. Es war meine Schuld, dass der Hund bei mir machte, was er wollte, während er bei Marie aufs Wort hörte. Ich hätte mir eben von Anfang an mehr Respekt verschaffen müssen. Das war nun mal so bei einem Schäferhund. Von wegen mit großem schwarzem Hund mit riesigen Zähnen elegant an der Leine laufen. Nein, mich von großem schwarzem Hund mit riesigen Zähnen durch den Stadtpark ziehen lassen.

»Sorry, dass der Hund Sie umgerannt hat! Sie ist noch ganz jung und verspielt!« Fehlte nur noch, dass das Scheißvieh mich mit der Schleppleine umriss und ich auf die Nase fiel. Meinen Fußknöchel hatte sie mir auf diese Weise schon geprellt und mit einem Tattoo versehen, das ich gar nicht bestellt hatte.

Warum genau hatte ich noch mal einen Schäferhund haben wollen? Ich musste lange überlegen. Ach ja. Weil der Hund von Oma ein Schäferhund war. Bär. Der große, starke, gefährliche Bär, auf dem ich als Kind geritten war und mit dem ich mir sein Futter geteilt hatte. Bär, für dessen Erziehung andere zuständig gewesen waren. Der genauso aussah, wie er hieß. Mit Pfoten so groß wie der Kinderspaten, der im Schuppen stand. Der altdeutsche, unkastrierte Rüde, der ab und zu stiften gegangen war, um einer läufigen Hündin hinterherzuschnüffeln. Wovon ich mit fünf natürlich noch keine Ahnung hatte. Oft wurde die Geschichte kolportiert, dass der Hund mich als Säugling fast aus dem Kinderwagen geraubt und aufgefressen hätte wie der böse Wolf die Großmutter vom Rotkäppchen, wäre nicht meine Oma mit dem Kehrbesen dazwischengegangen. Nach diesem Vorfall ließ der Hund wiederum keinen außer meiner Oma an mich ran. Und mit einem solch gefährlichen Tier kam ich zurecht. Es fraß mir förmlich aus der Hand – jeden Tag das harte Stück von meiner Brezel.

Aber so ein Hund war Kleo nicht. Ja, sie war wunderschön. Schwarz mit ihrem weißen Engel auf der Brust. Ein Bild von einem Hund. Von uns in einem Anfall emotionaler Verwirrung adoptiert. Bei ihrer Erziehung hatte ich allerdings vollkommen versagt. Und sie war genauso ein Energiebündel, wie man uns den Perro de pastor mallorquin beschrieben hatte. Besonders wenn es, wie heute, heiß und der Stadtparksee in der Nähe war.

Nun stand ich hier an der Ampel und heulte vor Wut. Warum machte ich das alles? Warum nur war ich, verdammt noch mal, zu allem zu blöd?

Ich konnte mich später noch nicht mal auf den Balkon setzen und eine rauchen. Geschweige denn, ein Gläschen trinken. Mann, waren das herrliche Zeiten gewesen. Ein paar Züge von einer Zigarette, und schon war der ganze Mist vernebelt, nicht mehr erkennbar, nicht so wichtig. Nach ein, zwei Gläschen Wein oder Prosecco war das Leben wieder schön. Der Hund würde das alles schon noch lernen. Irgendwie würden wir schon wieder zu Geld kommen. Das war doch immer so. Im letzten Moment kam doch immer von irgendwo Geld her. Vom Finanzamt. Von Mama. Von Oma. Von Tante Lieschen. Irgendwie ging es immer weiter.

Aber ohne Vernebelungssubstanzen war das nicht so einfach. Du musst den Tatsachen ins Auge sehen. Du musst die Wahrheit akzeptieren. Du musst die negativen Gefühle spüren. Du kannst sie nicht mehr zur Seite schieben. Du musst da durch.

Da fiel mir ein: Hatte ich meine Tabletten genommen? Womöglich nicht. Aha. Dann waren das gar keine echten Gefühle, sondern nur eine beschissene Depression? Wie sollte man sich da noch auskennen?

Irgendwann war die Wut verraucht.

Ich bin nicht daran gestorben.

Ich hatte nicht getrunken. Und nicht geraucht.

Vor dem Hunde

Ein Hund schafft Struktur im Tagesablauf. Vor allem für Alkoholiker*innen, die genau damit große Probleme haben, ist das äußerst hilfreich. Du musst mit ihm raus, und zwar schon ziemlich früh am Morgen, du musst den Hund füttern, mit ihm spielen und mehrmals täglich mit ihm spazieren gehen. Dafür liebt er dich bedingungslos. Deinen Hund kümmert es nicht, ob du schlechte Laune hast oder ungewaschene Haare – er liebt dich so, wie du bist, vierundzwanzig Stunden am Tag, ohne jedes Wenn und Aber. Dadurch macht er nicht nur einen großartigen Job als Therapiehund, sondern ist gleichzeitig ein lebendiges Antidepressivum. Jedes Mal, wenn ich unseren Mops anschaue, muss ich grinsen, weil er einen derart komischen

Gesichtsausdruck hat. Wenn das keine antidepressive Wirkung hat, weiß ich auch nicht. Vielleicht reicht ein Hund als Antidepressivum nicht ganz aus, aber ein Anfang ist gemacht.

Wenn du dich nicht gar zu dumm anstellst, hört der Hund irgendwann auf dich. Er macht, was du sagst – komm her, sitz, mach Platz, bei Fuß. Das stärkt das Selbstwertgefühl. (Wenn schon sonst keiner macht, was du vorschlägst.)

Hinzu kommt: Vor dem Hunde ist jeder gleich. Besonders vor dem unerzogenen. Da nützt es gar nichts, wenn du Marketingvorstand bei Schießmichtot oder Investmentbanker*in bist. Entweder du hast deinen Hund im Griff – oder eben nicht.

Die Hundewiese ist eines der wenigen Hier-treffen-sich-alle-Schichten-Programme Hamburgs. Ganz egal, wie viel Kohle du auf der Naht hast, den größten Respekt genießt, wessen Hund kommt, wenn er gerufen wird.

Auch der Rassehund hat als Statussymbol ausgedient. Nach Labrador, Golden Retriever, Labrador, Mops, Französischer Bulldogge, Weimaraner, Magyar Vizsla, Pudel, Labrador und Labradoodle ist der neue Modehund ein Tierschutzhund. Damit erhebt der Hundefreak sich über Otto Normalverbraucher, der noch so dumm ist, für einen Hund über tausend Euro zu bezahlen.

Die ganz harte Nummer ist der Problemhund, ängstlich und aggressiv, bissig und unberechenbar. Seine neue Halterin würde aus diesem Miststück gerne einen Vorzeigehund machen. Klappt leider nicht immer. Ich habe Leute getroffen, die ihren Tierschutzhund am liebsten an die Wand geklatscht hätten.

Aber so ist Hamburg. Wer noch alle Tassen im Schrank hat, packt seine Koffer und zieht in eine Gegend, in der es nicht so viel regnet, nicht jeder Zweite einen absoluten Knall hat und die Kommunalpolitiker auch an die normalen Leute denken, anstatt Pöstchen zu schieben und ihre popelige Stadt zu einer Weltmetropole machen zu wollen, möglichst ohne Obdachlose, Arme und Hunde, die das Postkartenidyll stören. Willkommen sind dagegen SUVs ab dreihundert PS, durchgentrifizierte Viertel ohne Mietwohnungen und blank geputzte Scheiben an der Elphie.

Ich kann es kaum glauben, aber trotz dieses ganzen Schwachsinns fühle ich mich nach zwölf Jahren an der Elbe irgendwie zu Hause.

So vergehen die Jahre, und plötzlich bist du eine halbe Hamburgerin. Denn die mit der Klatsche, die bleiben übrig. Alkoholiker. Ehemalige Junkies. Depressive. Bipolare. Borderliner. Psychotiker. Traumatisierte. Zwangsneurotiker. Allgemein Bekloppte. Leute wie ich eben.

Sonntags in der Firma

Neulich kam ich per Zufall bei WolfvonStetten vorbei, der angeblich besten Agentur Deutschlands, in der Thomas früher gearbeitet hat. (Jetzt hat er zum Glück einen besser bezahlten Job in Düsseldorf und pendelt am Wochenende.) Gehört denen jetzt halb Altona, oder was? Ein Pfeffersackbacksteinklotz neben dem anderen, das wird ja immer dreister. Dazu noch alte Garagen zu Büros ausgebaut, alles Vintage und mit Graffiti. Braucht man jetzt so viel Platz für neue Leute? Das Geschäft scheint gut zu laufen. Ich war mit Yoda auf dem Weg zum Kaffeekränzchen bei Irma. Am Sonntag, bei strahlendem Wetter. Was ist eigentlich dieses Jahr in Hamburg los? Sonne, Wärme, gute Laune? Das kann nicht angehen. Irgendwas stimmt hier nicht.

In vielen Büros saßen Agenturmitarbeiter an ihren Schreibtischen und glotzten auf ihre Rechner. Als wäre nicht Sonntag, sondern ein ganz normaler Arbeitstag. Heilige Scheiße. Lieber arm und bucklig als freiwillig am Sonntag für eine verfluchte Agentur Goldideen abliefern, damit ein intriganter Kunde noch mehr überflüssige Produkte unters Volk schmeißen und damit noch mehr Geld machen kann. Sich noch mehr Aktien, noch mehr Häuser, noch mehr Uhren, noch mehr Geländewagen kaufen und seine Kinder auf noch teurere Schulen schicken kann. Für Ihro Gnaden nur das Beste oder nichts, können wir bitte die Außenalster einzäunen und absperren, das Fußvolk kann ja nach Billstedt oder nach Jenfeld ziehen, danke schön und auf Wiedersehen. Hoffentlich muss ich nicht in der Hölle schmoren dafür, dass ich zu diesem planmäßigen Verpulvern unseres Planeten auf Kosten der Allgemeinheit auch mal mein Scherflein beigetragen habe. Immer versucht habe, gut zu sein. Großartige Arbeit abzuliefern. Bloß kein Mittelmaß. Es zählt doch nur Höchstleistung, nicht wahr? Haben wir schließlich mit der Muttermilch eingesogen.

Da sitzen sie also in ihren Kämmerchen. Konzentrieren sich. Brainstormen. Schreiben auf. Verwerfen wieder. Wollen noch besser werden, noch klarer, noch schärfer, noch prägnanter, noch plakativer, noch einzigartiger. Absolut unique, noch nie da gewesen. Himmel, es muss genial werden. Damit René Wolf einen Ständer kriegt, wenn er die Ideen sieht. Ja, das isses. So machen wir's. Ihr seid gut, Leute. Das gibt mindestens Bronze. Ach was, ihr seid die Größten. Das gibt Gold. Übrigens. Könnt ihr bis Montag noch schnell die Präse für Schießmichtot fertig machen?

Zum Glück sind wir alten Werbeschlampen so out wie der Schottenrock zur Einschulung. Print, Funk, TV? Das war gestern. Heutzutage läuft alles nur noch online. Da kann ich mir doch gratulieren, dass ich auf diesem Markt nur noch Ausschussware bin. Sollen sie sich alle gehackt legen mit ihrem Influencerscheiß.

Ich lass mich jedenfalls nicht mehr verarschen.

Dieser ganze Mist hat mich krank gemacht, und von denen, die jetzt brav vor ihren Rechnern sitzen, werden früher oder später auch noch einige auf der Entzugsstation landen. Jede Wette. Aber das ist zum Glück nicht mehr mein Problem.

Ich bin raus.

Nebel lichten sich

So nach fünf, sechs Jahren Abstinenz von Alkohol und Drogen lichtet sich im Gehirn zunehmend der Nebel. Eine neue Qualität der Wahrnehmung tritt ins Leben. Plötzlich erscheint die Welt so rein und klar wie die blauen Augen eines Babys.

Missverständnisse lösen sich auf, Probleme sind nur noch halb so schlimm.

Keine negativen Schwingungen trüben die Atmosphäre.

Auf einmal gelingt es dir, pünktlich zu Terminen zu erscheinen.

Überraschenderweise findest du die Dinge an dem Platz, wo sie hingehören. Weil du dich nämlich daran erinnern kannst, wo dieser Platz ist.

Du gehst nicht mehr planlos aus dem Haus zum Einkaufen, um dann mindestens dreimal wieder die Treppe hochzurennen, weil du erstens den Einkaufszettel, zweitens die Lesebrille für das Kleingedruckte auf den Verpackungen und drittens den Fahrradschlüssel vergessen hast. Sondern du packst alles in Ruhe zusammen, verabschiedest dich vom Hund, schließt die Tür ab und fährst los.

Wenn du vor dem Einkaufsmarkt merkst, dass du den Chip für einen Einkaufswagen vergessen und keinen Euro im Portemonnaie hast, kriegst du keinen Tobsuchtsanfall und trittst vor Wut dein

Fahrrad zusammen. Nein, du gehst rein an eine Kasse und lässt dir entspannt einen Fünf-Euro-Schein wechseln. Und beim nächsten Mal denkst du auch noch an den Chip.

Stress ist kein Thema mehr.

Die Verbindung Feierabend gleich Rotwein – gekappt.

Sonne am Freitagnachmittag gleich Prosecco – durchschnitten.

Picknick an der Elbe gleich Weißweinschorle mit Eis und Zitrone – erledigt.

Es ist, als hätte dir der Augenoptiker deine Dioptrien auf null zurückgefahren. Alles ist so seltsam klar. Mit traumwandlerischer Sicherheit triffst du Entscheidungen.

Während du mit Depressionen und einem Kater Stunden brauchtest, um dich zwischen Staub saugen und Wäsche waschen zu entscheiden und daher beides hast liegen lassen, fährt der Staubsauger nun von alleine durch die Wohnung. Der Berg an Hausarbeit, den du früher vor dir wähntest, schrumpft auf eine halbe Stunde aufräumen zusammen. Plötzlich bleibt Zeit, lange vermisste Dinge zu tun. Sich zusammen mit dem Hund im Park auf eine Picknickdecke legen und an der Bräune arbeiten, zum Beispiel. Abends mit ein paar netten Leuten Karten spielen, und das ohne einen Tropfen Alkohol. Dinge, die früher nur unter Zuhilfenahme großer Mengen Bier und Wein vonstattengingen, zum Beispiel Partys, werden uninteressant.

Einladungen zum Essen sprichst du vorzugsweise gegenüber trockenen Alkoholikern aus, da hiermit die Getränkefrage bereits geklärt ist. Die alkoholfreien Grillfeste meiner Selbsthilfegruppe sind legendär.

Eine völlig neue Qualität gewinnt in deinem Leben die Oberhand: das Positive. Damit komme ich zunächst überhaupt nicht zurecht. Ich finde alles überwältigend und befürchte, in eine dauermanische Phase übergeschnappt zu sein. Aber nein. Das Positive ist *normal.*

Perspektivenwechsel

Irgendwann stellst du plötzlich fest, dass du in einem neuen Paralleluniversum lebst, von dem du früher keine Ahnung hattest. Früher, da bedeuteten Feiern und Geselligkeit in erster Linie Alkohol trinken. Man kochte nicht etwa mehrgängige Menüs, weil man sich zum Essen verabredet hatte, sondern man traf sich zum Trinken und kochte etwas dazu. Beim Kochen wurde die erste Flasche Sekt oder Prosecco oder Crémant geköpft und schwupp, war sie leer. Vom Burgunder, eigentlich für den Braten gedacht, wurde mindestens die Hälfte getrunken. Feiern, Frohsinn und Geselligkeit hießen im Klartext: literweise Alkohol. Leider ist das bei den anderen immer noch so. Irgendwann stellst du also fest, dass um dich herum fast nur Alkoholiker sind. Die allerdings weit davon entfernt sind, auch nur eine leise Ahnung davon zu haben, wie es um sie steht. Früher war das bei dir ja auch nicht anders. Aber du machst jetzt nicht mehr mit, sondern sitzt da mit deiner Bionade, deiner Rhabarberschorle, deinem Wasser oder deinem Virgin Caipi. (In den ersten Jahren meiner Abstinenz hätte ich davon noch Suchtdruck bekommen.) Du sitzt da also mit deinem alkoholfreien Drink, bist glasklar im Kopf und stocknüchtern, und irgendwann hast du einfach keine Lust mehr, den anderen beim Trinken und der darauffolgenden Enthemmung zuzuschauen. Und für die bist du die Spaßbremse, die ihnen ihren eigenen Alkoholmissbrauch vor Augen führt. Deshalb wirst du irgendwann auch nicht mehr eingeladen. Gott sei Dank.

Warmer Regen

Und wieder einmal war das Geld äußerst knapp bei uns. Zum Glück würde bald meine Lebensversicherung fällig werden. Davon könnte ich einen Teil für meinen Lebensunterhalt verwenden. Ich wüsste nicht, wie wir sonst über die Runden kommen sollten. Kein Wunder, dass so viele Alkoholiker*innen in der Armutsfalle landen. Woher soll das Geld kommen, wenn man nicht arbeiten kann, weil man krank ist? Nach einem Jahr Arbeitslosigkeit landest du in Hartz IV. Irgendwas stimmt da nicht in unserem Land.

Die Rettung war dieses Mal ein unerwartetes Schreiben von der Versicherung.

»Sehr geehrte Frau Noack,

Ihre Lebensversicherung ist mit dem Ablauf am 31. März 2017 zur Auszahlung bereit. Wir beraten Sie gern, wenn Sie nach neuen Anlageformen für diesen Betrag suchen, gerne auch in Form einer Rentenversicherung mit der Auszahlung einer lebenslangen Rente.

Andernfalls lassen Sie uns bitte wissen, auf welches Konto wir den Betrag überweisen sollen.

Mit freundlichen Grüßen.«

Nicht zu glauben. Dieses Geld habe ich mir erarbeitet. Und gespart. Seit zwanzig Jahren. Monat für Monat. Ob ich gerade viel Geld zur Verfügung hatte oder wenig – irgendwo kamen die Beiträge immer her. Das war meine Altersversorgung.

Meine andere Lebensversicherung hatte ich bereits auflösen und für unseren Lebensunterhalt verwenden müssen. Das würde mir dieses Mal nicht passieren. Dieses Geld würde ich mir gut einteilen, denn außer der popeligen Rente wegen voller Erwerbsminderung hatte ich ja kein Einkommen mehr. Und meine Altersrente – was für ein fürchterliches Wort! – wird auch nicht viel höher sein.

Ich schickte einen Brief mit meiner Kontonummer an die Versicherung. Anfang April war das Geld auf dem Konto. In allerletzter Sekunde war ich der Armutsfalle entkommen. Puh. Das war gerade noch mal gut gegangen.

Berühmte Kollegen

Neulich war im SPIEGEL zu lesen, dass Brad Pitt in der GQ sein Alkoholproblem gebeichtet habe.

Ganz ehrlich, mir war das schon lange klar. Spätestens, seit das Gerücht umging, er solle im Flugzeug seinen Sohn angeschnauzt haben und darüber mit Angelina in Streit geraten sein.

Aber wie so oft musste erst die Familie in die Brüche gehen, damit der Alkoholiker sein Problem einsieht. Garantiert hat Angelina ihm nicht nur ein Mal gesagt: Ich oder der Alkohol. Und er hat sich so lange für den Alkohol entschieden, bis sie ernst gemacht hat.

Es gibt so manche, die ihr Alkoholproblem öffentlich gemacht haben. Meist erst dann, wenn es sich nicht mehr vermeiden ließ.

Der Schauspielerkollege von Brad, Ben Affleck. Erst kürzlich wieder zum Entzug eingewiesen, nachdem er mit den Lehren des Buddhismus nicht wirklich weiterkam.

Mel Gibson – Trunkenheit am Steuer.

Amy.

Jenny Elvers. Nachdem sie vor laufenden Kameras herumgelallt hatte.

Ernst-Albert, der Pinkel-Prinz. So was würde man sich doch nüchtern nie erlauben.

Harald Juhnke, der an seiner Alkoholsucht das deutsche Fernsehpublikum und die Regenbogenpresse hat teilhaben lassen.

Elizabeth Taylor und Richard Burton. Aber Hallo. Die haben sich ganz schön gekloppt, wenn sie einen drin hatten.

Charles Bukowski, Ernest Hemingway, Stephen King, soll ich weitermachen?

Dann noch ein paar meiner Privathelden, die keiner kennt.

SOS, Siegfried Otto Schreiber, mein ehemaliger Kreativchef. Seit achtzehn Jahren trocken.

Stephen Willis, Texter, seit zwanzig Jahren trocken.

Mein trockenes Kaffeekränzchen.

Und natürlich alle aus meiner Selbsthilfegruppe. Christian, Horst, Klaus, Markus, Knut, Anke, Hannelore, Susan und Roberto, Dirk, auch wenn er nur einer von den Führerscheinleuten war, Florian und Beate.

Als Alkoholiker*in befindest du dich also in bester Gesellschaft. Oder etwa nicht?

Kein Problem

Ich gehe durch die Roonstraße. Sehr langsam, denn Yoda ist alt geworden.

Ein luxussanierter Altbau nach dem anderen. Jugendstil. Jahrhundertwende. Art Déco. Grün und weiß. Rot und weiß. Weiß und grau. Ganz in Weiß. Dazwischen Rotklinker aus den Sechzigern.

Wenn die kleinen Vorgärten zu Terrassen mit Holzplanken und Bambushecken aufgemotzt werden, dann weißt du, dass hier luxussaniert wird. Vermutlich sogar vom neuen Eigentümer der Wohnung, die für sechshunderttausend über den Tresen ging. Sie nehmen uns unsere Stadt weg, merkt eigentlich jemand noch was?

Über dem ganzen Gentrifidingsbums ein knallblauer Sommermorgen. Mal wieder. Der Himmel so klar wie das Wasser der Ägäis. Die Kanten der Dächer und Bäume so scharf, als wären sie mit dem Skalpell ausgeschnitten. Die Farben so satt wie in einem Werbespot für französischen Käse. Oder italienische Tomatensauce. Oder einen Offroader, der über eine tiefschwarze Straße auf der Isle of Skye gleitet. Es riecht prall nach frisch gemähtem Gras. Dazu das Summen einer Biene. Ein Rasenmäher. Das Sirren einer Säge. Oder einer Bohrmaschine. Das Brummen eines Hubschraubers. Hach, das Leben ist schön.

Yoda schnüffelt an einem Grashalm, dreht sich nach links, nach rechts, wieder nach links, wieder nach rechts, das Ganze noch dreimal, dann hat er sich entschieden. Er hebt das rechte Bein und bepinkelt den Grashalm. Er denkt zumindest, er bepinkelt den Grashalm. In Wahrheit pinkelt er genau daneben.

Plötzlich nüchtern

Jeder hat seine eigenen Methoden, standhaft zu bleiben. Aber es gibt ein paar ganz einfache Hilfsmittel, um Rückfälle zu verhindern.

Sehr erfolgreich ist zum Beispiel, ausreichend zu essen, am besten dreimal am Tag, und genug zu trinken. Alkoholfreie Getränke selbstverständlich. Also keine Mahlzeiten auszulassen, sondern schön brav und spießig drei Mal am Tag etwas Ordentliches zu essen. Und zwei Liter am Tag zu trinken, am besten Wasser. Auch unterwegs dafür zu sorgen, dass man immer etwas Gesundes dabeihat, etwa eine Banane oder Studentenfutter. Und eine Flasche Wasser. Denn Hunger und Durst kann man durchaus mit Suchtdruck verwechseln. Und bei guter Versorgung des Körpers mit allem, was er braucht, taucht Suchtdruck gar nicht so leicht auf.

Zweitens ist es bei einem Anfall von Suchtdruck hilfreich, erst mal nichts zu tun, sondern abzuwarten. Die Bestie klopft an? Einfach warten, mehr nicht.

Warten und nichts tun.

Warten und nichts tun.

Warten und nichts tun.

Verstärken kann man dieses Nichtstun mit dem Mantra *jetzt nicht … jetzt nicht … jetzt nicht …*

In aller Regel ist der Anfall spätestens nach zwanzig Minuten vorbei. Manchmal auch schon nach fünf. Vielen hilft es, wenn sie sich ihren Handywecker stellen. Auf fünf oder zehn Minuten. Bevor diese Zeit um ist, wird nicht getrunken. Basta. Ist der Suchtdruck beim Klingeln des Weckers immer noch da, einfach den Wecker noch mal stellen. Manchmal kann es allerdings auch Tage dauern, bis die Bestie sich endlich wieder verzieht. Dann heißt es: ganz, ganz stark bleiben. Irgendwann ist sie garantiert wieder eingeschlafen. Dann ist man heilfroh, dass man nicht eingeknickt ist.

Ein ganz simpler Trick: keinen Alkohol im Haus haben. Nicht einen Tropfen. Allein die Hürde, erst etwas kaufen zu müssen, hält die meisten vom Trinken ab.

Dafür sorgen, dass man nicht zu viel Stress hat. Oha. Hier wird es schon etwas schwieriger, denn die meisten Alkoholiker haben genau das nicht gelernt. Höchste Zeit, es endlich nachzuholen. Yoga, Sport, Meditation, ein neues Hobby – es gibt jede Menge Möglichkeiten, Stress abzubauen oder gar nicht erst entstehen zu lassen.

Negative Gefühle aushalten. Wie bitte? Ja genau. Das ist des Pudels Kern. Und das Schwierigste von allem. Im Grunde geht es bei jeder Therapie um nichts anderes. Nachsitzen in der Schule des Lebens. Wie kann man Angst, Wut, Zorn, Schmerz, Trauer, Einsamkeit, Verlassenheit oder Ohnmacht besser ertragen? Indem man sie nicht immer abwehrt, sondern einfach mal aushält. Reine Übungssache. Klar, es gelingt nicht von heute auf morgen. Aber mit jeder Trainingsstunde verschwinden weitere negative Gefühle aus deinem Leben, ich schwör.

Jahresringe

Nicht nur aus vielen Ratgeberbüchern, sondern auch aus Erfahrung wissen wir, dass es eine ganze Zeit lang dauert, bis wir eine alte Angewohnheit, zum Beispiel das Rauchen, losgeworden sind, und uns eine neue, zum Beispiel regelmäßig Sport zu machen, angewöhnt haben. Dazu, wie lange dieser Prozess dauert, gehen die Meinungen auseinander. Die einen sprechen von dreiunddreißig Tagen, die anderen von sechsundsechzig. Als absolutes Minimum werden einundzwanzig Tage angesetzt, nach der berühmten 21-Tage-Regel des Schönheitschirurgen Maxwell Maltz. Schon in den Fünfzigerjahren stellte er fest, dass seine Patienten mindestens so lange brauchten, um sich an ihr neues Gesicht zu gewöhnen. Nicht zufällig dauert so lange auch ein qualifizierter Alkoholentzug.

Doch diese einundzwanzig Tage reichen bei Weitem nicht aus, um sich auch geistig und psychisch auf ein Leben ohne Alkohol einzustellen. Der Entzug dient lediglich dazu, den Kandidaten auszunüchtern und den Alkohol und seine Abbauprodukte so halbwegs aus dem geschundenen Körper zu entfernen, ohne dass der Patient wegen der Entzugssymptome die Flinte gleich wieder ins Korn wirft.

Um sich an das Leben ohne Alkohol über einen längeren Zeitraum zu gewöhnen, gibt es die Langzeittherapie oder auch Rehabilitation. Vor langer, langer Zeit soll sie ein ganzes Jahr gedauert haben. Was durchaus Sinn machte, denn nach einem Jahr sollte man sich wirklich daran gewöhnt haben, ohne Alkohol auszukommen.

Schließlich muss das riesige Loch, das der meist recht zeitintensive und nun nicht mehr stattfindende Konsum inklusive Beschaffung – bei manchen dauerte das von kurz nach dem Aufstehen bis kurz vor dem Ins-Bett-fallen – gerissen hat, mit neuen Beschäftigungen gefüllt werden. Außerdem müssen die Ausgenüchterten lernen, sich selbst besser zu behandeln, gesünder zu leben, auftretenden Stress abzubauen, negative Gefühle zu bewältigen, und zwar ohne Alkohol. Stichwort Selbstfürsorge – früher ein absolutes Fremdwort für mich.

Im ersten Jahr meiner Nüchternheit dachte ich eigentlich jeden Moment, jetzt müsste doch endlich alles wieder paletti sein. Jetzt müsste doch so langsam alles wieder sein wie früher. Gute Laune, Arbeit, Geld. Doch es dauerte ein bisschen länger. Und es wurde nie wieder so wie vorher.

Ein Jahr

Nach einem Jahr Nüchternheit konnte ich im Sommer wieder an einem Straßencafé vorbeigehen, ohne das dringende Bedürfnis, einen der Tische umzutreten, auf denen hübsch beschlagene Gläser mit Chardonnay, Aperol Spritz oder ein paar Becks Biere standen. Der Suchtdruck kam trotzdem noch recht häufig vorbei und donnerte an die Tür.

Zwei Jahre

Nach zwei Jahren, aber erst am Ende des zweiten Jahres, konnte ich so langsam zugeben, dass ich Alkoholikerin bin. Der Suchtdruck ließ sich schon seltener blicken.

Drei Jahre

Nach drei Jahren gab ich das Rauchen auf, was weitaus schwieriger war, als mit dem Trinken aufzuhören. Es gelang mir nur mithilfe von zwei Nichtraucherkursen und jeder Menge Akupunktur. Trotzdem futterte ich mir ein paar Kilos an, mit denen ich mich mehrere Jahre herumschlagen musste. Jetzt verlagerte sich der Suchtdruck auf das Rauchen.

Vier Jahre

Nach vier Jahren Alkoholkarenz und einem nikotinfreien Jahr fing langsam der Kopf wieder an zu arbeiten. Ich begann, dieses Buch zu schreiben, und traute mich, über meine Suchterkrankung zu sprechen. Der Suchtdruck kam nur noch sehr selten und in wirklich kritischen Situationen. Zum Beispiel nach einem Auffahrunfall.

Fünf Jahre

Nach fünf alkohol- und zwei rauchfreien Jahren stellte ich eines Tages plötzlich fest: Ich hatte ja schon eine ganze Weile keine Depressionen mehr! Seither hüpfe ich frühmorgens fröhlich und ausgeschlafen aus den Federn und erwarte freudig, was der Tag mir bringen wird. Allerdings nehme ich nach wie vor brav meine Antidepressiva, denn was passiert, wenn ich sie weglasse, habe ich ja ausführlich getestet (siehe das Kapitel »Medikamente«). Ähm, Suchtdruck. Was war das noch mal?

Sechs Jahre

Nach sechs Jahren ohne Alkohol und drei Jahren ohne Nikotin vergaß ich langsam, dass ich mal getrunken und geraucht hatte. Wenn ich irgendwo Leute sitzen sah, mit einer Astra Knolle in der einen und einer Kippe in der anderen Hand, mit blutunterlaufenen Augen ihr Gegenüber zutextend, stellte ich mir vor, dass ich früher auch so war. Und hatte plötzlich Mitleid mit allen, die noch so drauf waren.

Sieben Jahre

Es heißt ja, dass sich nach sieben Jahren der Körper einmal komplett runderneuert habe. Sprich: jede einzelne Zellen durch eine neue ausgetauscht. Aber halt! Das Suchtgedächtnis ist noch da, und es wird für immer bleiben. Keine Ahnung, wie es das macht. Die Bestie liegt nur im Tiefschlaf. Also Vorsicht. Immer schön wachsam bleiben. Trotzdem konnte ich nach sieben Jahren wieder elektronische Musik hören, ohne Suchtdruck zu verspüren. Nach siebeneinhalb Jahren konnte ich wieder zu Techno tanzen. Das bedeutet, ich lebe frei von Alkohol – aber mit viel Spaß. Die Bestie liegt im Koma. Kein Craving, kein Verlangen, kein Suchtdruck. Aber jede Menge pralles Leben.

Acht Jahre

Unfassbar, die erste Einladung zum sechzigsten Geburtstag trudelte bei mir ein. Von meinem besten Schulfreund Klaus, den ich seit der ersten Klasse kenne. Das heißt, ich werde auch bald sechzig. Wie kann das angehen?

Die Geburtstagsfeier fand am Bodensee statt, also am anderen Ende von Deutschland. Dort war ich seit meinem Studium nicht mehr gewesen. Ich sagte zu, reservierte ein Hotelzimmer, kaufte eine Fahrkarte bei der Bahn und freute mich auf das Fest. Ich würde alte Freunde wiedersehen, ein schönes Wochenende verbringen und endlich mal wieder raus aus meinem Trott kommen.

Da fiel mir plötzlich siedend heiß ein: Das Fest würde in einem schönen Restaurant am See stattfinden, und es würde mit Sicherheit Alkohol geben. Hilfe! Alkohol! Das geht gar nicht! Sollte ich einen Rückzieher machen? Bisher hatte ich um solche Veranstaltungen einen großen Bogen gemacht.

Egal. Ich würde es riskieren. Und was soll ich sagen? Ich habe das ganze Wochenende ohne einen Tropfen Alkohol überstanden. Ich habe einfach Wasser bestellt. Wasser ohne Kohlensäure. Okay, es gab auch Apfelschorle, Cola und alles Mögliche.

Aber ich blieb bei meinem Wasser und sah seelenruhig zu, wie die meisten Gäste Weiß-, Rotwein oder Bier tranken. Es machte mir nichts aus. Kein Suchtdruck. Rein gar nichts. Da Klaus und seine Freundin wissen, dass ich Alkoholikerin bin, bekam ich sogar einen alkoholfreien Nachtisch.

Eine wunderbare Feier. Ich hielt bis um halb zwei durch. Und ich habe getanzt! Ohne Drogen, ohne Alkohol, ohne Zigaretten.

Meinen eigenen Geburtstag feierte ich mit zwölf trockenen Alkoholiker*innen, und wir hatten jede Menge Spaß.

Vermutlich bin ich eine dieser Nervensägen wie die ehrenamtlichen Vollzeitabstinenzler geworden. Und höre mich darüber hinaus an wie ein ätzender Selbsthilferatgeber. Die ausgeprägte Abneigung von Abstinenz-Greenhorns habe ich mir also redlich verdient.

Übrigens: Die sechs Kilo, die ich zugenommen hatte, nachdem ich das Rauchen aufgegeben hatte, sind wieder weg. Und der große schwarze Hund hört inzwischen aufs Wort.

Sprüche, die du als trockener Alki nicht mehr hören kannst

- Das eine Glas kannst du doch trinken.
- Heute kannst du mal eine Ausnahme machen.
- Wie, du trinkst keinen Alkohol?
- Wirklich? Gar keinen?
- Komm, nur zum Anstoßen.
- Bier ist doch nicht schlimm.
- Wann bist du endlich geheilt?
- Du bist doch keine richtige Alkoholikerin.
- Richtige Alkoholiker trinken nur harte Sachen.
- Jetzt sei mal kein Spielverderber.
- Ohne Alkohol macht das Leben keinen Spaß.
- Bist du etwa so ein Vorzeige-Abstinenzler?
- Wie, du trinkst nur dieses Versehrtenbier?
- Ich dachte immer, du trinkst nur gern einen.

Anhang

Wie wirkt eigentlich Alkohol?

Alkoholabhängigkeit – der offizielle Ausdruck nach dem ICD-10-Diagnoseschlüssel lautet »F10.2 Psychische und Verhaltensstörungen durch Alkohol (Abhängigkeitssyndrom)« – kann nicht geheilt, sondern nur gestoppt werden. Wird sie nicht gestoppt, endet die Erkrankung tödlich.

Doch zunächst einmal macht Alkohol einfach gute Laune. Die Augen funkeln, im Oberstübchen fängt es an zu glimmern. Das Gefühl von Verbundenheit macht sich breit, weshalb selbst mancher Sozialphobiker unter Alkoholeinfluss plötzlich gesellig und gesprächig wird. Den Leuten fallen tausend Sachen ein, die sie gern erzählen wollen, und, was noch schlimmer ist: Sie tun es auch. Nicht ohne Grund nennt man Sekt und Champagner auch gern Laberwasser, im Norden eben Sabbelwasser.

Wenn ein geselliges Zusammensein auf diesem Level bleibt und nicht jeden Tag wiederholt wird, ist dagegen überhaupt nichts einzuwenden. Bei vielen Kandidaten geht es aber munter weiter. Da Alkohol in das Belohnungssystem im Gehirn eingreift, signalisiert dieses, dass die schöne Stimmung jetzt auf keinen Fall zu Ende sein darf. Also zack, nächste Flasche geöffnet. Mit zunehmendem Alkoholpegel im Blut findet jedoch keine weitere Steigerung der guten Laune mehr statt, sondern die Gedanken werden diffuser, die Sprache wird unschärfer. Man fängt an zu lallen. In diesem Zustand sitzen fröhliche Zecher oft stundenlang zusammen und lallen sich gegenseitig etwas vor, das sie für die zentrale Erkenntnis der Welt halten, außer ihnen aber keiner versteht. (Gilt übrigens auch für Kiffer. Bei ihnen könnte man Lallen durch Lachen ersetzen.)

Je nach Höhe der Dosis treten weitere Beeinträchtigungen verschiedener Körperfunktionen auf. Zum Lallen gesellt sich gern das Schwanken. Die Verminderung der Reaktionsfähigkeit kann sich auf mehrere Stunden ausdehnen. Nach einem solchen Abend ist der Körper in der Zeit, die er eigentlich zur Regeneration bräuchte, mit dem Abbau des Nervengifts Alkohol beschäftigt. Dabei entsteht unter anderem das Abbauprodukt Acetaldehyd, weshalb mancher Trinker am nächsten Tag penetrant nach Nagellackentferner riecht. (Spätestens daran erkennt der Lebensgefährte, dass sein Partner heftig getrunken hat, auch wenn er dies im Brustton der Überzeugung abstreitet.)

Nun die schlechte Nachricht: Der Kater am nächsten Tag lässt sich am besten mit einem weiteren kleinen Schlückchen bekämpfen. Und schon ist der Kreislauf der Sucht in Gang gesetzt. Und das geht viel schneller, als man denkt. Während man noch überzeugt ist, einfach viel Spaß im Leben und gute Freunde zu haben, mit denen man gerne feiert, hängt man schon längst an der Flasche und hat es nur noch nicht gemerkt.

Fast noch gefährlicher ist es, den Kater durchzustehen, tapfer seiner Arbeit nachzugehen und erst abends wieder Alkohol zu trinken. Wenn man schon morgens den Kater mit einem sogenannten Konterbier bekämpfen muss, ist wenigstens klar, dass man ein Alkoholproblem hat. Aber wenn man immer nur abends trinkt, kann man sich und anderen viel länger vormachen, man habe das Ganze im Griff, während sich die Abhängigkeit schön gemütlich immer tiefer im Oberstübchen festzurrt.

Körperliche und geistige Schäden durch Alkoholmissbrauch

Das Blöde ist, dass alkoholbedingte Schädigungen mit einer langen Verzögerung auftreten. Deshalb merkt man erst mal nichts davon oder bringt etwaige Beschwerden vielleicht gar nicht mit den vielen Räuschen, die man sich in der Vergangenheit besorgt hat, zusammen. Generell wird das Trinken von Alkohol in unserer Gesellschaft gern verharmlost und sogar verherrlicht, während die giftige Wirkung der Substanz Ethanol heruntergespielt oder sogar als gesundheitsfördernd verklärt wird.

Lange Zeit gibt die Leber alles, um mit dem ständig nachgeladenen Alkohol und seinem Theater fertigzuwerden. Da der geübte Trinker immer mehr Alkohol braucht, um die erwünschte Wirkung zu erzielen – man spricht von Toleranzentwicklung –, kommt die Leber irgendwann nicht mehr hinterher, wandelt deshalb den Alkohol provisorisch in Fett um, lagert ihn erst mal nahebei und wird mit der Zeit zur Fettleber – so eine bekamen auch die armen Gänschen, als man sie noch gestopft hat.

Die Bauchspeicheldrüse hat die Aufgabe, Verdauungsenzyme und das ebenso bekannte wie unentbehrliche Insulin zu produzieren. Wenn dieses lebenswichtige Organ erst mal entzündet ist, bedeutet das zweierlei. Erstens: abscheuliche Bauchschmerzen. Zweitens: Ein heftiger bis lebensgefährlicher Alkoholmissbrauch ist nicht mehr zu leugnen.

Das Bindegewebe hat ebenfalls nichts zu lachen. Da der Körper nicht weiß, wohin mit dem ganzen Gift, lagert er viel Wasser ein und plant, den Abtransport der Gifte später zu erledigen. Alkoholiker sind deshalb häufig aufgedunsen im Gesicht, später auch an den Beinen und Händen und irgendwann überall. Bis sie so tief in der Abhängigkeit stecken, dass sie sich ausschließlich von hartem Alkohol ernähren und nur noch aus Haut und Knochen bestehen.

Knochen und Zähne, Haut und Haare leiden relativ schnell unter Vitamin- und Mineralstoffmangel.

Die Nerven werden durch Alkohol besonders stark geschädigt. Nicht ohne Grund ist Alkohol ein Nervengift und wirkt toxisch auf die Nervenzellen selbst; sie sterben ab. Was besonders im Gehirn größere Verheerungen hinterlässt. Darüber hinaus können Nervenschäden auch die Folge eines durch Alkoholmissbrauch ausgelösten Vitaminmangels sein. Meistens sind die Hände und Füße davon betroffen. Fingerkuppen und Zehen können sich taub oder pelzig anfühlen, hört der Kandidat nicht mit dem Trinken auf, können es chronische Schmerzen werden. Die Diagnose lautet dann Polyneuropathie.

Am allerschlimmsten ergeht es dem Gehirn. Seit unserer Jugend hat man uns gepredigt, dass jedem Vollrausch Millionen von Gehirnzellen unwiderruflich zum Opfer fallen. Da wir in jungen Jahren der Meinung waren, wir hätten davon genug, war uns das relativ egal. Inzwischen ist die Wissenschaft vorsichtiger mit solchen Aussagen. Fest steht aber, dass das Gehirn bei übermäßigem und dauerhaftem Alkoholkonsum schrumpft. So kann es durchaus sein, dass beizeiten das Gedächtnis, nun ja, beeinträchtigt ist. Oft ist man sich nach einem feuchtfröhlichen Abend auch gar nicht mehr so sicher, was man eigentlich die ganze Zeit erzählt hat. Und welcher Trinker hat nicht schon einen Filmriss erlebt? Wird der Alkoholkonsum jedoch gestoppt, kann sich das Gehirn durch die Schaffung neuer Vernetzungen zumindest teilweise regenerieren. So kommt es, dass auch ein bereits schwer geschädigter Alkoholiker bei konsequenter Abstinenz nach und nach wieder seinen Einkaufszettel lesen oder den Müll runterbringen kann, ohne jemand fragen zu müssen, wie das geht. Ist jedoch bereits das alkoholische Korsakow-Syndrom, die Alkoholdemenz, eingetreten, kommt meist jede Rettung zu spät. Ein Alkoholiker mit dieser Diagnose wird in absehbarer Zeit völlig hilflos sein.

Wer es genauer wissen will, lese bitte ALK von Simon Borowiak.

Was nun?

Nach dem Lesen dieses Buches siehst du deinen Alkoholkonsum nicht mehr ganz so lässig wie zuvor? Du bist dir aber auch nicht sicher, ob du selbst wirklich ein*e Alkoholiker*in bist?

Es gibt eine ganz einfache Frage, um herauszufinden, wie problematisch dein Verhältnis zu Alkohol ist: Kannst du dir vorstellen, ab sofort für sechs Wochen komplett auf Alkohol zu verzichten? Ganz egal, ob am Wochenende eine Geburtstagsfeier ansteht oder was auch immer? Wenn es dir schwerfallen würde, diese Frage mit Ja zu beantworten, kannst du davon ausgehen, dass dein Alkoholkonsum bereits kritisch ist. In diesem Fall ist es am besten, sich professionelle Hilfe zu suchen. Erste Anlaufstation sollte immer der Hausarzt oder eine Suchtberatung ein. Es gibt verschiedene Einrichtungen, die Hilfe anbieten, auch für Angehörige von Alkoholikern. Zum Beispiel Caritas, Diakonie, Krankenhäuser oder städtische Einrichtungen. Einfach im Telefonbuch unter Suchtberatung nachschauen oder »Suchtberatung + Wohnort« googeln.

Ein glasklares Kriterium für eine bereits vorhandene Abhängigkeit ist der sogenannte Kontrollverlust. Trinkst du regelmäßig mehr, als du wolltest? Kannst du nicht mehr mit dem Trinken aufhören, wenn du erst mal angefangen hast? Fällt es dir leichter, gar nichts zu trinken als nur ein Bier oder nur ein Glas Wein? Und, das betrifft besonders Frauen: Trinkst du heimlich und nur zu Hause? Dann solltest du dir dringend Hilfe suchen.

Einige Alkoholikertypen, denen ich begegnet bin

Kathrin

Alle paar Jahre taucht Kathrin für ein, zwei Mal in der Selbsthilfegruppe auf. Sie ist der Meinung, im Allgemeinen trocken zu sein und nur ab und zu einen Rückfall zu haben. In Wahrheit ist sie durchgehend knülle und macht ab und zu eine Trinkpause. Ich würde sie als Quartalstrinkerin bezeichnen, allerdings hat bei Kathrin bereits der Monat drei Quartale. Das wäre an und für sich nicht schlimm, denn Kathrin ist erwachsen und hat jedes Recht der Welt, sich zugrunde zu richten. Aber es ist ein Kind im Spiel. Als Kathrin zum ersten Mal in der Gruppe war, lief gerade ein Sorgerechtsstreit mit dem Vater des Jungen, der damals elf Jahre alt war. Unter der Bedingung, dass Kathrin nüchtern bleibt, regelmäßig eine Selbsthilfegruppe besucht und eine Langzeittherapie macht, wollte der Vater auf die Sorgerechtsklage verzichten. Kathrin war damals davon überzeugt, es könnte nie im Leben so weit kommen, dass man ihr das Kind wegnehmen würde, sie würde von Stund an keinen Tropfen Alkohol mehr anrühren, das habe sie hoch und heilig versprochen, sie liebe ihren Jungen abgöttisch, und Kinder gehörten doch zur Mutter und das sei eine Gemeinheit des Vaters, so hinterfotzig mit dem Jugendamt zu kommen, blablabla. Nach zwei Wochen war Kathrin verschwunden und wurde nie wieder gesehen. Nach Jahren traf ich sie zufällig auf der Straße. Den Jungen hatten sie ihr weggenommen. Er lebt beim Vater, ist mittlerweile achtzehn, klaut und treibt sich mit irgendwelchen Schlägern herum. Kathrin hat eine Leberzirrhose.

Ich treffe immer wieder Alkoholiker*innen, Frauen wie Männer, die es einfach nicht schaffen, mit dem Trinken aufzuhören. Selbst die Ankündigung, dass sie ihr Kind verlieren würden, fruchtet nichts. Sie leugnen, dass das Kind unter ihrem Alkoholkonsum leide und einen Schaden davontragen werde. Warum? Ich bin doch keine schlechte Mutter! Sie leugnen, dass ihr Trinkverhalten vollkommen ihrer Kontrolle entglitten ist. Ich trinke doch nur drei, vier Bier! Oder: Ich trinke doch nur am Abend! Sie leugnen, dass alle Probleme, mit denen sie in ihrem Leben konfrontiert sind, letztlich auf ihre Alkoholabhängigkeit und ihre Weigerung, Therapieangebote anzunehmen, zurückzuführen sind. In ihren Augen sind es immer die anderen, die an allem schuld sind. Der niederträchtige Kindsvater. Der schreckliche Vermieter. Der dumme Nachbar. Die treulose Freundin. Der inkompetente Arzt. Diese Menschen machen sich selbst und anderen ständig etwas vor. Sie lügen dir ins Gesicht, ohne mit der Wimper zu zucken. Nein, ich hab nicht getrunken! Obwohl man vom Geruch nach Acetaldehyd fast ohnmächtig wird.

Am Anfang versucht man noch, diesen armen Suchtopfern zu helfen. Um leider früher oder später feststellen zu müssen, dass es völlig sinnlos ist. Sie wollen gar nicht mit dem Trinken aufhören.

Martin

Martin ist der klassische Drehtürpatient. Er kennt jede Einrichtung von Flensburg bis Hildesheim, von Bonn bis Schwerin und hat sein Dasein als Alkoholiker zum Beruf gemacht. Neulich postete er ein Selfie vor dem Eingang einer bekannten Klinik bei Facebook. Leider ist er auch der klassische Wodka-Kandidat. Harter Alkohol, über längere Zeit konsumiert, schädigt Leber und Bauchspeicheldrüse nachhaltig. Deshalb versucht er, mit drei bis vier Rückfällen pro Jahr auszukommen. Dabei richtet er sich zu, bis er nicht mal mehr seinen Namen kennt, wird aus irgendeinem Straßengraben gezogen oder unter einer Brücke hervorgeschält, wenn er Glück hat, ohne gebrochene Beine oder Nase, und in den Entzug verfrachtet. Dort kommt er nach und nach wieder zu sich, und je nachdem, was ihm an Therapie noch zusteht, nimmt er das Angebot artig an und ist hoch motiviert, nun wirklich, ernsthaft, ganz ehrlich, endgültig mit dem Trinken aufzuhören. Danach sieht er sogar wieder recht frisch aus, jedenfalls, solange er den Mund zulässt. Er hat kaum noch Zähne im Mund, nur noch ein paar braune Stummel. Martin hat schon seinen stressigen Job als IT-Fachmann an den Nagel gehängt und arbeitet jetzt als Fahrradkurier für verschiedene Lieferservices. So lange, bis es wieder knallt und er für ein paar Wochen von der Bildfläche verschwindet.

Nadja

Nadja gehört zu den Führerscheinleuten. Nach einem kleinen Umtrunk im Büro fuhr sie mit ihrem VW Polo aus der Tiefgarage direkt in eine Alkoholkontrolle hinein. 1,8 Promille. Lappen weg. Nun musste sie mit der S-Bahn zur Arbeit fahren, was sehr nervte, denn Nadja ist alleinerziehende Mutter mit sekundengenau getaktetem Leben zwischen Arbeitsplatz, Kita und zu Hause. Bei diesem Alkoholpegel verlangt der Gesetzgeber die Teilnahme an einer Medizinisch-Psychologischen Untersuchung, im Volksmund MPU oder auch Idiotentest genannt. Beim ersten Mal fiel Nadja krachend durch, da sie fröhlich von »Bierchen« und »Sektchen« erzählte und ihren Alkoholkonsum als komplett unkritisch einstufte. Daraufhin ging sie zu einem Vorbereitungskurs bei der Caritas, wo man ihr nahelegte, während dieser Zeit auf Alkohol zu verzichten, um eine

Chance zum Bestehen der Untersuchung zu haben. Dadurch merkte Nadja überhaupt erst, dass sie das gar nicht konnte – auf Alkohol verzichten. Nur mit großer Anstrengung und nach dem Besuch einiger Beratungstermine war sie dazu in der Lage. Sie hielt genau so lange durch, bis sie ihren Führerschein wieder in der Tasche hatte. Das feierte sie mit ihren Freundinnen und ein paar Flaschen Sekt. Ans Steuer setzt sie sich jetzt allerdings nicht mehr, wenn sie getrunken hat.

Rolf

Rolf ist gar kein Alkoholiker. Rolf ist Gourmet und Genusstrinker. Essen und Trinken sind für ihn gleich nach Sex die wichtigsten Beschäftigungen in seiner Freizeit. Davon hat er nicht allzu viel, dafür aber eine eigene Firma und jede Menge Geld. Manchmal auch nur in Form von Schulden für Autos, Restaurantrechnungen und Kapitalanlagen, aber das tut nichts zur Sache. Sein Weinkeller ist gut bestückt mit den edelsten Tropfen von Château Rothschild bis Dom Perignon, nicht zu vergessen die Edelbrände aus dem Elsass. Während der Woche trinkt er zusammen mit seiner Frau nur eine Flasche Rotwein am Abend, danach vielleicht noch einen kleinen Schlummertrunk – Calvados? Manchmal auch noch heimlich einen Schluck aus der (Calvados-)Flasche. Im Sommer gern eisgekühlten Rosé. Wenn die beiden essen gehen, gibt es als Aperitif ein Glas Champagner, zur Vorspeise eine Flasche Weißwein, zum Hauptgang eine Flasche Rotwein und zum Dessert noch mal ein Glas Champagner. Und weil es so schön war, einen 84er Cognac zum Abschluss. Der ist so köstlich, dass sie gleich noch einen nehmen. Anschließend fahren sie in ihrem SUV nach Hause.

Rolf würde nie auf die Idee kommen, wegen seines Alkoholkonsums einen Arzt aufzusuchen, geschweige denn eine Klinik. Und eine Selbsthilfegruppe? Obwohl er noch nie eine Selbsthilfegruppe gesehen hat, ist er überzeugt, dass dort nur Penner herumsitzen. Erst als bei einem Routinecheck seine Leberwerte durch die Decke gehen, ist der Arzt alarmiert und spricht Rolf darauf an. Rolf sieht ein, dass er zu viel Fett und Zucker isst, verzichtet eine Weile auf Restaurantbesuche, verkneift sich den Alkohol und lässt seine Frau Pflanzenmargarine und Rindersalami einkaufen. Nach einem halben Jahr sind die Leberwerte wieder in Ordnung, und es geht alles weiter wie gehabt.

Ulrich

Ulrich, der Mann einer ehemaligen Kollegin, ist seit über zwanzig Jahren trocken. Allerdings hat er nur einen einzigen Qualifizierten Entzug gemacht und danach nie wieder einen Tropfen Alkohol angerührt. Selbsthilfegruppen hält er für Mumpitz und Kokolores, Psychologen stehen in seiner Hierarchie noch unterhalb von den Lehrern. Für Ulrich ist es Charaktersache, ob jemand nüchtern bleibt oder nicht. Alkoholiker, die es nicht schaffen, mit dem Trinken aufzuhören, sind in seinen Augen Versager. Über seine eigene Erkrankung spricht er nie, er ist mit dem Thema durch. Auslöser für seine Abhängigkeit waren seinerzeit der Stress und die Verantwortung, die er in seinem gehobenen Managementposten innehatte.

Frank

Frank hatte eigentlich schon jede Hoffnung auf ein abstinentes Leben aufgegeben. Immer wieder wurde er rückfällig, immer wieder landete er im Krankenhaus. Er hat bereits über dreißig Entzüge hinter sich. Auch eine Rehabilitationstherapie von mehreren Monaten hat er mehrfach durchlaufen. Seine Frau hat sich längst von ihm getrennt, seine Kinder wollen nichts mehr mit ihm zu tun haben. Zum letzten Entzug musste er mit dem Notarztwagen gebracht werden. Die ersten fünf Tage verbrachte Frank auf der Intensivstation, weil er fast verblutet wäre. In allerletzter Minute konnte man ihn noch retten. Er hatte die durch hohen Alkoholkonsum und eine Lebererkrankung ausgelösten Krampfadern in der Speiseröhre (Ösophagusvarizen). Frank wachte nachts auf, weil ihm das Blut aus dem Mund lief und er anschließend große Mengen Blut erbrechen musste. Nachdem er auf der Intensivstation wieder zu sich gekommen war, hat es bei ihm anscheinend »Klick« gemacht. Seit er aus dem Krankenhaus entlassen wurde, geht er fast jeden Tag zu einem Meeting der Anonymen Alkoholiker und bringt nach und nach sein Leben in Ordnung. Frank ist überzeugt, dass das seine letzte Chance war, und ist fest entschlossen, sie zu nutzen.

Renate

Renate gehört zu den Alkoholiker*innen, die einen Entzug, eine Langzeittherapie (Rehabilitation) von vier Monaten und ein Jahr Nachsorgetherapie gemacht haben, regelmäßig eine Selbsthilfegruppe besuchen und anschließend rückfallfrei trocken bleiben. Bei Renate sind es jetzt fünf Jahre.

Genaue Zahlen gibt es nicht, da bei Weitem nicht alle Alkoholiker in offiziellen Statistiken auftauchen. Es gibt nur Schätzungen und Vermutungen. Zwischen sechs und zwanzig Prozent der Alkoholiker*innen, die in Behandlung gehen, bleiben daraufhin abstinent. Der Rest wird rückfällig.

Erwiesen ist jedenfalls, dass eine Langzeittherapie und der Besuch einer Selbsthilfegruppe die Chance, auf Dauer nüchtern zu bleiben, beträchtlich erhöhen.

Eine subjektive und begrenzte Auswahl von Literatur und Filmen zum Thema Alkoholabhängigkeit

Sachbücher

Simon Borowiak, *Alk. Fast ein medizinisches Sachbuch*, Frankfurt 2006, 8. Auflage 2012.
Der Klassiker für Einsteiger mit jeder Menge Informationen inklusive der Top Ten der Schäden durch Alkohol sowie super Alki-Hilfsangeboten.

Johannes Lindenmeyer, *Lieber schlau als blau. Entstehung und Behandlung von Alkohol- und Medikamentenabhängigkeit*, mit CD-ROM, Basel 2010, 8., überarbeitete Auflage.
Sehr anschaulich geschrieben, von der Erklärung verschiedener Trinkkulturen über die körperlichen Folgeschäden von Alkoholkonsum bis zur Rückfallprävention. Mit vielen Fragebogen zum eigenen Trinkverhalten und seinen eventuell bereits spürbaren Auswirkungen auf die Gesundheit.

Ralf Schneider, *Die Suchtfibel. Wie Abhängigkeit entsteht und wie man sich daraus befreit*, Baltmannsweiler 2010, 15., korrigierte Auflage.
Umfassendes Standardwerk. Lange wollte ich in dieses Buch gar nicht reinschauen. Erst als ich wegen ganz schlimmen Suchtdrucks einmal kurz vor einem Rückfall war, holte ich es aus dem Schrank und blätterte darin herum. Von da an hat es mich zuverlässig vor Rückfällen bewahrt.

Dr. Olivier Ameisen, *Das Ende meiner Sucht*, München 2009.
Per Zufall entdeckte Dr. Olivier Ameisen, dass das Medikament Baclofen, das eigentlich Patienten mit Multipler Sklerose zur Behandlung von Spastik verordnet wird, eine Nebenwirkung hat: Es befreite ihn von seiner Gier nach Alkohol, und Dr. Ameisen heilte sich mithilfe des Medikaments selber. Im Grunde eine Werbeschrift für Baclofen, weckt das Buch – meiner Meinung nach zu Unrecht – die Hoffnung, man könne seine Alkoholsucht auf Knopfdruck loswerden und wie Bluthochdruck mit einer Tablette behandeln. (Ich kenne übrigens viele Alkoholiker, bei denen Baclofen nicht diesen erwünschten Effekt hatte.) Trotzdem eines der interessantesten Bücher über Alkoholabhängigkeit.

David Servan-Schreiber, *Die neue Medizin der Emotionen. Stress, Angst, Depression: Gesund werden ohne Medikamente*, München 2006.
In diesem Buch begegnete ich zum ersten Mal der EMDR-Technik zur Trauma-Behandlung, die hier sehr gut erklärt wird. Als weitere Techniken zur Förderung der emotionalen Gesundheit werden unter anderem die Herstellung von Kohärenz im Gehirn und der Einsatz von Licht in der Behandlung von Depressionen vorgestellt.

Leila Bust, Bjørn Thorsten Leimbach, *Springen Sie über Ihren Schatten! Glück ist keine Glückssache*, Hamburg 2012, 2. Auflage.
Dieses Buch haben wir in unserer Selbsthilfegruppe gleich dreimal hintereinander durchgearbeitet. Die 52 Lektionen reichen genau für ein Jahr, dann kann man wieder von vorne anfangen. Mit schönen Geschichten und ganz einfachen Prinzipien, mehr Glück und Wohlbefinden in sein Leben zu holen.

Keines dieser Bücher kann eine medizinische oder psychologische Behandlung ersetzen.

Du willst mit dem Rauchen aufhören? Versuch es doch mal damit: https://www.prodopa.de Raucherentwöhnung

Podcast (in englischer Sprache)

Annie Grace, *This Naked Mind*
https://thisnakedmind.libsyn.com
Bestselling Author Annie Grace invites you to explore the role of alcohol in our lives and culture without rules, pain or judgement.
Von diesem Podcast gibt es viele Folgen zu Themen wie: Ich will abstinent bleiben, aber mein Partner trinkt weiter – was tun? Wie bekomme ich Craving in den Griff? Ist es normal, vom Trinken zu träumen? Sind Selbsthilfegruppen wirklich hilfreich?
Kann man gut nebenher oder beim Autofahren hören.

Romane

Hans Fallada, *Der Trinker*, Berlin 2018, Neuauflage erschienen im Aufbau Verlag.
Der Klassiker schlechthin: vom braven Familienvater in die Gosse und schließlich ins Gefängnis. Der Leser muss miterleben, wie sich das Denken und Fühlen eines ganz normalen Menschen durch seine galoppierend voranschreitende Alkoholabhängigkeit völlig verändern und sich nur noch um den Alkohol drehen.

Jack London, *König Alkohol*, München 1973, 11. Auflage 2011.
Schönes Stück über jemand, der sich immer wieder einredet, das Trinken im Griff zu haben. Oder doch vielleicht ein ganz kleines bisschen nicht.

Augusten Burroughs, *Trocken!* Reinbek 2005, 2. Auflage 2006.
Noch ein Werbetexter, der mit dem Trinken Schluss gemacht hat. Allerdings nicht in Hamburg, sondern in New York. Sehr unterhaltsam.

Simon Borowiak, *Sucht*, München 2014.
Eine frei erfundene und »an den Haaren herbeigezogene« Geschichte vom Autor des Sachbuchklassikers »Alk«, die – nach den Erfahrungen der Autorin – gar nicht so unrealistisch ist.

Filme

Rückfälle, Drama, BRD 1977. Mit Günter Lamprecht. Über den Abstieg eines Alkoholikers, der nach einer Entziehungskur sein Leben neu ordnen will. Das geht leider gründlich schief. Der Film wird auch gern als Lehrstück bei Therapien gezeigt.

Der Trinker, Literaturverfilmung, Deutschland/Österreich 1995. Mit Harald Juhnke. Verfilmung des Klassikers von Hans Fallada mit einem sehr überzeugenden Harald Juhnke, der selbst alkoholabhängig war und immer wieder durch Abstürze und Exzesse von sich reden machte.

You Kill Me, Krimikomödie USA 2007. Mit Ben Kingsley als alkoholkrankem Berufskiller. Da er aufgrund seines Alkoholkonsums seine Aufträge nicht mehr ordentlich erledigen kann, wird Frank von seinem Onkel Roman, dem Chef der US-polnischen Mafiafamilie, zum Entzug nach San Francisco geschickt. Dort muss er in einem Bestattungsinstitut arbeiten und regelmäßig zu den Meetings der Anonymen Alkoholiker gehen. Frank wird tatsächlich nüchtern – womit jedoch noch lange nicht gesagt ist, dass er auch seinen bisherigen Job an den Nagel hängt.

Flight, Drama USA 2012. Mit Denzel Washington. Durch ein waghalsiges Manöver rettet Flugkapitän Whitaker nach einem Triebwerkschaden sechsundneunzig von hundertzwei Passagieren an Bord das Leben und wird als Held gefeiert. Ihn selbst bringt man bewusstlos und mit einem verletzten Bein ins Krankenhaus. Leider stellt sich bei der Routine-Blutkontrolle heraus, dass Whitaker vor und während des Fluges nicht nur jede Menge Alkohol, sondern auch reichlich Kokain konsumiert haben muss. Und damit beginnt eine überzeugende Story um Abhängigkeit und Kontrollverlust, von der Verleugnung bis zum Akzeptieren der Erkrankung. Und natürlich über die zahlreichen Fallstricke beim Versuch, aus der Sucht auszusteigen.

A Star is Born, Musikfilm, USA 2018. Mit Bradley Cooper und Lady Gaga. Der einsame und alkoholabhängige Folk- und Countrysänger Jackson Maine trifft auf der Suche nach einem Drink in einer Bar auf die junge Ally und erkennt sofort ihr großes musikalisches Talent. Während eines seiner Gigs ermutigt Jackson sie, vor großem Publikum zu singen. Das ist der Startpunkt für Allys steile Karriere im Musikgeschäft. Zwischen Jackson und Ally entwickelt sich eine leidenschaftliche Liebesgeschichte, die allerdings immer wieder durch Jacksons Alkohol- und Medikamentensucht auf die Probe gestellt wird. Obwohl er eine zunächst erfolgreiche Behandlung macht, führt Jacksons Sucht am Ende in die Katastrophe.

Ich werde nie wieder Alkohol trinken, solange ich lebe.
Das ist der einzige Satz, den ein Alkoholiker niemals aussprechen sollte. Das ist unrealistisch, Teil der Verdrängung.
Aber ich werde meine Wohnung sauber machen und einen völlig neuen Menschen aus mir machen. Ich werde mich von Grund auf ändern, bis ich nicht mehr wiederzuerkennen bin. Ich werde mich erneuern und verbessern, wie in der Werbung.
Und ich werde sofort damit anfangen.

Frei nach Augusten Burroughs, Trocken!